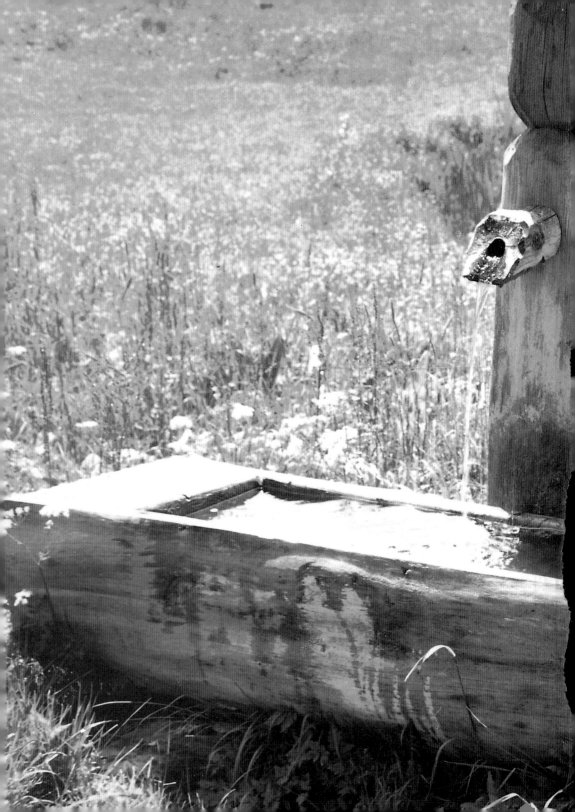

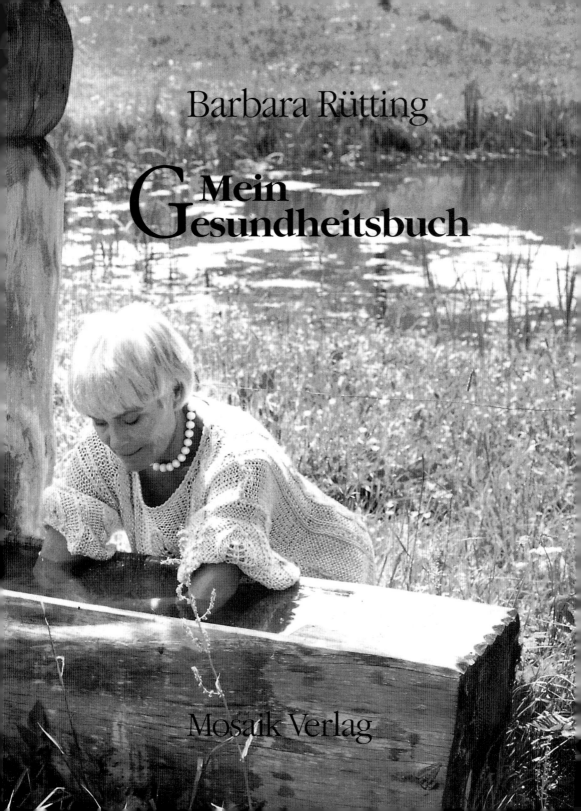

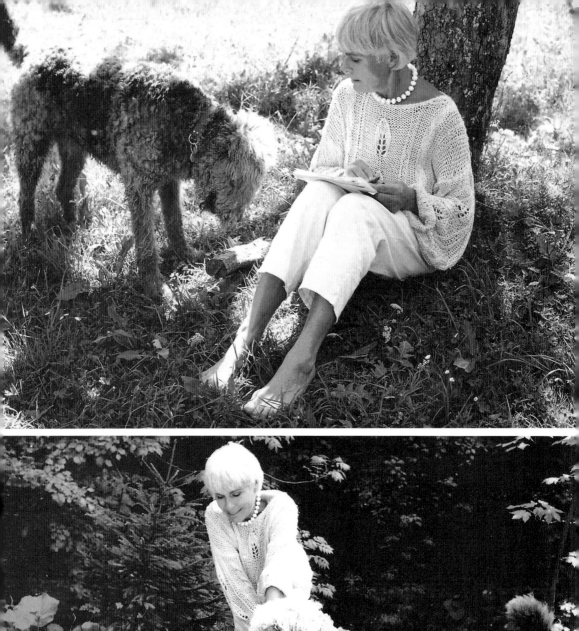

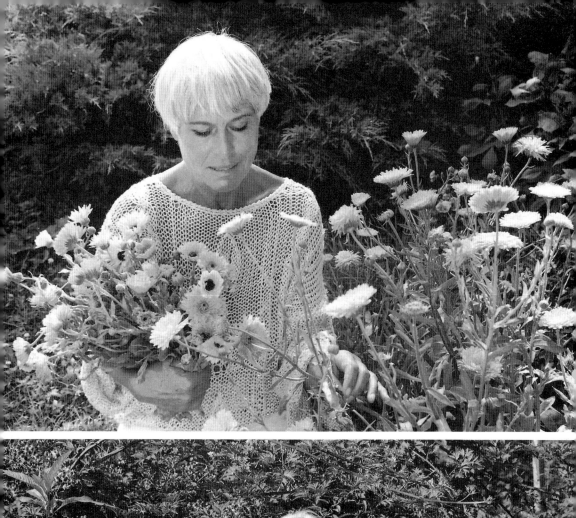
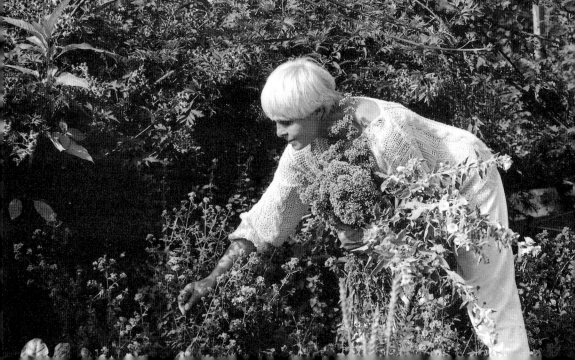

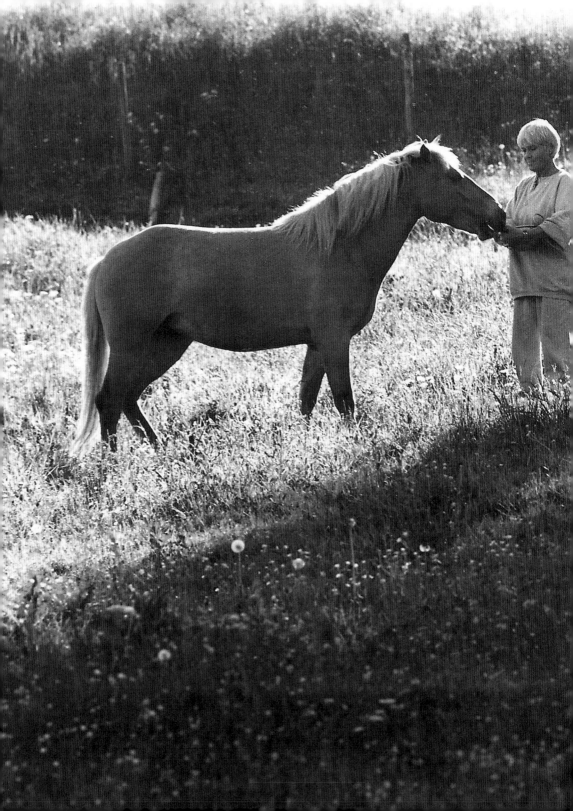

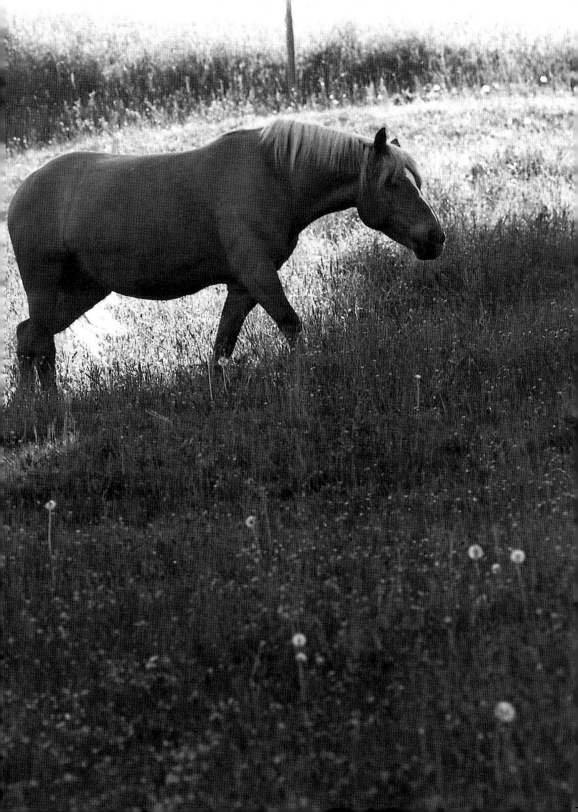

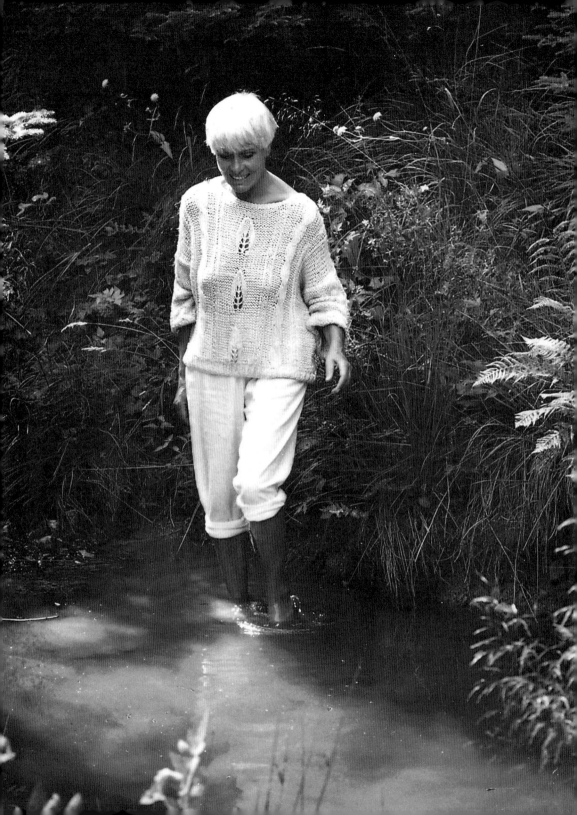

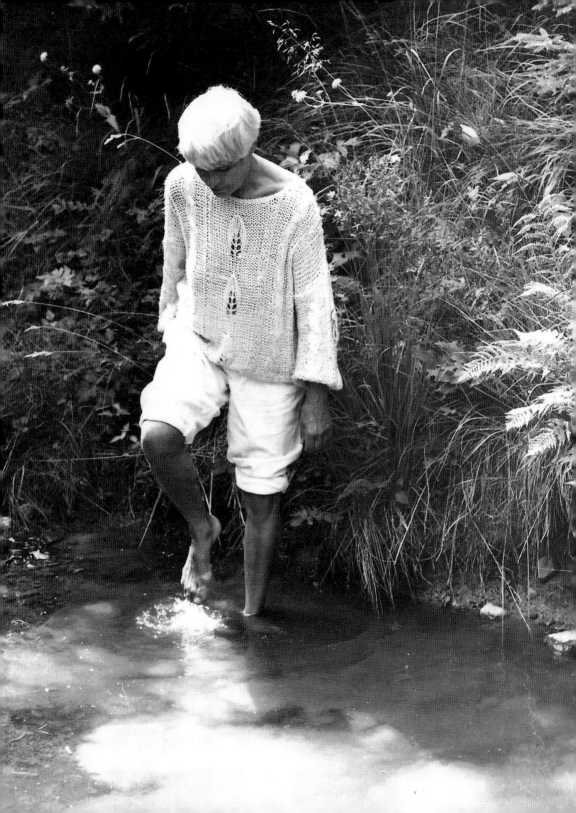

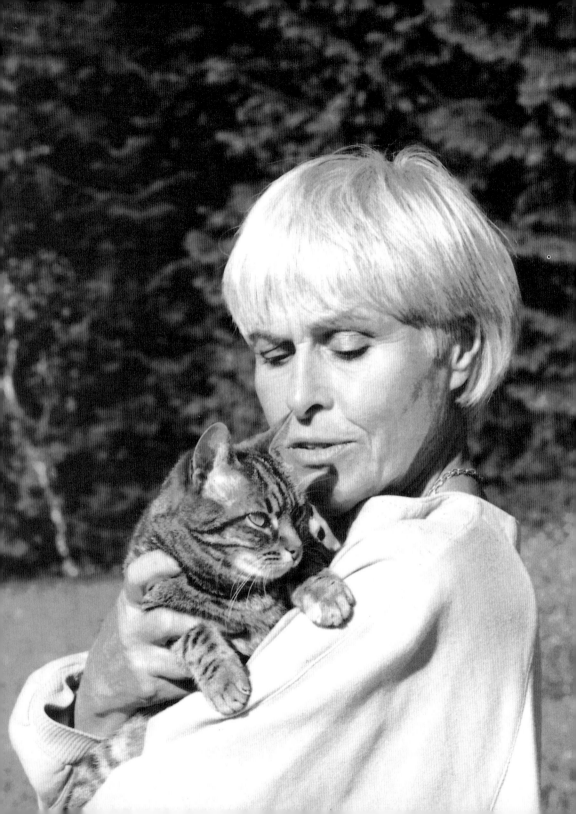

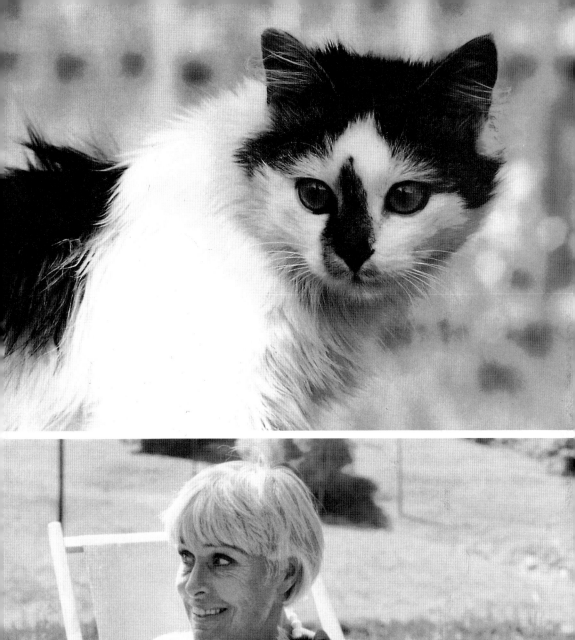
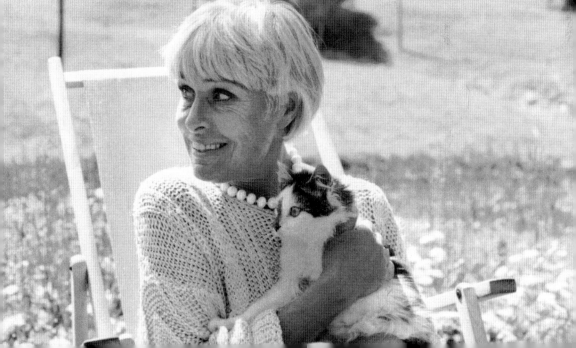

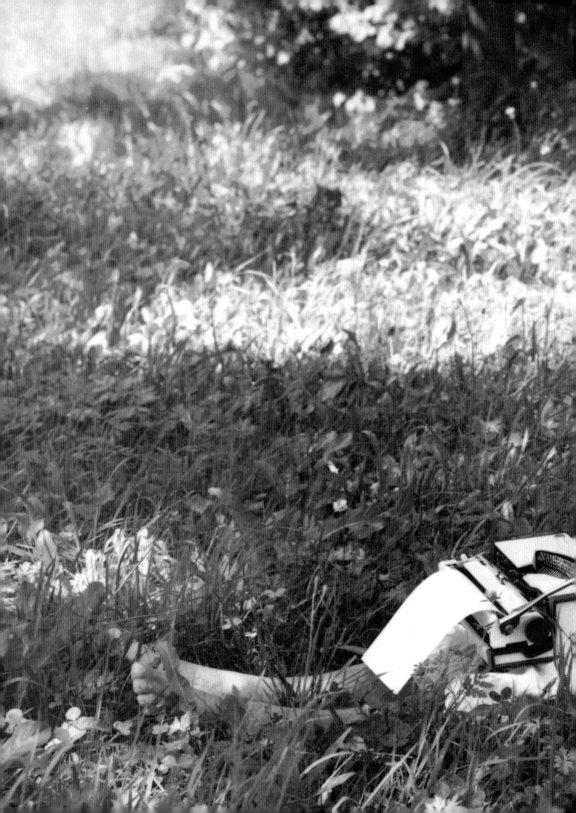

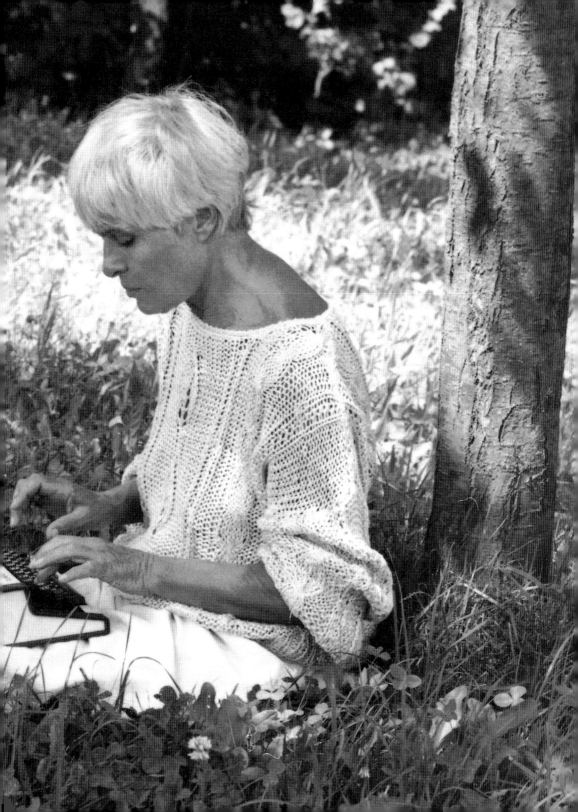

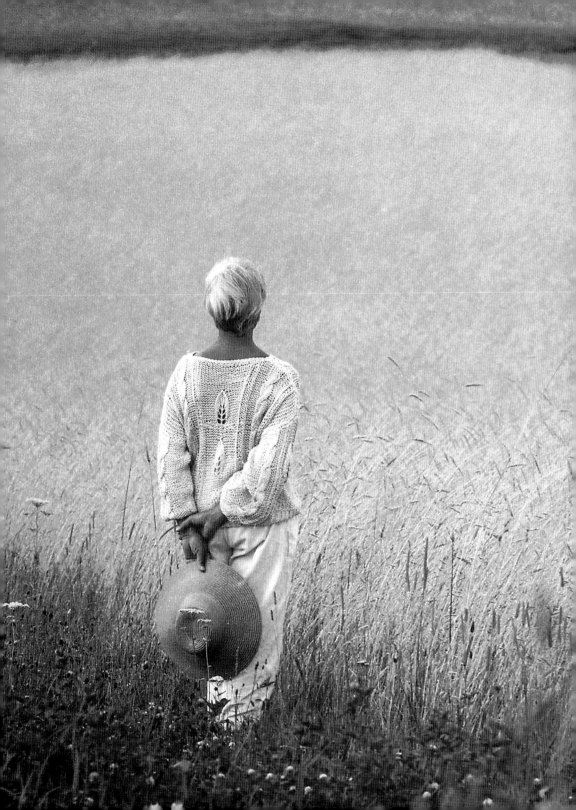

Titelfoto und Innenteil: Isolde Ohlbaum
Umschlaggestaltung und Illustrationen: Mascha Blömer
Layout: Gundula Duda

Der Mosaik Verlag ist ein Unternehmen der Verlagsgruppe Bertelsmann

© 1988 Mosaik Verlag GmbH, München / 5 4 3 2
Satz: Filmsatz Schröter GmbH, München
Gesamtherstellung Mohndruck Graphische Betriebe GmbH, Gütersloh
Alle Rechte vorbehalten · Printed in Germany
ISBN 3-570-04972-8

Inhalt

Warum dieses Buch   19

Zurück zu den Wurzeln   21

Der Mensch ist, was er ißt!   25

Was uns krank macht – von innen und von außen   85

Wer heilt, hat recht   163

Bleiben Sie schön gesund!   259

Tun wir den ersten Schritt . . .   281

Anhang:
  Gruppen und Vereinigungen   289
  Adressen und Kontakte   293
  Literaturverzeichnis   296
  Register   300

Warum dieses Buch?

Das Wort »Gesundheit« im Titel läßt an Kamille, kühlende Kompressen und sonstwie vordergründig Gesundes denken. Und das finden Sie auch in diesem Buch. Da es sich aber um »mein« Gesundheitsbuch handelt, setze ich mich auch mit allem auseinander, was mich nicht nur gesund, sondern auch krank macht, von außen und von innen, meinen Leib und meine Seele, was mich »knickt«, mir »an die Nieren« geht oder »auf den Magen schlägt«, mir »das Herz bricht«. Alle die Methoden und Mittel, die mir geholfen haben, bisher immer wieder auf die Beine zu kommen, habe ich hier aufgezeichnet; zum Nachschlagen für mich selbst, für meine Freunde, für Sie, wenn Sie wollen – speziell aber für diejenigen, die nicht so sehr gut mit sich und der Welt zurechtkommen, für die an der Welt Leidenden. Ich habe aber auch die Methoden und Mittel nicht unerwähnt gelassen, derer ich mich bedienen würde, sollte mich trotz allem eine der gefürchteten Zivilisationskrankheiten ereilen. Statt mich einer Behandlung mit Stahl, Strahl und Chemotherapie zu unterziehen, würde ich nämlich ganz sicher versuchen, mit Heilfasten, Säftekuren, einer sanften Medizin sowie Änderung meiner Lebensgewohnheiten gegen solche Krankheiten anzugehen. Allen wohlmeinenden Warnungen zum Trotz – »Halt dich da bloß raus, setz dich doch nicht auch noch solchen Angriffen aus« – nehme ich mir also das Recht, in »meinem« Gesundheitsbuch auch unbequeme Außenseitermethoden zu schildern.

Manche der angebotenen Pillen sind bitter, nach meiner Erfahrung aber (über-)lebensnotwendig, sie machen Gesundheit im weitesten Sinne erst möglich.

Ein solches Buch habe ich immer gesucht – und, weil ich es nirgends fand, schließlich selbst geschrieben. Ich weiß, daß ich damit in alle Fettnäpfchen trete, in die ich nur treten kann; mich zwischen alle Stühle, in alle Nesseln setze; daß manche Gedankengänge dem »normalen« Zeitgenossen wohl eher kraus erscheinen, ihm wohl auch gelegentliches Kopfschütteln oder spöttisches Lächeln abverlangen werden – denn es ist ein äußerst persönliches Buch, in dem ich alles durch meine ganz spezielle Brille betrachte und das deshalb auch keinen Anspruch auf Vollständigkeit erhebt.

Ich hoffe, daß es trotz der nicht wenigen, auch düsteren, Themenbereiche eine ordentliche Portion Mut machen wird, die Zustände, die wir alle nicht mögen, nicht nur nicht länger zu akzeptieren, sondern auch zu ändern.

Bedanken möchte ich mich bei allen, die mir Anregungen und Tips gegeben haben; bei Dr. Klaus Connert für die Redigierung des Kapitels über Homöopathie, bei Dr. Josef Bahn für die Durchsicht des Kapitels über Akupunktur; bei allen, die mithalfen, daß dieses Buch entstehen konnte.

Und das ich in großer Dankbarkeit und Liebe drei Menschen widme, die meinem Leben – jeder auf seine Weise – die Richtung geben, und deren gelehrige Schülerin zu sein ich mich bemühe:

Dr. M. O. Bruker, unbeirrbarer Einzelkämpfer auf allen Gebieten ganzheitlicher Gesundheitspflege – ihm verdanke ich meine Erkenntnisse über die Zusammenhänge von Ernährung, Gesundheit und Umwelt;

Professor Dr. Robert Jungk, der in seinem Buch »Heller als 1000 Sonnen« bereits vor Jahrzehnten vor den Gefahren der Atomenergie warnte, mein politisches Bewußtsein schärfte und durch seinen eigenen unermüdlichen Einsatz mir immer wieder Mut zum Weitermachen gab;

und schließlich Gurumayi, meiner indischen Meisterin auf dem Weg zur Selbstfindung, die ich hier zitieren möchte:

»Wenn du ständig verschlossen bist, dann kannst du nichts empfangen. Wenn du ständig offen bist, kannst du, was du empfangen hast, nicht in dir halten. Es verläßt dich einfach. Du mußt wie die Flügel eines Vogels sein; du öffnest dich und du schließt dich, du öffnest dich und du schließt dich – vollkommen flexibel.«

Zurück zu den Wurzeln

»Sie toben durch das Leben!«

Also sprach Fritz Kortner.

Die Angeredete biß gerade in ein Stück »Herz vom Spieß«, nachdem sie eine Schildkrötensuppe Lady Curzon ausgelöffelt hatte. Perfekt geschminkt, Haare frisch gefärbt, am Mantelständer der Persianer mit Weißfuchskragen, war sie das Klischee einer Schauspielerin schlechthin.

»Mit Ihnen mache ich die Lulu!« sagte Kortner.

Dazu kam es aber nicht. Denn ich wagte es, unsere gemeinsame Arbeit, die »Lysistrata«, in Frage zu stellen, mir gefiel unser Werk einfach nicht.

Schwarzgefärbte Haare, Persianermantel mit Weißfuchskragen, Schildkrötensuppe und Herz am Spieß – war das wirklich ich?

Jahre sollten vergehen, bis ich mir die gefärbten Haare abschnitt und die grauen nachwachsen ließ; weil ich erfahren hatte, daß (auch) Haarfärbemittel an Tieren getestet werden – Jahre mußten vergehen, bis Schildkrötensuppe und Herz am Spieß schier undenkbar geworden waren.

Und dabei hatte ich alles schon einmal gewußt! Das Kind hatte alles gewußt, das Kind verehrte eine kleine Gandhi-Figur aus Holz, fastete, wenn Gandhi fastete, trauerte, als Gandhi erschossen wurde. Was war geschehen? Was war da alles verschüttet worden zwischendurch? Sensibel war ich als Kind und radikal, radikal im ursprünglichen Sinn von »an die Wurzeln gehend«. Heute, fünf Jahrzehnte später, leiste ich sie mir wieder, die Radikalität meiner Kindheit. Eines Tages spürte ich, daß ich eine Kehrtwendung machen mußte, um 180 Grad, wollte ich nicht Schaden nehmen an meiner Seele. Und ich habe sie gemacht, diese Kehrtwendung. Sensibel? Empfindlich? Oder einfach plemplem?

ZURÜCK ZU DEN WURZELN

Da bricht ein siebenjähriges Mädchen weinend in der Schulbank zusammen, als der Lehrer im Religionsunterricht von der Kreuzigung Christi berichtet, muß, unfähig, weiter am Unterricht teilzunehmen, nach Hause geschickt werden.

Sie müssen zugeben, liebe Leserinnen und Leser, ein solches Wesen ist schlecht gewappnet, dieses schöne schreckliche Leben zu meistern. Im Zeichen des Skorpion geboren und wohl deshalb zur Maßlosigkeit neigend, zu extremen Gefühlen, immer himmelhochjauchzend oder zu Tode betrübt, bemühe ich mich nach wie vor mehr oder weniger erfolgreich, die Mitte zu finden, in den Besitz des »göttlichen Gleichmuts«, wie die Chinesen es ausdrücken, zu gelangen, bemühe mich, diesen »Gelassenheitsspruch« zu erfüllen:

>»Gott gebe mir die Gelassenheit,
>Dinge hinzunehmen,
>die ich nicht ändern kann;
>den Mut, Dinge zu ändern,
>die ich ändern kann;
>und die Weisheit, das eine
>von dem anderen zu unterscheiden.«

Was hat der Frischkornbrei mit der Wiederaufbereitungsanlage von Wakkersdorf zu tun? Scheinbar nichts. In Wirklichkeit sehr viel. Wer (wieder) lernt, ganzheitlich zu denken, erkennt Zusammenhänge, die bisher verborgen blieben; wird vielleicht nicht länger gedankenlos Mäntel aus dem Fell ermordeter Tiere tragen, blasses Kalbfleisch verlangen, den hohen Blutdruck mit blutdrucksenkenden Medikamenten bekämpfen – sondern sich um eine vernünftigere Lebensführung bemühen, die auch das Wohl anderer Lebewesen miteinbezieht, wird eine gesündere Ernährung anstreben, möglichst zu Naturheilmitteln greifen; die Fensterscheiben mit Essig putzen statt mit Chemie, ein paar Groschen mehr ausgeben für Eier, die nicht von KZ-Hühnern in Legebatterien, sondern von freilaufenden gelegt worden sind; wird sich vielleicht nicht (länger) damit abfinden, daß Wackersdorf nun einmal gebaut wird, sondern sich endlich aufmachen und in Wackersdorf demonstrieren.

Mir fällt auf, daß es bei mir keine midlife-crisis gab. Wohl deshalb, weil

ZURÜCK ZU DEN WURZELN

mein ganzes Leben aus einer einzigen Kette von Krisen bestand, seit ich mich ein für allemal entschlossen habe, jede Entwicklung zuzulassen, alles Erfahrene und Erkannte immer wieder in Frage zu stellen, selbst um den Preis von Schmerzen.

Ich habe nie Geburtstag gefeiert, weil ich das Leben immer viel zu schwer fand, um zu feiern, daß ich geboren bin. Aber den 60. Geburtstag habe ich gefeiert, und wie ich den gefeiert habe! In einem echten Schloß, einer Runde von 150 fröhlichen Menschen, mit Kerzen und Musik und natürlich einem gigantischen Vollwertbüfett, unter dem Motto: Ich bin entschlossen, die kommenden Jahre zu den schönsten meines Lebens zu machen!

Mit 59 habe ich angefangen zu surfen, das ist doch nicht übel. Sollte mich dennoch irgendwann in den nächsten fünf Minuten der Herzschlag treffen, dann nicht deshalb, weil das ganze gesunde Leben also doch für die Katz war – sondern weil mich ohne das sogenannte gesunde Leben der Schlag schon viel früher getroffen hätte und mir jetzt das Herz auch nur deshalb bricht, weil gegen manche Kümmernisse der beste Frischkornbrei nichts hilft und kein Melissentee.

Aber wer weiß, vielleicht fall' ich auch mit 106 Jahren vom Pferd, wie angeblich der Erfinder des »Schwedenbitter«. Es müssen ja nicht gleich 106 Jahre werden. Lieber mehr Leben in die Jahre gebracht als Jahre ins Leben. Oder?

Machen wir sie doch zu den schönsten unseres Lebens, die kommenden Jahre!

Der Mensch ist,
was er ißt

In Gesprächen über Ernährung taucht todsicher die Frage auf, was das denn nun eigentlich ist, gesunde Ernährung, ob es da nicht verschiedene Möglichkeiten gibt oder eine, die absolut die beste, die richtigste, die gesündeste ist.

Da ich die wichtigsten der *modernen Ernährungsformen* am eigenen Leibe ausprobiert habe, möchte ich Ihnen am Anfang dieses Kapitels meine Erfahrungen weitergeben.

Immer mehr Menschen fühlen sich mit der konventionellen, »eingefleischten« Ernährung nicht mehr wohl und suchen nach anderen, gesünderen und zeitgemäßeren Kostformen. Ich kann mir ein vergnügtes Schmunzeln nicht verkneifen, wenn ich Ihnen erzähle, daß beim Erscheinen meines ersten Kochbuches im Jahr 1976 gemunkelt wurde: keine Fleisch- und keine Fischrezepte, oje, wer wird so ein Kochbuch schon kaufen! Wenn wir 5000 Exemplare absetzen, haben wir Glück gehabt.

Inzwischen erreichten das erste und das zweite Kochbuch zusammen eine Auflage von insgesamt einer halben Million! Und ich freue mich wie eine Schneekönigin über die vielen Briefe, die mir bestätigen, wie gut die Rezepte sind, wie toll alles schmeckt und wie viele Wehwehchen von Verstopfung über Zahnfleischschwund bis Akne in der Familie dank der vitalstoffreichen Vollwerternährung auf der Strecke geblieben sind.

Ich habe die vitalstoffreiche Vollwertkost als optimal erkannt – weil sie am natürlichsten ist, möchte Ihnen aber, in alphabetischer Reihenfolge, auch die wichtigsten anderen modernen Ernährungsformen vorstellen, durch meine ganz subjektive Brille gesehen.

Mit modernen Ernährungsformen meine ich nicht Diäten. Eine Diät wird vorübergehend angewandt, um einen bestimmten therapeutischen Effekt zu erzielen, und nach dessen Erreichen beendet. Unter modernen Ernährungsformen hingegen versteht man alle Kostformen, die auf Dauer dem Menschen optimale Vitalität und Gesundheit versprechen.

Und da gibt es »solche« und »solche« – wobei die vegetarischen eindeutig auf dem Vormarsch sind. Verschiedene Studien haben nun auch endgültig mit dem Vorurteil aufgeräumt, daß die vegetarische Ernährung eine Mangelernährung sei. Im Gegenteil, Vegetarier werden älter und seltener krank als Alles-Esser!

Ernährung aus anthroposophischer Sicht

In der anthroposophischen Ernährung wird versucht, stets das Verhältnis der drei menschlichen Wesensglieder Leib, Seele und Geist im Blickfeld zu behalten. Die Pflanzenteile werden dem Aufbau des menschlichen Organismus zugeordnet, wobei man durch bestimmte Nahrungsauswahl bestimmte Körperregionen zu stärken sucht.

Eine wichtige Rolle spielt das Getreide und die auf Anregung Rudolf Steiners entwickelte »biologisch-dynamische« Anbauweise, in der man versucht, »durch verschiedene Maßnahmen wie Fruchtfolge, Gründüngung und Kompostierung die Erde zu verlebendigen... Durch den harmonischen Zusammenklang zwischen den terrestrischen und kosmischen Kräften werden Produkte hoher Qualität erzeugt, die unter dem Schutznamen ›Demeter‹ im Handel sind« (aus »Ernährung in der zweiten Lebenshälfte« von Dr. Udo Renzenbrink).

In vielem entspricht die anthroposophische Ernährung der Vollwertkost. Mir persönlich wird allerdings zuviel gekocht, viele Anthroposophen essen Auszugsmehlprodukte und Fleisch – und obwohl Rudolf Steiner gesagt hat, die Nahrung der Zukunft sei reine Pflanzenkost, lebte er selbst nicht vegetarisch.

Und: Kartoffeln (die basische Kartoffel, eine meiner Lieblingsspeisen!) werden ebenso wie Tomaten abgelehnt.

DER MENSCH IST, WAS ER ISST

Die Haysche Trenn-Kost

Nach Hay sollten Eiweiß und Kohlenhydrate nicht zusammen innerhalb einer Mahlzeit, sondern getrennt verzehrt werden. Als ideal wird eine Zusammensetzung der Kohlenhydrate aus 20% säurebildenden Körnern und 80% basenüberschüssigen Gemüsen angesehen.

Dieser Vorschlag mag für diejenigen angebracht sein, die viel konzentriertes Eiweiß, also Fleisch, Eier, Fisch und Milchprodukte, zu sich nehmen.

Mein Fazit: In der Natur gibt es überhaupt keine Lebensmittel, die nur aus Eiweiß oder nur aus Kohlenhydraten bestehen – also ist eine Trennung von Kohlenhydraten und Eiweiß überflüssig für alle Vegetarier oder Vollwertköstler, die ja mit wenig tierischem Eiweiß auskommen und auf isolierte Kohlenhydrate überhaupt »verzichten«.

Die vegetarischen Ernährungsformen

Nach den Grundsätzen der Internationalen Vegetarier-Union (IUV) wird ein Vegetarier folgendermaßen definiert:

»Vegetarier ist jeder, der keine Nahrungsmittel zu sich nimmt, die von getöteten Tieren stammen. Das schließt Fische, Weich- und Schalentiere genauso ein wie tierische Fette, z. B. Speck, Rinder- und Schweinefett.«

Die Vegetarier-Union untergliedert die Vegetarier in

Ovo-Lacto-Vegetarier – sie essen kein Fleisch von getöteten Tieren, wohl aber tierische Produkte wie Milch, Milchprodukte und Eier;

Lacto-Vegetarier – wie oben, verzichten aber auf Eier;

Veganer – sie lehnen den Verzehr sämtlicher vom Tier stammender Lebensmittel ab, sogar den Honig der Biene. Die Veganer leben die konsequenteste Form des Vegetarismus. Etwa 5% der Vegetarier halten sich an diese strengen Regeln. Ein Veganer trägt auch keine Schuhe aus Leder. Einige essen sogar nur, was die Pflanze freiwillig hergibt, was von selbst herunter- oder herausfällt, die Frucht vom Baum, das Korn aus der Ähre. Sie ziehen nicht einmal einen Salatkopf oder eine Möhre aus dem Boden.

27

DER MENSCH IST, WAS ER ISST

Inoffiziell gibt es dann noch den *Pudding-Vegetarier*. Meist kein »Bauch-«, sondern ein »Tierschutz-Vegetarier«, kümmert er sich wenig oder gar nicht um den gesundheitlichen Aspekt des Vegetarismus, mampft Auszugsmehl- und Fabrikzuckerprodukte, Schokolade und Pudding in sich hinein – leidet schließlich wirklich unter Mangelerscheinungen und bringt so die ganze Sippe in Verruf.

Warum wird jemand Vegetarier? Entweder aus Liebe zu den Tieren oder aus Liebe zu seinem eigenen Körper. Im Idealfall vereint der Vegetarier beides, versteht das Gesetz »Du sollst nicht töten« auch auf Tiere angewendet, wohl wissend, daß er im Verzicht auf Fleisch auch seinem Bauch etwas Gutes tut.

Über eine Viertelmillion Verbraucher wurden im letzten Jahr allein in Großbritannien Vegetarier, wobei die Mehrzahl von ihnen der Altersgruppe von 16 bis 24 angehört. – Schülerproteste haben zu Veränderungen in der Schulspeisung geführt. Ca. 30% der Schulkantinen bieten bereits vegetarisches Essen an, und ihre Zahl steigt.

Als der Begründer der vegetarischen Lebensweise gilt der griechische Mathematiker Pythagoras, mir aus der Schulzeit in eher unangenehmer Erinnerung als Erfinder des Lehrsatzes über das rechtwinkelige Dreieck. Berühmte griechische und römische Vegetarier waren auch Sokrates, Plato, Epikur, Ovid und Seneca. Im Mittelalter geriet der Vegetarismus in Vergessenheit, um in der Renaissance wieder aufzuleben und heute mehr und mehr Anhänger zu gewinnen. So war Leonardo da Vinci Vegetarier (und Tierschützer), ebenso wie Tolstoi, Richard Wagner und Bernhard Shaw. Die Bewegung der Vegetarier, »the vegetarians«, entstand 1842 in England nach dem lateinischen Wort »vegetus«, was soviel wie »rüstig«, »munter« bedeutet. Und in der Tat scheint der Siegeszug des Vegetarismus nicht mehr aufzuhalten – die Vegetarier sind rüstiger, munterer.

Das erkennt mehr und mehr auch die »offizielle« Medizin:

»Eine Studie des Deutschen Krebsforschungszentrums in Heidelberg zeigt: Das Sterberisiko ist bei Vegetariern erheblich niedriger als bei der Allgemeinbevölkerung. Besonders bei Herz- und Kreislauferkrankungen schneiden sie wesentlich besser ab als der Durchschnitt. Vegetarier sterben auch viel seltener an Krebs« (Süddeutsche Zeitung, Juli 1986).

Nach den Untersuchungen scheint sich der Verzicht auf Schnitzel und Braten auszuzahlen. »Von den 1904 Vegetariern, die fünf Jahre lang beobachtet wurden, hätten nach der durchschnittlichen Mortalitätswahrscheinlichkeit 219 Menschen sterben müssen. In dieser Gruppe waren jedoch nur 82 Todesfälle zu beklagen, d. h., nur 37% der statistisch zu erwartenden. An Krebs starben nur halb so viele Menschen aus der Kontrollgruppe, wie laut Statistik vorausberechnet.«

Den größten Einfluß hat die Ernährung auf die Entstehung oder Nicht-Entstehung von Darmkrebs. Daß Fleisch und fette Speisen ihn begünstigen, faserreiche Nahrung dagegen davor schützen kann, wurde schon in früheren Studien belegt. »Das niedrige Darmkrebsrisiko läßt sich auch durch das seltene Vorkommen von Übergewicht bei Vegetariern erklären«, meinen Rainer Frentzel-Beyme und seine Mitarbeiterinnen in der Heidelberger Studie. Die von ihnen untersuchten Vegetarier waren nämlich wesentlich schlanker als der Bundesdurchschnitt.

Die makrobiotische Ernährung

»Makros« bedeutet lang, »bios« bedeutet Leben. Also eine Ernährung, die ein langes Leben verspricht. Aus dem fernen Osten stammend, in dessen Gedankengut das Polaritätsprinzip von Yin und Yang eine große Rolle spielt, stellt die makrobiotische Küche auch die Ernährung nach den beiden Gegensätzen Yin und Yang zusammen, von der Annahme ausgehend, daß wir in Europa eher »yinnig« sind und daher mehr Yang-Kost benötigen. Nur wenn Yin und Yang sich im Gleichgewicht befinden, herrscht Harmonie im Körper – Harmonie gleich Gesundheit, Disharmonie gleich Krankheit.

Yang steht für männlich, Yin für weiblich. In der Ernährung ist Yang alles, was klein – rund – hart – fest – von großer Dichte – unter und nahe der Erde – warm – bitter – salzig – aktiv – männlich ist;
Yin ist alles, was groß – lang – weich – flüssig – von geringer Dichte – hohl – über und weiter weg von der Erde – kalt – scharf – sauer – süß – passiv und weiblich ist.

DER MENSCH IST, WAS ER ISST

Die Zivilisationskrankheiten sind nach makrobiotischer Auffassung Yin-Krankheiten, weil Yin als das Nach-außen-Treibende gesehen wird, als das, welches Entzündungen, Wucherungen, Erweiterungen hervorruft. In dem Fall wären »yangige« Lebensmittel bzw. Arzneien angezeigt. Nachtschattengewächse wie Kartoffeln und Tomaten werden von den Makrobioten aus gesundheitlichen, Fleisch aus ernährungsphysiologischen wie ethischen Gründen abgelehnt. Eine wichtige Rolle spielt das Getreide, ferner gegartes Gemüse, Algen sowie Sojaprodukte, besonders Miso, eine aus Getreide und Sojabohnen vergorene Paste.

Mein Fazit: Die makrobiotische Küche kann auf große Erfolge bei der Heilung von Krankheiten verweisen, z. B. bei Nieren- und Hautleiden, da sie praktisch frei von tierischem Eiweiß ist. Mir wird allerdings zuviel gekocht, auch zu salzig, zu wenig Rohes gegessen und zu wenig getrunken. Und letzten Endes ist mir die makrobiotische Küche auf die Dauer zu unsinnlich.

Veganer sind die konsequentesten unter den Vegetariern

Sie lehnen alles ab, was vom Tier stammt, nicht nur Fleisch, sondern auch sämtliche Milchprodukte, sogar den Honig der Biene, Leder von Tierhäuten.

Untersuchungen an Veganern haben die alte Ernährungslehre, daß der Mensch ohne tierisches Eiweiß nicht vollwertig ernährt sei, ad absurdum geführt. Reine Pflanzenkost, richtig zusammengestellt, kann absolut genügend Eiweiß, und zwar vollwertiges Eiweiß, zuführen, wobei wichtig ist, daß dieses Eiweiß unerhitzt gegessen wird.

Darüber hinaus war bei den Veganern der Cholesterinspiegel niedriger als bei Testpersonen, die sich »normal« ernährten, das Fettsäureverhältnis fünfmal günstiger, auch die Blutwerte waren sehr gut, sogar der erwartete Mangel an Vitamin B_{12} trat nicht oder nur selten auf. Als Grund für diese Tatsache wird angenommen, daß der B_{12}-Bedarf mit der Zufuhr von tierischem Eiweiß ansteigt und bei Einschränkung von tierischem Eiweiß sinkt, und daß offensichtlich das Vitamin B_{12} im Darm synthetisiert werden kann.

DER MENSCH IST, WAS ER ISST

Wie mühevoll und dornenreich der Weg eines »normalen« Fleischessers über den Makrobioten, Lactovegetarier bis schließlich zum Veganer sein kann, beschreibt Margarete Langerhorst, die mit ihrem Mann Jakobus und vier Kindern auf einem Bauernhof in Österreich lebt. Jakobus baut übrigens Gemüse an ohne tierischen Dünger – und hat darüber ein sehr interessantes Buch geschrieben: Mischkultur im Gemüsebau (s. Literaturverzeichnis). Er funktioniert also, der Gemüseanbau ohne tierischen Dünger, entgegen anderslautenden Behauptungen!

Die Familie Langerhorst hielt in der lacto-vegetabilen Phase noch Milchschafe, bis Margarete eines Tages klar wurde, daß sie den Lämmchen die Milch wegnahm, die von Natur ihnen gehörte. Es folgten Jahre des Suchens nach einem Ausweg – die Überzeugung aber erhärtete sich, daß Kuh wie Schaf oder Ziege ja nur Milch geben, wenn sie ein oder mehrere Junge zur Welt bringen, von denen die überzähligen zum Schlachter gebracht werden, und daß die einzige Möglichkeit, diesen Kreislauf zu unterbrechen, in reiner Pflanzennahrung besteht.

Ich finde diese Gedankengänge auch deshalb so interessant, weil jeder, der die Fleischtöpfe verläßt und zum Vegetarier wird, irgendwann mit dem Problem, über das er vorher nie nachgedacht hat, konfrontiert wird – daß er sich nämlich nicht nur durch den Verzehr von Fleisch, sondern auch den von Milchprodukten mitschuldig macht an der Massentierhaltung und am Tod von Tieren.

Das Problem ist, wenn überhaupt, wohl nur rein individuell zu lösen, etwa nach dem Satz von Professor Kollath: »Leben lebt von Leben, und jedes Individuum soll davon nur soviel nehmen, als ihm nötig ist. Jeder Mißbrauch ist unmoralisch!«

Und da komme ich nun zur vitalstoffreichen Vollwerternährung

Sie basiert auf dem Satz des Ernährungswissenschaftlers Prof. Kollath: »Laßt unsere Nahrung so natürlich wie möglich«. Die Nahrung sollte so wenig wie möglich verändert werden. Es ist also besser, den ganzen Apfel zu essen, als den daraus gepreßten Apfelsaft zu trinken; besser, das volle Korn zu verzehren, als das daraus isolierte Auszugsmehl usw. usw.

DER MENSCH IST, WAS ER ISST

Von Dr. Bruker weiterentwickelt, lauten die Empfehlungen für die Voll-wertküche folgendermaßen:

Es gibt vier Dinge, die Sie meiden, und vier Dinge, die Sie befolgen sollten, wenn Sie gesund bleiben oder wieder werden wollen.

Sie sollten meiden:

1. Alle Auszugsmehlprodukte wie Graubrot, Weißbrot, Teigwaren, Pud-ding, Kuchen.
2. Alle Zuckerarten, die in der Fabrik hergestellt sind, also gewöhnlichen weißen und braunen Fabrikzucker. Industriell hergestellten Trauben- und Fruchtzucker und alle Genuß- und Nahrungsmittel, die damit gesüßt sind, wie süße Gebäcke, Kuchen, Marmeladen, Schokolade, Bonbons, Pralinen, Speiseeis usw.
3. Alle raffinierten Fette (sämtliche Margarinesorten und gewöhnlichen Öle).

Magen-, Darm-, Leber- und Galleempfindliche sollten zusätzlich meiden:

4. Alle Säft aus Obst und Gemüse, gleichgültig, ob sie selbst hergestellt oder gekauft wurden.

Und Sie sollten täglich zu sich nehmen:

1. Vollkornbrot, möglichst verschiedene Sorten.
2. Drei Eßlöffel eines Frischkornbreis.
3. Frischkost, bestehend aus rohem Obst und Salaten aus rohen Gemü-sen.
4. Naturbelassene Fette, d. h. Butter, Sahne, durch Pressung gewonnene, unraffinierte Öle.

Mindestens ⅓ der Mahlzeit, besser ⅔, sollte aus Frischkost bestehen – und diese sollte am Anfang der Mahlzeit gegessen werden.

Fleisch oder nicht Fleisch, das ist die Frage; mehr eine ethische und ökologische als eine ernährungsphysiologische. Bin ich bereit, das Tier, dessen Fleisch ich essen möchte, selbst zu töten? Kann ich es verantwor-ten, daß 7 Kilo pflanzliches Eiweiß durchschnittlich für die Erzeugung von 1 Kilo tierischem Eiweiß verschwendet werden?

DER MENSCH IST, WAS ER ISST

> Von Alexander von Humboldt stammt der Ausspruch:
> »Wo ein Jäger leben kann, leben 10 Bauern oder 100 Gärtner.«
> Anders ausgedrückt: Unser überhöhter Fleischkonsum bedeutet eine ungeheure Vergeudung, besonders angesichts des Hungers in der Dritten Welt. Das Vieh der Reichen frißt das Brot der Armen. Vollwertkost braucht kein Fleisch.

Und schließlich: Vollwertkost schenkt nicht nur insgesamt größere Vitalität, bessere Nerven und damit Lebensfreude. – Sie brauchen auch keine Kalorien mehr zu zählen, bleiben oder werden trotzdem schlank – können weitgehend auf Medikamente verzichten und – sparen Geld. Denn Vollwertkost, richtig zubereitet, ist auch noch billig, außer Sie machen folgende Fehler:

Sie kaufen falsch ein – Erdbeeren oder Kiwis oder grünen Salat oder Tomaten im Winter; fertigfabrizierte Produkte wie Sojawaren statt der rohen Bohnen, Flocken statt des billigeren Originalgetreides.

Sie zerkochen Gemüse, statt es roh am Anfang der Mahlzeit als Frischkost zu verzehren und danach den billigen, sättigenden Hauptgang aus Getreide oder Kartoffeln zu servieren.

Ich möchte das Kapitel über moderne Ernährungsformen mit dem Dichter Ovid beschließen. Wir können ihn wohl zu den Lacto-Vegetariern zählen. Er singt:

»Sterbliche, hütet euch doch, mit frevelnder Speise der Leiber euch zu beflecken! Es gibt ja Getreide und Obst, das der Bäume Zweige belastet, die Reben sind voll von strotzenden Trauben; Kräuter gibt es voll Süße und andere, die man mit Feuer weich und milde sich kocht; man raubt euch die Feuchte der Milch nicht. Niemand nimmt euch den Honig, der duftet von Thymianblüten. Reichtum spendet die Erde verschwenderisch, friedsame Nahrung, und sie gewährt euch Gerichte, die frei sind von Mord und vom Blute.«

> Solange es Schlachthöfe gibt, wird es Schlachtfelder geben.
> (Tolstoi)

DER MENSCH IST, WAS ER ISST

Wann soll mensch essen?

Wenn es nach der Organuhr ginge, am besten nach 18.00 Uhr gar nicht mehr!

Nach der traditionellen chinesischen Energielehre nämlich, die ich sehr überzeugend finde, gibt es abwechselnd alle 12 Stunden eine Yang-Zeit und eine Yin-Zeit. Die Chinesen sprechen von einem Organzyklus, einem Tag- und Nachtrhythmus. (Außerdem bringen sie im Rahmen der Aku-punkturlehre diesen Organzyklus mit dem jahreszeitlichen Ablauf in Zusammenhang. Danach wären die zwölf Hauptorgane unterschiedlich aktiv, entsprechend den zwölf Monaten.) Die Yang-Zeit, in der die Maxi-malarbeit verrichtet wird, wäre danach die Zeit von 0.00 bis 12.00 Uhr, die Yin-Zeit, in der die Minimalarbeit verrichtet wird, von 12.00 bis 24.00 Uhr. Anderen Berichten zufolge beginnt die Yangzeit morgens um 1.00 Uhr und endet mittags um 13.00 Uhr, danach beginnt die Yin-Zeit. Einig sind sich wohl alle Meinungen darin, daß wir uns während der Yang-Zeit energetisch in einer Ruhepause befinden. Diese Zeiten können therapeu-tisch genutzt werden. Weiter ist von Organpaaren die Rede, die gemein-sam therapiert werden sollten, also beispielsweise Herz-Lunge, Dünn-darm-Dickdarm usw.

Nach der Organuhr hat z. B. das Herz seine Maximal-Yang-Zeit von 11.00 bis 13.00 Uhr, seine Minimal-Yin-Zeit von 23.00 bis 1.00 Uhr, der Dickdarm seine Maximal-Yang-Zeit von 5.00 bis 7.00 Uhr, seine Minimal-Yin-Zeit von 17.00 bis 19.00 Uhr. In der Maximal-Zeit wird er energetisch aufgeladen, was eine Steigerung seiner Funktion zur Folge hat. Das gegenüberlie-gende und direkt mit dem Dickdarm korrespondierende Organ, die Niere, erfährt nun eine beruhigende und entlastende Wirkung. Das gleiche gilt auch für Leber und Gallenblase. Die Yang-Zeit der Gallenblase liegt zwischen 23.00 und 1.00 Uhr, die Yang-Zeit der Leber zwischen 1.00 und 3.00 Uhr.

Die energetische Steuerung der Organe sollte jedoch nicht verwechselt werden mit der Arbeitsverrichtung der Organe, z. B. durch die Nahrungs-aufnahme. »..., daß die aufgenommene Nahrung auf eine schlafende Leber trifft, kann ich ernährungsphysiologisch und ernährungstherapeu-tisch nicht akzeptieren«, schreibt Wolfgang Spiller in »Natürlich und Gesund«. Offensichtlich als Antwort auf die häufig gestellte Frage, ob denn das Abendessen, vor allem die Rohkost, da stundenlang vor sich hingäre, weil die Leber und sonst noch alle möglichen Organe nachts schlafen.

Nach der Yin-Yang-Theorie wären die idealen Eßzeiten für den Normalbürger unserer Zivilisation wohl kaum durchführbar. Sie können ja mal ausprobieren, was die Familie dazu meint:

Frühstück morgens um 4.00 Uhr.
Zweite Mahlzeit um 8.00 Uhr.
Dritte und letzte Mahlzeit um 13.00 Uhr.

Ein altes chinesisches Sprichwort sagt:
»Zum Frühstück iß wie ein Kaiser, mittags wie ein Bettler und das Abendessen schenke deinen Feinden...«

Ob Sie abends Rohkost vertragen oder nicht, probieren Sie am besten selbst aus. Ich kann auch nachts noch einen Salat essen. Und daß Sie davon eine Schnapsnase kriegen, ist ein Gerücht! Nach Zeugenaussagen entspricht die Rötung der Nase der Autorin bei Drucklegung dieses Buches durchaus der mitteleuropäischen Norm.

Mindestens ein Drittel der täglichen Nahrung sollte aus Frischkost bestehen

Sie ist ein ganz wichtiger Bestandteil der Vollwertkost. Frischkost heißt soviel wie Rohkost. Aber roh allein genügt eben nicht, das Rohe sollte darüber hinaus noch möglichst frisch sein. Denn ein welkes biologisch-dynamisch gezogenes Salatblatt oder ein ebensolcher vergammelter Sellerie sind nicht oder kaum mehr lebendig – aber nur Lebendiges erhält lebendig.

Von höchster Lebendigkeit ist alles, was, in die Erde gesteckt, neues Leben gibt, also jeder Same, jede Nuß, jeder Fruchtkern (siehe die Kollath-Tabelle Seite 36/37).

DER MENSCH IST, WAS ER ISST

Kollath-Tabelle

		Lebensmittel (vollwertig)	
	a) natürlich	b) mechanisch verändert	c) fermentativ
Pflanzenreich	1a) Samen I Nüsse: (Wal-, Hasel-, Kokosnuß) Mandeln — — — — Oliven	1b) Öle Rückstand: (Preßkuchen)**	1c) Mitwirkung der Eigenfermente Hefen Bakterien Pflanzenmilch } Soja Pflanzenkäse
	2a) Samen II Getreide: Weizen, Roggen, Hafer, Gerste, Mais, Reis, Hirse, Buchweizen	2b) Mahlprodukte Vollmehl Schrote Rückstand: (Kleie)**	2c) Vollkornprodukte Breie, roh; gequetscht geschrotet gemahlen
	3a) Früchte Gemüsefrüchte: Tomate, Gurke, Kürbis, Paprika, Melone usw. Obst: (Beeren-, Kern-, Steinobst) Südfrüchte Trauben — — — — Honig	3b) Salate I: Naturtrübe Säfte, frisch Rückstand: (Trester)**	3c) Gärsäfte Most (Trauben, Apfel, Birne usw.) Met
	4a) Gemüse I (Keim-, Frucht-, Blüten-, Stengel-, Wurzel-, Knollen-, Zwiebel-, Blatt-Gemüse) — — — — Würzkräuter	4b) Salate II (Küchenabfälle)**	4c) Gärgemüse Sauerkraut Saure Bohnen (Silage)**
Tierreich	5a) Eier Fischrogen	5b) Blut Muscheln (Knochen)**	5c) Fleisch Schabefleisch
	6a) Milch (Kuh, Ziege, Schaf)	6b) Milchprodukte Rahm, Buttermilch, Magermilch, Butter, Molke	6c) Gärmilch Sauermilch, Skyr, Yoghurt, Kefir usw. Quark Käse-
Getränke	7a) Quellwasser Luft	7b) Leitungswasser	7c) Gärgetränke Wein, Bier

* Haug Verlag, Heidelberg
** Für die menschliche Ernährung nicht gebräuchlich, aber meist als »Kraftfutter« verwendet

DER MENSCH IST, WAS ER ISST

	Nahrungsmittel (teilwertig)		
	d) erhitzt	e) konserviert	f) präpariert
Pflanzenreich	1 d) ? 2 d) Breie aus Vollkorn Schrote, Flocken usw. Gebäcke I Vollkornbrote Fladenbrote Gärbrote usw. Mehlspeisen →	1 c) Gebäcke II Weißbrote Feingebäcke Kuchen Torten 2 c) Dauerbackwaren Zwieback usw. Konfekt	1–2 f) Pflanzliche Präparate Kunstfette Eiweiß Stärke Zucker Chemikalien
	3 d) Gemüse II a) Hülsenfrüchte Erbsen, Bohnen, Linsen, Erdnuß, Kastanien b) Kompott	3 c) Fruchtkonserven getrocknet, gedörrt, gefrorene, erhitzt, chemisch sterilisiert durch Zucker, Alkohol, Chemikalien – – – – Marmeladen	3–4 f) Aromastoffe Fruchtzucker Vitamine Wuchsstoffe (Auxone) Fermente Nährsalze
	4 d) Gemüse III Kartoffeln, Wurzeln, Kohlarten usw. Pilze Artischocken	4 c) Gemüsekonserven getrocknet erhitzt gefroren sterilisiert	
Tierreich	5 d) Wild, Fisch, Schlachtvieh (Leber, Niere, Pankreas, Lunge, Herz, Muskel, Speck, Schmalz, Fette)	5 c) Tier-Konserven getrocknet, geräuchert, gesalzen, gefroren, in Fett, chemisch konserviert	5 f) Tierische Präparate Fleischextrakte, Eiweiß, Lipoide, Fette, Fermente, Hormone
	6 d) gekochte Milch Arten Quark	6 c) Milchkonserven Trockenmilch kondensiert	6 f) Milchpräparate Milcheiweiß Milchzucker
Getränke	7 d) Extrakte Teearten Brühe	7 c) Gemische Kunstwein, Kunstessig, Liköre, gechlortes Leitungswasser	7 f) Destillate künstl. Mineralwasser, Branntwein

37

DER MENSCH IST, WAS ER ISST

Beispiele für den Verlust an Lebendigkeit:

Spinat büßt 12% seines Vitamin-C-Gehaltes ein, wenn er einen Tag bei Zimmertemperatur gelagert wird, am zweiten Tag sind es bereits 43%. Feldsalat verliert bei Lagerung im Sonnenlicht schon nach drei Stunden zwei Drittel seines Vitamin C, mehr als die Hälfte aller B-Vitamine und über ein Drittel des Vitamin A.

Eine andere interessante Entdeckung verdanken wir wieder Professor Kollath. Genau wie der Mensch bei einer Erhitzung über 43 Grad stirbt, so wird jedes Eiweiß bei etwa dieser Temperatur verändert, weniger lebendig, »denaturiert«, sowohl pflanzliches Eiweiß wie auch tierisches. (Sollte der Mensch etwa doch als Rohköstler geplant sein?)

Frischkost sollte immer zu Beginn der Mahlzeit gegessen werden, weil sie so am besten ihre vitalisierenden Eigenschaften entfalten kann. Außerdem reagiert der Körper auf erhitzte Nahrung genauso wie auf schädliche Fremdstoffe, etwa bei einer Infektion oder Vergiftung: nämlich mit einer vermehrten Ausschüttung von Leukozyten, weißen Blutkörperchen, die die »Feinde« in die Flucht schlagen sollen. Ihre Zahl steigt dann ungeheuerlich an: von 5000 auf über 9000, also fast um das Doppelte. Diese sogenannte Verdauungs-Leukozytose wurde bereits 1846 entdeckt. Der Berliner Mediziner Virchow bezeichnete sie allerdings als völlig normal, da fast jeder daran zu leiden schien (heute sind Allergien »normal«, im Jahr 2000 vielleicht der Krebs?).

Drei Jahrzehnte später wurde entdeckt, daß naturbelassene, unerhitzte Lebensmittel keine Leukozytose hervorriefen, also war das Erhitzen die Ursache. Das erklärt vielleicht auch den Umstand, warum oft akute und chronische Krankheiten durch Rohkost relativ schnell heilbar sind. Die Verdauungs-Leukozytose, die im übrigen auch schuld an der Müdigkeit nach dem Essen ist, wird auch dann vermieden, wenn der Rohkost noch gekochte Nahrung folgt, wobei der größte Teil der Mahlzeit (80%) aus Rohem und der kleinere Teil aus Gekochtem bestehen sollte.

Der Frischkornbrei

Sie können ihn aus Weizen oder Roggen oder Hafer oder Gerste zubereiten oder aus einer Mischung aller dieser Getreidesorten plus Hirse.

DER MENSCH IST, WAS ER ISST

Sie brauchen pro Person:
3 EL Getreide Ihrer Wahl
kaltes Leitungswasser
1 Apfel (gerieben oder gewürfelt)
ein paar Spritzer Zitronensaft (nach Geschmack)
1 EL Sahne oder mit Honig gesüßte Schlagsahne'
1 Spur Naturvanille oder Carob
Nüsse oder Mandeln
eventuell eingeweichtes Trockenobst oder frisches Obst oder Beeren
nach Saison oder ein Stückchen Banane,
frisch gemahlenen Leinsamen.
Sie können auch statt der Sahne Kefir, Milch oder Sauermilch verwenden,
sollten dann aber Obst oder Trockenobst weglassen, weil die Kombination bei Empfindlichkeit nicht gut vertragen wird.

Und so wird's gemacht:
Das Korn grob mahlen, in einer Getreidemühle oder einer alten Kaffee-
mühle, das Gemahlene mit soviel kaltem Wasser anrühren, daß ein steifer
Brei entsteht und nach dem Quellen nichts mehr weggeschüttet werden
muß. 5 bis 12 Stunden einweichen (außer bei Hafer: da genügen 30 Minuten, er wird sonst leicht bitter, es sei denn, Sie weichen die ganzen Körner
ein).
Mit den gewünschten Zutaten ein Fitmacher ersten Ranges! Im Winter
wärme ich den Brei vorsichtig im Ofen an, natürlich nicht bis 40 Grad.

Frischkost auch für das Kleinkind –
Frischkornmilch als idealer Muttermilchersatz

Kleinkinder dürfen erst ab dem 6. Monat Frischkost bzw. Frischkornbrei
erhalten – mit dieser Behauptung verunsichern manche Kinderärzte die
Mütter von Kleinkindern.
Die Berichte glücklicher Eltern, deren Babies neben der Muttermilch
Frischkost erhielten und dabei prächtig gediehen, können auf Wunsch
nachgeliefert werden. Sie zeigen alle, daß eine schon während der
Schwangerschaft vollwertig ernährte Mutter ihr Kind einfacher zur Welt

DER MENSCH IST, WAS ER ISST

bringt, sie es so gut wie immer stillen kann – und auch das Baby durchaus schon Frischkost und Frischkornmilch verträgt.

So wird Frischkornmilch gemacht (Tagesmenge für 5 Flaschen = 600 g):

100 g Vollgetreide (frisch und fein gemahlen) in 200 g Wasser abends einweichen, am Morgen mit 300 g Rohmilch vermischen, in die Saugflasche füllen und im Wasserbad auf Trinktemperatur erwärmen (gut lauwarm). Eventuell eine Messerspitze Honig beigeben.

Restportionen eingeweichten Getreides im Kühlschrank aufbewahren, erst bei Gebrauch mit der Milch vermischen.

Mahlt Ihre Mühle nicht fein genug, passieren Sie die trinkfertige Flüssigkeit durch ein Haarsieb. Je glatter die Frischkornmilch ist, desto leichter nimmt Ihr Kind sie an. Während des Fütterns die Flasche hin und wieder kräftig schütteln, da sich das Getreide leicht am Flaschenboden absetzt. Nicht getrunkene Reste nicht aufwärmen, sondern wegschütten.

Von dieser Frischkornmilch erhält das Kind in den ersten Wochen täglich 4–5 Mahlzeiten, manche sind auch mit 3 Mahlzeiten zufrieden. Das Kind soll immer soviel trinken, wie es selbst mag, und nicht soviel, wie die Mutter nach Tabellen und Teilstrichen erwartet.

Von wem ich diese fabelhaften Rezepte habe? Von Ilse Gutjahr. Sie hat zusammen mit Dr. Bruker das Buch »Biologischer Ratgeber für Mutter und Kind« herausgegeben.

Tip: Wenn Kinder stillender Mütter an Blähungen leiden, ist oft ein Diätfehler der Mutter schuld: sie hat z. B. neben dem Frischkornbrei mit Zucker gesüßte Marmelade gegessen, Kaffee mit Zucker getrunken etc.

Terre des Homes fördert Aktionsgruppen in Ländern der Dritten Welt, die über die Vorteile des Stillens gegenüber der künstlichen Babynahrung aufklären, Seminare für schwangere und stillende Mütter durchführen etc. Denn – leider – auch nachdem die Werbung für künstliche Babynahrung verboten wurde, wirkt sie weiter – in vielen Köpfen hat sich der Gedanke eingenistet, daß diese Kunstnahrung besser sei als Muttermilch. Wobei eindeutig gilt und wieder allgemeingültig werden muß: »Breast ist best . . .«

DER MENSCH IST, WAS ER ISST

Eine der Fragen, die mir regelmäßig gestellt werden, lautet: Wie decken Sie bei Ihrer vegetarischen Ernährung den Eiweißbedarf?
In einer Zeit der Steak-(Un-)Kultur und der Werbeslogans wie »Fleisch ist ein Stück Lebenskraft« ist die Frage sehr verständlich:

Wieviel Eiweiß braucht der Mensch?

Zunächst einmal muß aufgeräumt werden mit dem Vorurteil, pflanzliches Eiweiß sei minderwertig, der Mensch nur mit tierischem Eiweiß ausreichend versorgt. Diese Behauptung, aus der alten Ernährungslehre stammend, ist längst widerlegt.
Allerdings muß reine Pflanzenkost sehr phantasievoll zusammengestellt sein, damit in ihr auch wirklich jede Eiweißart enthalten ist – und sie muß zu einem großen Teil aus Rohem bestehen. In der Rohkost, die gleichzeitig auch frisch ist, also in der Frischkost, ist das native Eiweiß in seiner vollen Kraft vorhanden – jede Erhitzung mindert seine Qualität.
Ich kann mich erinnern, noch vor nicht allzu vielen Jahren schätzte man den täglichen Eiweißbedarf eines Menschen auf etwa 100 Gramm. Einige Jahre später hieß es, 1 Gramm pro Kilo Körpergewicht sei angemessen. Inzwischen wird angenommen, daß 30 bis 40 Gramm Eiweiß durchaus genügen – vorausgesetzt eben, und das kann nicht oft genug betont werden, das Eiweiß wird unerhitzt genossen. Wie wichtig dieser Umstand ist, bestätigt eindrucksvoll der Selbstversuch eines japanischen Ehepaares. Die beiden Karatsunes aßen 120 Tage lang nur pflanzliche Rohkost: täglich 150 Gramm Vollreis, gemahlen und mit Wasser verknetet, dazu 500 bis 1000 Gramm Rohgemüse (Rettich, gelbe und weiße Rüben, Spinat, Kohl, Bataten), alles fein zerkleinert, dazu Obst und Meeresalgen, kein Salz. Durchschnittlich 1300 Kalorien täglich. Die Eiweißmenge betrug etwa 30 Gramm, Fett 6 bis 8 Gramm, Kohlenhydrate zwischen 139 und 234 Gramm pro Tag. Anfänglich erfolgte starke Gewichtsabnahme, dann blieb das Gewicht konstant, die körperliche Leistungsfähigkeit stieg.
Beim zweiten Versuch aßen die Karatsunes die gleiche Menge – aber gekocht. Es traten die gleichen Symptome auf wie bei ähnlich kalorienarmer Kost, z. B. in Gefangenenlagern: Anämie und Hungerödeme, die dann durch Rohgemüse und Vitamine wieder geheilt wurden.

41

DER MENSCH IST, WAS ER ISST

Es kommt also nicht auf die Quantität, sondern auf die Qualität des Eiweißes an – es muß möglichst roh genossen werden.

Viel zu wenig beachtet wird auch der Eiweißgehalt des »Grünfutters«. Ein paar interessante Zahlen:

Blattgemüse enthält durchschnittlich nicht viel weniger Eiweiß als die Kuhmilch und wesentlich mehr als die Muttermilch, nämlich 1,3%, Weizen sogar 10,5%! Eine reine Getreideernährung mit Weizen würde also eine zu eiweißreiche Nahrung ergeben.

Weitere Erkenntnisse: »Ein Gemüse ist in bezug auf seine Eiweißqualität um so hochwertiger, je mehr dem Licht zugewandte Blattspreiten und je weniger Stiel und Mittelrippe es hat. Das gilt nicht nur für die Qualität des Eiweißes, sondern auch für seine meisten anderen Wertstoffe. Das heißt, daß Schnitt- und Pflücksalat wertvoller sind als Kopfsalat und in dem letzteren die äußeren grünen Blätter wertvoller als die inneren gelben … d. h., daß im Rosenkohl die offenen Rosetten am wertvollsten sind … daß wir in Randschicht und Keimling des Getreidekorns ein besonders hochwertiges Eiweiß finden, im Mehlkörper, der für das heute übliche Brot allein verwendet wird, aber ein minderwertiges« (Dr. Ralph Bircher).

Besonders gute Eiweißlieferanten sind ferner: Winterspinat, Blumenkohl, grüne Bohnen. Auch die Kartoffel enthält sehr viel Eiweiß – sie muß natürlich gegart werden, möglichst als Pellkartoffel gedämpft oder in der Schale gebacken. Ideale Kombinationen sind Hülsenfrüchte und Getreide.

Aus deutschen Landen:

Jeder zweite bis dritte Erwachsene hat Übergewicht – mehr als 3% der Bundesbürger leiden an Gicht – Verdauungsprobleme und Verstopfung sind an der Tagesordnung:

Pro Jahr verputzt der Durchschnittskonsument:

21 kg Rindfleisch, 60 kg Schweinefleisch, 36 kg Zucker, 88 Liter Milch, 72 kg Gemüse, über 280 Eier.

Die bundesdeutschen Hühner legten 1985 mehr als 13 Milliarden Eier. Die Legeleistung nimmt ständig zu. Legte das Normalhuhn 1970 schon 216, so sind es heute im Schnitt 257 Eier pro Jahr.

DER MENSCH IST, WAS ER ISST

Sie wissen wahrscheinlich, daß die Legehenne in einem Gefängnis von der Größe einer DIN-A4-Seite dahinvegetieren muß?! (Wer sich speziell dieser Probleme annehmen will: bitte an den Verein gegen tierquälerische Massentierhaltung e. V. wenden.)

Am 1. Januar 1988 ist eine lächerliche Korrektur vorgenommen worden: In Neuanlagen soll der Käfigboden pro Henne von bisher 425 auf 450 cm² vergrößert werden. Umstellungsfrist für Altanlagen: fünf Jahre.

Da lobe ich mir die Schweden. Der dortige Landwirtschaftsminister kündigte an: »Ab Juli 1988 sollen die Käfige, in die das Geflügel bisher noch hineingestopft werden darf, verboten sein. Die Kühe sollen wieder im Freien grasen und nicht in dunklen Ställen mit Kraftfutter zu immer höheren Leistungen gezwungen werden. Die Schweine sollen in geräumigen Koben ohne Anbindung gehalten werden.«

Makaber: Obwohl ein Teil der Welt in Milch praktisch ersäuft, arbeitet die Forschung daran, Kühen ein gentechnologisch hergestelltes Hormon einzuspritzen, das die Milchproduktion noch mehr steigern soll!
Nur massenhafte Verbraucherproteste können diesen Wahnsinn stoppen!

Mit der tierisch eiweißfreien Vollwertkost

hat sich intensiv die Gesundheitsberaterin Waltraud Becker beschäftigt. Sie gibt praktische Tips, wie der Einstieg in diese Ernährungsform leichter fällt und Fehler von vornherein vermieden werden können. Vielen ist z. B. nicht klar, daß Butter und Sahne in der tierisch eiweißfreien Kost, in der es ja hauptsächlich um ernährungsphysiologische und weniger um ethische Belange geht, sehr wohl verzehrt werden dürfen, da beide Produkte hauptsächlich aus Fett bestehen und wenig Eiweiß enthalten (im Gegensatz z. B. zum Quark, der besonders reich an Eiweiß ist).

Waltraud Becker in »Natürlich und gesund«:

Es gilt, konsequent wegzulassen

Fleisch (= Tier zu Land) und alle Produkte daraus.

Fisch (= Tier zu Wasser) und alle Produkte daraus.

Milch und alle Produkte daraus, die Milcheiweiß enthalten (z. B. süße/saure Milch, Dickmilch, Joghurt, Kefir, Quark, Frischkäse, alle Reifkäse).

43

DER MENSCH IST, WAS ER ISST

Butter als fast reines Fett aus der Milch ist erlaubt, ebenso Sahne mit 30% Fettanteil, Sauerrahm mit 30% Fettanteil.

Der Eiweißanteil der Sahne liegt bei ca. 2–2,5%. Bei mäßigem Verbrauch kann im allgemeinen der geringe Eiweißanteil vernachlässigt werden. Bei schweren Krankheitsformen wird der Arzt allerdings vorübergehend raten, auch Sahne vom Speiseplan abzusetzen.

Zur »vollwertigen Verfügung« steht bei der tierisch eiweißfreien Ernährungsweise eine ganze Palette guter Dinge, nämlich *Butter und Sahne*, alle *Getreidearten, Hülsenfrüchte*, alle *Nußarten*, naturbelassene *Öle, Honig, Trockenfrüchte, Gewürze, Kräuter*, die Vielfalt an *Gemüse, Obst* und *Kartoffeln*.

Wo bisher Eier, Milch und Quark die Bindefähigkeit in Teigen und Soßen brachten, verwenden wir Butter und Sahne.

Mein Tip als Umrechnungsbasis:

Ersatzweise für 1 Ei = ca. 20 g Butter; ersatzweise für Milch = ⅓ bis ½ Anteil Sahne, Rest Wasser. Die Teiglockerung ohne Eier kann durch intensives Teigrühren, Auswahl der Getreidearten, schließlich durch den Einsatz von eiskaltem kohlensaurem Mineralwasser ausgeglichen werden. Das Kohlendioxyd entweicht bei Wärme und lockert dabei den Teig.

Hieß es bisher »gratiniert« bzw. »mit Käse überbacken«, verwenden wir Sauerrahm, Nußmehl, Mandelmehl, Butter bzw. Semmelbrösel und Butterflöckchen als oberste Schicht zum Überbacken und erreichen damit viel Wohlgeschmack.

Macht Fett fett?

Seit ein Herr namens Margarin die Margarine erfand, tobt ein Streit zwischen Butter- und Margarineherstellern, was denn nun gesünder sei, die Butter oder die Margarine. Dabei wurde die Butter immer mehr in die Rolle eines Sündenbocks gedrängt, der vor allem die Schuld am zu hohen Cholesterinspiegel zugeschoben wird.

Butteressen ist verboten, Fett soll möglichst überhaupt gemieden werden, hört man immer wieder in Diätvorschriften, die den armen Patienten aber unbedenklich weiterhin Auszugsmehlprodukte und Zucker essen lassen. Da staunt dann so mancher, wenn er von Dr. Bruker hört: Sie müssen

DER MENSCH IST, WAS ER ISST

mehr Fett essen, wenn Sie abnehmen wollen – aber Sie müssen den Zucker und das Auszugsmehl weglassen!

Denn Fett macht nicht fett – es muß natürlich das richtige Fett sein. Und das sind die naturbelassenen Fette wie Butter, Sahne und die sogenannten kaltgepreßten Pflanzenöle – »sogenannt« deshalb, weil auch beim Kaltpressen eine leichte Erwärmung erfolgt, die aber in keinem Verhältnis zur Schädlichkeit der industriell hergestellten Fette und Öle steht. Diese sollten absolut gemieden werden.

Die Aufgaben der Fette sind sehr umfangreich und vielfältig: Besonders die mehrfach ungesättigten steuern den Stoffwechsel; die Fette liefern Energie, produzieren Wärme und halten die Körpertemperatur konstant. Sie erfüllen aber auch eine Schutzfunktion, indem sie die Organe mit einem Fettgewebe umhüllen und gegen Stöße absichern – so ist z. B. die Niere mit einem besonders dicken Fettpolster umgeben.

Wichtig ist, daß wir Fette wählen, die den Stoffwechselanforderungen gerecht werden, die selbst »lebendig« sind und dadurch auch unseren Körper lebendig erhalten.

Im Prinzip sind alle Fette nach dem gleichen Schema aufgebaut, sie sind eine chemische Verbindung von 1 Glycerin- und 3 Fettsäuremolekülen (Triglycerid) in den verschiedensten Zusammensetzungen mit fettähnlichen Substanzen wie den fettlöslichen Vitaminen A, D, E, K, Lecithin, Cholesterin und anderen. Trotz ihrer gleichen Grundlage sind sie jedoch sehr unterschiedlich im Wert bzw. der Bekömmlichkeit.

Vielleicht haben Sie sich auch schon öfter gefragt, was das denn eigentlich bedeutet, »gesättigte«, »ungesättigte« oder gar »mehrfach ungesättigte« Fette. Gesättigte wie ungesättigte bestehen aus Ketten von Kohlenstoff- und Wasserstoffatomen.

Bei den gesättigten Fettsäuren sind die Grundelemente Kohlenstoff und Wasserstoff miteinander verbunden, d. h., alle haben einen Partner und können keine Verbindung mit anderen Stoffen mehr eingehen, sind träge und reaktionsunfähig. Bei den ungesättigten oder mehrfach ungesättigten Fettsäuren dagegen sind ein oder mehrere Arme frei und ungebunden – also bereit, Verbindungen mit anderen Stoffen einzugehen, lebendig und reaktionsfähig.

Auf einen einfachen Nenner gebracht: Die gesättigten sind sozusagen »verheiratet«, nicht mehr offen für neue Bindungen – die anderen

DER MENSCH IST, WAS ER ISST

dagegen »unverheiratet«, noch für alles zu haben und bereit, andere »Arme« an sich zu binden.

Bitte also immer darauf achten, daß Sie ungesättigte oder mehrfach ungesättigte Fette bzw. die sogenannten kaltgepreßten Öle in Ihrer Küche verwenden.

Übrigens haben auch die sogenannten kaltgepreßten Öle, immer wieder den Patienten mit zu hohem Cholesterinspiegel verordnet, nicht zu der erhofften Senkung geführt, wie Statistiken ergeben. Es bestätigt sich, was Prof. Yudkin von der Londoner Universität schon vor langer Zeit behauptete – daß auch ein zu hoher Cholesterinspiegel und Arteriosklerose überwiegend eine Folge des Genusses von Auszugsmehl und Fabrikzucker sind. So treten oft Diabetes und Gefäßkrankheiten gleichzeitig auf, häufig noch in Kombination mit Gallensteinen.

Noch etwas zur Butter: Die Butter enthält zwar 58–65% gesättigte Fettsäuren, außerdem aber noch 29–37% einfach ungesättigte, 2,9–4,6% zweifach ungesättigte und 0,9 bis über 2% hochungesättigte Fettsäuren. In der Butter wurden bisher 76 Fettsäuren identifiziert, was bei keinem anderen Fett nur annähernd der Fall ist.

Noch etwas zum Cholesterin: Es ist lebenswichtig, unentbehrlich für den Fettstoffwechsel und als Zellbaustein, und wird deshalb sogar vom Körper selbst hergestellt, unabhängig von der zugeführten Nahrung.

Warum eigentlich soviel Getreide...

...fragt manch eine(r) angesichts der vielen Empfehlungen für Vollkornprodukte. Deshalb hier ein paar Sätze in Kürze über die Körner und ihre Inhaltsstoffe, mehr darüber steht in meinem Kochbuch – und anschließend ein Extra-Kapitel über den *Dinkel*, da er noch verhältnismäßig unbekannt ist.

Was uns die verschiedenen Getreidesorten bieten

Gerste: Kalium, Calcium, Phosphor und Kieselsäure. Gut gegen Bindegewebsschwäche, Krampfadern und Gelenkkrankheiten.

DER MENSCH IST, WAS ER ISST

Grünkern: Ein in Milchreife geernteter und gedarrter Dinkel (alte Kulturform des Weizens). Viel Eiweiß, Kalium, Phosphor und Eisen. Da er gedarrt wird, ist er nicht mehr keimfähig wie der Dinkel.

Hafer: Viel Eiweiß, Kieselsäure, Calcium, Phosphor und Fluor, ferner die Vitamine E, B_1, B_6 und Biotin (Vitamin H) für Haut und Haare.

Hirse: Viel Kieselsäure, gut für Knochen, Haut, Haare, Fingernägel und Zähne. Mit 50 g Hirse ist der Tagesbedarf an Eisen gedeckt, mit 100 g der Bedarf an Fluor.

Mais ist arm an Vitaminen der B-Gruppe (in Gegenden, in denen ausschließlich Mais gegessen wird, kommt es zur Mangelkrankheit »Pellagra«, was soviel heißt wie »rauhe Haut«), enthält aber viel Kalium, Magnesium, Phosphor, Eisen und Kieselsäure.

Reis: Viel Eiweiß, Vitamin E und die wichtigsten Vitamine der B-Gruppe. Gut bei Rheuma-, Herz- und Kreislaufleiden.

Roggen: Viele Vitamine der B-Gruppe und Mineralien, besonders Kalium, Phosphor, Fluor, Kieselsäure und Eisen.

Weizen: 11–13% Protein, das Klebereiweiß. Besonders günstiges Mischungsverhältnis zwischen den Bestandteilen Gliadin und Glutenin. Vitamine B_1, B_2, B_6 und Karotin (Vorstufe von Vitamin A) sowie Kalium, Phosphor, Magnesium und Kieselsäure.

>»Nicht der Pelz hält die Menschen warm, sondern das Brot«
>(ein russisches Sprichwort).

Der Dinkel

ist, botanisch gesehen, eine uralte Getreideart.
Von Hildegard von Bingen, der genialen Klosterfrau, bereits vor 900 Jahren hoch gepriesen, kommt der Dinkel, nachdem er lange in Verges-

DER MENSCH IST, WAS ER ISST

senheit geraten war, in jüngster Zeit wieder zu Ehren: besonders nach Tschernobyl ist seine Bedeutung gar nicht hoch genug einzuschätzen.

Sein Korn, das dem des Weizens ähnelt, ist von einer dicken Spelzhülle umgeben, die sich beim Dreschen nicht löst. Das Dinkelkorn, das übrigens nach dem Entspelzen sämtliche Vitalstoffe sowie den Keim enthält, wird durch diese Spelzhülle vor dem Eindringen von Spaltprodukten bewahrt und ist dadurch weitgehend frei von radioaktiven Stoffen.

Weitere Eigentümlichkeiten des Dinkel: Man kann ihn auch auf armen Böden anbauen, in Lagen, wo Weizen nicht mehr gedeiht – das trifft z. B. auf die Gegend zu, in der ich wohne: wir liegen etwa 750 Meter hoch. Mein Traum ist, daß die Bauern der Umgebung wieder mehr Dinkel anbauen, auf Kosten der Milchwirtschaft, und daß vielleicht sogar Dinkeldarren angeschafft werden, um den begehrten Grünkern zu gewinnen.

Der Dinkel ist nie durch Züchtungen verändert worden. Er benötigt keine Intensivdüngung, spricht darauf auch gar nicht an, im Gegenteil, durch Intensivdüngung verschlechtert sich das Korn. Dinkel kann, im Gegensatz zu den heutigen Getreidesorten, beliebig lange auf einem Acker angebaut werden, ohne Saatgutwechsel. Er wird von keiner Pilzkrankheit befallen und braucht daher auch nicht gebeizt zu werden. Kurz und gut, der Dinkel ist das Getreide schlechthin, speziell für Kinder und Kranke, die sich besonders vor radioaktiv verseuchten Lebensmitteln schützen müssen.

In früheren Zeiten baute jeder Bauer Dinkel an – jeder Hof besaß eine Anlage zum Entspelzen. Heute ist das ein Problem für jeden Biobauern, der zum Dinkelanbau zurückkehren will, wie mir der einzige Biobauer erklärte, der in meinem Heimatdorf mit Erfolg Dinkel anbaut.

Schadstoffe im Getreide

Neben Unkraut-, Pilz- und Insektenbekämpfungsmitteln werden im Getreideanbau auch sog. Wachstumsregler eingesetzt. Und auch die Schwermetalle Blei, Cadmium und Quecksilber sind im Getreide zu finden. Da sich die Schadstoffe etwas stärker in den Randschichten des Korns ansammeln, ist Vollkornmehl etwas mehr belastet als Auszugsmehl. Die gesundheitlichen Vorteile des ganzen Korns überwiegen dies jedoch bei weitem.

DER MENSCH IST, WAS ER ISST

Auch das gehört hierher, denn es läßt sich nicht beschönigen:

Wir alle sind schuld am Elend der Dritte-Welt-Länder, solange wir den Fleischverzehr nicht einschränken.

Wo früher die Menschen in den heutigen Hungerländern sich mit Mais, Bohnen und Hirse ernähren konnten und überlebten, wächst heute Soja als Futter für die Tiere, die unsere Steaks liefern müssen. Sieben Kilo pflanzliches Eiweiß gehen durchschnittlich drauf für ein Kilo tierisches Eiweiß! Eine ungeheure und unverantwortliche Verschwendung. Das Vieh der Reichen frißt das Brot der Armen.

Regenwälder werden abgeholzt, Wüsten breiten sich aus, weil wir in Europa uns mit Eiweiß mästen. So sind wir alle schuld daran, daß täglich – täglich! – weltweit 40 000 Kinder verhungern. Da hilft es gar nichts, wenn wir gelegentlich eine Geldspende nach Afrika schicken.

»Mit über 90 kg Fleisch pro Kopf im Jahr zählt der Bundesbürger zu den führenden Fleischessern der Welt.« Die Studie eines Hohenheimer Agrarwissenschaftlers hat errechnet, daß die Bundesrepublik, müßte sie sich vollständig mit Lebensmitteln selbst versorgen, jedem Bundesbürger pro Jahr nur 30 kg Fleisch, also ein Drittel des derzeitigen Durchschnittsbedarfes, zur Verfügung stellen könnte. Zugespitzt gesagt: Jedes Gramm, das wir darüber hinaus konsumieren oder produzieren, beschneidet die Lebenschancen von Menschen in anderen Teilen der Welt.

Aus einer Rede, die Klaus Seitz vom Dachverband Entwicklungspolitischer Aktionsgruppen in Baden-Württemberg (DEAB) auf einem Ostertreffen zum Schutz von Mensch und Tier in Stuttgart gehalten hat, möchte ich einige Gedanken zu diesem Problem zitieren:

»Neue Absatzmärkte für Motoren aus Untertürkheim, Mikroelektronik aus Sindelfingen oder Chemie aus Ludwigshafen zu erschließen, das ist vielen Entwicklungspolitikern heute wichtiger geworden, als die abhängige Unterentwicklung der Dritten Welt langfristig zu beheben... Unsere Sorge um die Einheit des Lebendigen ... muß eine weltweite Sorge sein bzw. werden. Genauso wie es ein klägliches Ergebnis der Reformversuche der europäischen Agrarpolitik ist, die Sanierung der EG-Finanzen auf dem Rücken der Hungernden auszutragen, ist es ein Pyrrhus-Sieg der Umweltschutzbewegung, hier bei uns ein Verbot der Anwendung von DDT und Dieldrin durchzusetzen, während die bundesdeutsche Industrie weiterhin hervorragende Gewinne mit dem Absatz eben dieser hochgefährlichen Pestizide in der Dritten Welt erzielt. Laut einer Schätzung der Weltgesundheitsorganisation werden alljährlich rund eine halbe Million Menschen in der Dritten Welt bei der Anwendung von Pestiziden vergiftet, die vorwiegend in der Bundesrepublik und in den USA hergestellt werden.«

Skandalös, daß Medikamente, »die wegen gesundheitsschädigender Nebenwirkungen« bei uns nicht oder nicht mehr zugelassen sind, von den Pharmaherstellern unseres Landes zu unverschämten Preisen in Madras, Nairobi oder Lima angeboten werden dürfen, oder die Reinhaltung unserer Gewässer und unserer Luft erkauft wird durch die Auslagerung umweltverschmutzender Industrien ins indische Bhopal oder ins berüchtigte brasilianische »Tal des Todes«, der Chemiestadt Cubatao ...

Wir müssen ›global denken und lokal handeln‹ lernen!«
(Die vollständige Rede kann angefordert werden bei
Klaus Seitz, Altheimerstraße 2, D-7410 Reutlingen 24.)

Ist gekeimtes Getreide eine Lösung des Hungerproblems?

Alle zwei Sekunden verhungert irgendwo auf der Welt ein Kind! Und das, obwohl ein großer Teil der Menschheit im Überfluß lebt, die Milchseen überschwappen, die Butterberge sich immer höher türmen und das Getreide aus den Silos quillt. Ganz zu schweigen von den Wahnsinnssummen, die überall, auch in den armen Ländern, für die Rüstung ausgegeben werden.

In Kanada hat man einmal einen Plan ausgearbeitet, der leider auf der Strecke blieb, nämlich die unterentwickelten Länder mit »Auskeimkost« zu versorgen – d. h., mit rohem, ungemahlenem Getreide, das dann an Ort und Stelle zum Keimen gebracht werden könnte und eine optimale Versorgung der Bevölkerung mit lebensnotwendigen Vitalstoffen bedeuten würde.

Die Vorteile wären überdies: einfacher Transport – lange Aufbewahrungszeit (vorausgesetzt, das Getreide wird trocken gelagert) – es ist kein

Brennmaterial für die Zubereitung nötig, sondern »nur« sauberes Wasser –, die Versorgung mit nativem, d. h. nicht denaturiertem Eiweiß, Vitamin B_1, A und C wäre optimal, denn der Vitamingehalt des Getreides nimmt mit dem Keimen sogar zu: Bei gekeimtem Weizen z. B. erhöht sich der Vitamin-C-Gehalt um bis zu 600%! Bei Vitamin E um 300%, bei einigen B-Vitaminen um 20–600%. Auch Vitamin B_{12}, sonst vorzugsweise in Fleisch und Milch enthalten, steigt bei der Keimung beträchtlich an.

Interessant überdies ein paar Zahlen zum Kalziumgehalt verschiedener Lebensmittel. Der größte Kalziumträger überhaupt ist Sesam (1500 mg auf 100 g) im Vergleich zur Kuhmilch (mit 120 mg auf die 100!).

Honig – wirklich noch ein gesundes Lebensmittel?

Honig ist nicht gesünder als Zucker, liest man gelegentlich. Hinter diesen Informationen steckt wahrscheinlich die Zuckerindustrie, die den Honig madig machen will, um ihren Fabrikzucker aufzuwerten.

Wie jedes Konzentrat, kann auch der Honig, vor allem wenn er in größeren Mengen genossen wird, Karies erzeugen. Im Gegensatz zum isolierten Kohlenhydrat Fabrikzucker jedoch, einem ausgesprochenen Vitamin- und Kalkräuber, enthält der Honig eine Fülle von Vitalstoffen: Vitamine, Fermente, Mineralien – allein an Mineralien Magnesium, Kieselsäure, Phosphor, Schwefel, Mangan, Silicium, Kalium, Natrium, Calcium, Kupfer, Eisen und Chlor! Dazu kommen noch alle möglichen Säuren und Aminosäuren, Hormone und sogar Penicillin, womit vielleicht die antibakterielle Wirkung des Honigs gerade bei Erkältungskrankheiten zu erklären ist. Honigumschläge wirken heilend bei Entzündungen und Wunden; schon Hippokrates bescheinigte dem Honig, daß er »Wärme erzeugt, Wunden und Geschwüre reinigt, harte Geschwüre an den Lippen aufweicht, Furunkel und nässende Wunden heilt«. Können Sie sich diese Wirkung bei einem Zuckerumschlag vorstellen?

Selbstverständlich sollte Honig nicht über die berühmte 40-Grad-Grenze erhitzt werden, weil sonst wertvolle Vitalstoffe verloren gehen. Beim Backen mit Honig geschieht das zwar auch, Sie können in diesem Fall also einen billigeren, bereits erhitzten Honig benutzen – die im Honig enthaltenen Mineralstoffe jedoch bleiben auch bei Erhitzung erhalten.

Selbst wenn die Biene den Winter über mit Zuckerwasser gefüttert wird, produziert sie Honig! Eine andere Frage ist, ob die Biene bei ständiger Fütterung mit Zuckerwasser nicht krank wird, was zu vermuten ist. Ein kluger Imker wird ihr also immer einen Teil ihres Honigs lassen und möglichst wenig Zuckerwasser zufüttern.

Um die fleißigen Bienen nicht der Früchte ihrer Arbeit zu berauben, verschmähen Veganer auch den Honig. Vielleicht sollte man sich in diesem Fall auf einen Kompromiß einigen: Honig ja – aber in Maßen.

Und was ist mit der *Varroatose?* Diese Krankheit hat leider bereits einen großen Teil der Bienenvölker ergriffen. Es bleibt den Imkern häufig nichts anderes übrig, als mit Medikamenten gegen die Varroa-Milbe vorzugehen. Das darf nur außerhalb der Trachtzeit geschehen und nur dann, wenn wenig gedeckelte Brut vorhanden ist. Bleibt nur zu hoffen, daß wirklich streng kontrolliert wird, ob der Imker die Regeln einhält.

Die Bienen sind unentbehrlich für die Bestäubung unserer Kultur- und Wildpflanzen. Es wäre eine Katastrophe, wenn sie zugrunde gingen. Auch hier gilt es wieder, das Übel an der Wurzel zu packen, nicht eine Symptombekämpfung zu betreiben, sondern das abzustellen, was die Bienen krank macht, nämlich die Vergiftung unserer Umwelt.

Gehen wir sorgsam mit dem Honig um, er ist ein Zaubermittel. Schon vor 2000 Jahren wurde er im alten Ägypten kleinen Kindern, in Milch aufgelöst, zur Stärkung verordnet; er hilft bei drohenden Erkältungen, bei Herz-, Nieren- und Blasenbeschwerden, Leber- und Galleerkrankungen, während der Schwangerschaft und bei Hautproblemen.

Wie gut ist denn nun eigentlich der Ahornsirup?

Ahornsirup, der immer wieder aufgekochte eingedickte Saft des Ahornbaumes, ist ein Fabrikzuckerkonzentrat und hat deshalb in einer Vollwertküche nichts zu suchen. »Und wenn ich nun aber hingehe und selbst einen Ahornbaum anzapfe«, fragte mich eine Frau, »ist der Saft dann in Ordnung?« »Und wenn nun jeder hinginge und einen Ahornbaum anzapfte«, fragte ich zurück, »denken Sie bloß an die armen Bäume!« Wahrscheinlich schmeckt dieser frisch abgezapfte Saft nicht einmal süß.

DER MENSCH IST, WAS ER ISST

Und wir wollen doch sowieso weg vom Übersüßen unserer Speisen!
Noch deutlicher nennt die GGB-Mitgliederzeitschrift »Der Gesundheits-
berater« (im Februar-/März-Heft 88) die Sache beim Namen:
»Ahornsirup enthält über 66% Zucker, und zwar nur Rohrzucker (Saccha-
rose) und geringe Mengen Frucht- und Traubenzucker. Weiter 33%
Wasser und ca. 0,7% Mineralien. Gegenüber anderen Lebensmitteln ist die
Liste der Vitalstoffe spartanisch, und die vielzitierten Mineralien sind
mager vertreten. Ahornsirup ist doppelt schädlich – er schadet der
Gesundheit genauso wie die verschiedenen Fabrikzuckerarten, zusätzlich
schadet er dem Geldbeutel wegen seines hohen Preises.« Bleibt noch
hinzuzufügen, daß er auch den Bäumen schadet, weil ihnen ihr ›Blut‹
abgezapft wird.

Ich liebe Knoblauch

Als die Gäste zur Feier meines 60. Geburtstages die Treppen zum Schloß
Kleßheim hinaufschritten, wehte ihnen aus den kostbaren Räumen ein
appetitanregender Duft dieses Liliengewächses in die Nase. Der Verwalter
des Schlosses soll gestöhnt haben: oje, diesen Knoblauchgeruch kriegen
wir 4 Wochen lang nicht aus den Teppichen . . .
Ob Salat, Gemüse, Sauce, ein Auflauf – zumindest ein Hauch von Knoblauch muß einfach dran sein. Nicht weils gesund ist, sondern weils
schmeckt. Gesund ist es außerdem. Auf diese Reihenfolge lege ich übrigens größten Wert. Sagen Sie Ihren Lieben nie, daß Sie etwas gekocht
haben, was gesund ist. Dann haben Sie von vornherein verspielt. Immer
umgekehrt: Heute gibt es etwas Neues, was ganz toll schmeckt – irgendwann nebenbei, am besten hinterher, wenn alle begeistert sind, können
Sie dann einfließen lassen: und gesund wars auch noch.
Die Heilkraft des Knoblauchs ist schon im Altertum bekannt gewesen.
Heute hat man ihn (selbstverständlich) analysiert. Allicin, Knoblauchöl,
Fruchtzucker (5–6%), Rhodan, Schwefel, Eiweiß, Jod, Mineralien, Kieselsäure, Kohlenhydrate, Enzyme und die Vitamine A, B_1 und C sind es, die
ihn zu dem großen Allheilmittel machen, das den Sklaven, die an der
Cheops-Pyramide schufteten, ebenso verabreicht wurde wie den Legionä-
ren des schrecklichen Nero, damit sie einigermaßen bei Kräften blieben.

DER MENSCH IST, WAS ER ISST

In der Bibel wird der Knoblauch erwähnt und bei Hippokrates. Er soll bei Kreislauferkrankungen helfen und den Blutdruck normalisieren, Würmer aus dem Darm treiben, das Immunsystem gegen Grippeviren stärken, die Verdauungsdrüsen anregen, Darmgifte reduzieren, Durchfall und Blähungen lindern, sogar krebsvorbeugend wird er eingesetzt, da er angeblich wie auch die Zwiebel Umweltgifte wie Blei, Cadmium, Quecksilber und sogar radioaktive Stoffe bindet.

In den Vereinigten Staaten treffen sich Knoblauch-Freunde zu regelrechten Knoblauch-Festivals, zum Kochen von Knoblauchgerichten und Austausch von Erfahrungen. Als ich noch Theater spielte, habe ich meine Partner unter anderem auch danach ausgesucht, ob sie Knoblauch liebten. Knoblauchliebhaber sind Genußmenschen!

Ein paar Tips gegen den für andere schlimmen Geruch, der nach meiner Erfahrung aber gemildert wird, wenn man den Knoblauch durch die Presse drückt:
Petersilienblätter kauen – Kaffeebohnen kauen – Milch trinken – ein paar Tropfen Wacholderöl auf ein Stück Vollkornbrot träufeln und dies kauen – eine Wacholderbeere kauen. (Bei Fleischessern ist der Knoblauchgeruch angeblich penetranter!) Noch in einer Verdünnung von 1:125000 soll der Knoblauchsaft das Wachstum von Bakterien hemmen! Vielleicht ist dies mit ein Grund, warum es in den Ländern mit hohem Knoblauchverbrauch so viele Hundertjährige gibt.

Lebensmittel – entwertet durch Bestrahlung?

Wenn Mungobohnen oder Linsen nicht sprießen wollen – vielleicht ist Bestrahlung daran schuld. Um »dauerhafte Haltbarkeit« zu erreichen, z. B. das Auskeimen von Zwiebeln und Kartoffeln zu verhindern, haben zahlreiche Länder die radioaktive Bestrahlung von Lebensmitteln bereits gesetzlich erlaubt (Info-Stand: Sommer 1988): Amerika (Weizen), Dänemark (Kartoffeln), Japan (Kartoffeln), Kanada (Kartoffeln, Zwiebeln, Weizen, Mehl), UdSSR (Kartoffeln, Zwiebeln, Trockenfrüchte, Getreide), Spanien, Südafrika (Kartoffeln, Zwiebeln), Thailand (Hähnchen, Erdbeeren). In der Bundesrepublik ist Bestrahlung bislang nicht erlaubt. Aber bestrahlte Importe sind nicht gekennzeichnet, und die Bestrahlung ist nicht nachweisbar.

Dabei beeinflußt sie eindeutig die biologische Qualität der Lebensmittel, Vitamine und Eiweißstoffe können verändert werden, es können Stoffe entstehen, die erbgutverändernd oder auf lange Sicht krebserzeugend wirken.

Der Internationale Verband der Verbraucherorganisationen (IOCU) hat sich deshalb auch energisch für ein weltweites Moratorium der radioaktiven Lebensmittelbestrahlung ausgesprochen.

Haarsträubend in diesem Zusammenhang die Pläne von NATO-Militärs: radioaktive Bestrahlung könnte dafür sorgen, daß die eingelagerten Lebensmittel – auch bei der Bundeswehr – jahrelang nicht mehr erneuert zu werden brauchten.

Lebensmittel – entwertet durch Zusatzstoffe?

Leuchtend gelbes Eis, farbenfrohe Limonade mit Aromastoffen, dunkelbraunes Brot mit wenig Vollkorn, aber viel Zuckercouleur als Farbstoff – immer mehr künstliche Farbstoffe, Aromastoffe, Konservierungsmittel werden eingesetzt, angeblich, weil die Verbraucher es so wollen. Die vielen, vielen Zusatzstoffe, die in der E-Nummern-Liste aufgeführt, aber längst nicht immer kenntlich gemacht oder in ihrer chemischen Zusammensetzung aufgeschlüsselt werden, sind nicht nur überflüssig, sondern etliche davon sogar vermutlich schädlich.

Die Verbraucherinitiative Bonn zitiert in ihrem Faltblatt »Zusatzstoffe in Nahrungsmitteln«:

Benzoesäure und ihre Salze (E 210 bis 213): Dieser am meisten angewendete Konservierungsstoff kann nicht über die normalen Stoffwechselwege abgebaut werden. Er kann Allergien auslösen.

Ameisensäure und ihre Salze (E 236 bis 238): Ameisensäure findet nur noch Verwendung bei Fischprodukten, Sauerkonserven, Fruchtsäften sowie zur Desinfektion von Wein- und Bierfässern. In großen Mengen ist sie giftig.

DER MENSCH IST, WAS ER ISST

Nitrit- und Nitratsalze (E 250 bis 252): Als Pökelsalze in verpackten Fleischwaren müssen sie deklariert werden, bei loser Ware gibt es keine Kennzeichnungspflicht. Pökelsalz sorgt für rote Fleischfarbe, das spezielle Pökelaroma und Konservierung gegen Bakterien. Aber Nitrit ist ein gefährlicher Giftstoff; die von der Weltgesundheitsorganisation (WHO) festgelegte Höchstmenge (0,2 mg pro kg Körpergewicht pro Tag) kann leicht allein durch den Verzehr von 150 g Rohschinken erreicht werden. Nitrite bilden mit Aminen krebserregende Nitrosamine, z. B. beim Braten oder Grillen oder wenn aminreiche (eiweißreiche) Lebensmittel wie Käse zusammen mit gepökeltem Fleisch erhitzt werden (Hawaii-Toast, Pizza Salami).

Das Schwefeln (E 220 bis 227), das erst ab 50 mg Schwefeldioxid je Kilo Lebensmittel (z. B. Trockenobst) angegeben sein muß, darf beim Wein ohne Kennzeichnung erfolgen. Größere Schwefelmengen hemmen verschiedene Enzyme im Körper und führen zum verstärkten Abbau von Vitamin B_1. Die Verbraucherinitiative fordert eine genaue Deklaration des Schwefelgehaltes in *allen* dafür in Frage kommenden Lebensmitteln.
Ein Verbot fordert sie für den Geschmacksverstärker Glutamat, der (nicht nur) in China-Restaurants zum Einsatz kommt. Herzklopfen, Schwächegefühl und Kopfschmerzen können auftreten, das sog. China-Restaurant-Syndrom.

Farbenfroh, knallig und verlockend sollen Lebensmittel den Verbraucher zum Kauf animieren. Farbstoffe helfen nach, reichlich und vor allem in:
Süßwaren: Bonbons, Brausebonbons, Geleeartikel, Fruchtgummis, Dragées, Kaugummis, Schaumzuckerwaren, Lakritzwaren, Pralinen, gefüllter Schokolade, Kunstspeiseeis.
Süßspeisen: Cremespeisen, Pudding, Geleespeisen, süßen Suppen und Saucen, Rote Grütze.
Getränke: Limonaden, Brausen, künstliche Heiß- und Kaltgetränke, Liköre, Trinkbranntweine.
Fischerzeugnisse: Seelachs, Anchovispaste, Fischrogen, Garnelen.
Obsterzeugnisse: Erdbeer-, Kirsch-, Himbeer- und Pflaumenkonserven, Konfitüren, Marmeladen und Gelees.
Milcherzeugnisse: Joghurt, Milchmischgetränke, Desserts, Käse.

DER MENSCH IST, WAS ER ISST

Eine Faustregel beim Einkauf: So wenig Lebensmittel mit E-Nummern wie nur möglich, am besten gar keine!

Und vor allem auf Fertigprodukte ganz verzichten. Sie enthalten jede Menge an Zusatz-, Farb- und Konservierungsstoffen, künstlichen Aromen, Stabilisatoren, Emulgatoren und Geliermitteln. Bereiten Sie wieder mehr selbst aus frischen Rohstoffen zu, machen Sie Ihre Vorräte wieder selbst ein. Nur so wissen Sie auch genau, was Sie zu sich nehmen.

> Als Fazit eine alte deutsche Metzger-Weisheit:
> Wenn das rauskommt,
> was da reinkommt,
> komm ich da rein,
> wo ich nicht mehr rauskomm'...

Vor Leinsamen wird gewarnt! –

liest man neuerdings gelegentlich, da er eine giftige Substanz enthalte.

Was hat es damit auf sich? Tatsächlich ist im Leinsamen Linamarin vorhanden, das wiederum Blausäure in chemisch gebundener Form enthält. Die Menge entspricht jedoch etwa der in Mandeln, ist also harmlos, vor allem angesichts der anderen hervorragenden Eigenschaften des Leinsamens: Er ist besonders reich an essentiellen Fettsäuren und hat einen wohltuenden Einfluß auf die Magen- und Darmtätigkeit.

Gandhi schrieb: »Wo Leinsamen Volksnahrung geworden sein wird, werden die Menschen gesünder sein!«

Der Volksmund sagt übrigens: Täglich 3 süße Mandeln essen – und du bekommst keinen Krebs!

Wie gesund ist Milch wirklich?

In der freien Natur wird kein erwachsenes Tier zu einem anderen, noch dazu einer anderen Gattung, gehen und bei ihm Milch zu trinken begehren – beispielsweise ein Lama bei einem Elefanten, ein Löwe bei einer Giraffe. Ist ein Tier erwachsen, trinkt es überhaupt keine Milch mehr, auch nicht die seiner eigenen Art. Die spezifische Muttermilch ist nur für das säugende Junge gedacht, das noch wachsen muß. Der Mensch dagegen meint, sein ganzes Leben lang Milch trinken zu müssen, hauptsächlich die für die Aufzucht ihrer Kälbchen bestimmte Milch der Kuh.

Da wir sowieso fast alle an einer Eiweißmast kranken, sollten wir unseren Verzehr an tierischem Eiweiß drastisch einschränken, auch den aller Milchprodukte.

Denn die meisten Menschen ahnen gar nicht, an wie vielen Krankheiten die Kuhmilch schuld sein kann, besonders bei Babies und Kleinkindern. Symptome sind Ekzeme, Erbrechen, Koliken, Durchfall, sogar Bronchitis ist gar nicht so selten.

Ihrem Mann sei vom Arzt rechtsdrehende Milchsäure verordnet worden,

aber diese sei im ganzen deutschsprachigen Raum nicht aufzutreiben, klagte kürzlich eine Frau; selbst in den Bio- und Reformläden, überall gäbe es nur die linksdrehende!

Nanu? Das Rätsel war bald gelöst. Die Kundin war einem weit verbreiteten Irrtum aufgesessen, nämlich daß das »L« auf der Packung für »linksdrehend« steht. Dem ist aber nicht so. Paradoxerweise ist ausgerechnet die rechtsdrehende Milchsäure mit einem »L« gekennzeichnet, die linksdrehende dagegen mit einem »D«, was das ganze Milchsäureproblem für den Normalverbraucher vollends unverständlich macht. Jeder spricht davon, und keiner weiß, was es bedeutet.

Milchsäure kommt in zwei verschiedenen Formen vor. Die eine Sorte dreht polarisiertes Licht nach rechts, die andere nach links. Fragen Sie bitte nicht, warum – es ist halt so, wie 1 × 1 eins ist.

Die chemischen Formeln vermögen eher Licht ins Dunkel zu bringen. Eine HO-Gruppe ist da am Drehen, eine Verbindung aus einem Wasserstoffatom und einem Sauerstoffatom. Steht diese HO-Gruppe links (laevus) vom mittleren Kohlenstoffatom, dreht sie die Milchsäure nach rechts – steht die HO-Gruppe dagegen rechts (dextro) vom mittleren Kohlenstoffatom, dreht sie die Milchsäure nach links.

Sie können das sehr schön auf der Figuration der chemischen Formeln erkennen.
a) = rechtsdrehende L (+)
b) = linksdrehende D (−)

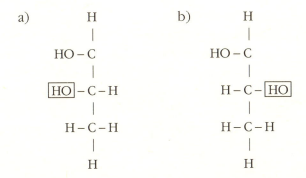

Also ist doch alles ganz einfach, oder??? Die L-(rechtsdrehende)Milchsäure nun ist die physiologische, für den Menschen bekömmliche – die D-(linksdrehende), unphysiologische, ist »nierenpflichtig«, d. h., sie muß über die Nieren abgebaut werden und gilt als weniger bekömmlich.

Seit alters her haben milchsaure Produkte in der Nahrung aller Völker eine bedeutende Rolle gespielt, in Form von Gemüsen, Sauerkraut und Joghurt, Sauermilch, Kwass, Miso und Kombucha. Die Milchsäuregärung dürfte neben dem Dörren die älteste Methode der Konservierung überhaupt sein – und die gesündeste, vor allem in den osteuropäischen Ländern seit eh und je beliebt. Vitamin A und C bleiben zur Gänze erhalten, der Vitamin-C-Gehalt nimmt sogar zu, ebenso der Gehalt an Vitaminen der B-Gruppe. Neben der Milchsäure bildet sich auch das Vitamin B_{12}!

Milchsaures Gemüse z. B. ist besonders im Winter eine nicht wegzudenkende hervorragende Vitalstoffquelle. Wie die milchsauren Gemüse eingelegt werden, habe ich ausführlich in meinem Kochbuch beschrieben.

Aus eigener Zucht:
schmackhafte Pilze ohne Schadstoffe

Sogar auf dem Balkon oder im Keller können Sie heute delikate Pilze ernten. Im Gegensatz zu den Waldpilzen ist Ihre Ernte auch noch frei von Schwermetallen und Radioaktivität.

Geeignet sind: Austernpilze, Braunkappen und Shiitake-Pilze.

Was Sie dafür brauchen? Ein schattiges Plätzchen, allerdings mit genügend Wärme, damit die Pilzbrut (Bezugsquelle im Anhang) aufgeht – ideal sind 20 Grad. Sie können die Pilze entweder auf Strohballen ansiedeln (Vorsicht, nur Stroh vom Bio-Bauern verwenden!) oder auf Stämmen von Laubholz (in die Stämme werden Schlitze gesägt, da hinein wird die Pilzbrut gestreut) und schließlich lassen sie sich auch auf einem bereits vorbereiteten Pilz-Kultursubstrat ziehen, was die ganze Angelegenheit allerdings ziemlich verteuert.

Mein erster Pilzzuchtversuch schlug fehl. Ich plagte mich stundenlang ab, in einen knochenharten Buchenstamm Schlitze zu sägen und ihn dann mit der Pilzbrut zu impfen. Entweder war es zu kalt oder zu trocken oder beides – kein einziger Pilz erblickte das Licht der Welt. Ebenso ging es mit der Saat von Braunkappen auf Stroh. Nicht aufgeben, dachte ich als echter Skorpion und probierte es nunmehr mit dem vorgefertigten Pilz-Kultursubstrat. Hier kann man bei Temperaturen zwischen 18 und 26 Grad Celsius innerhalb von vier Wochen nach dem Impfen mit den ersten Pilzen rechnen. Die Ernte erstreckt sich in mehreren Schüben mit Pausen bis zu vier Wochen über einen Gesamtzeitraum von etwa sechs Monaten.

Tatsächlich – der dritte Versuch gelang! Ich habe die Kästchen mit der Pilzbrut in den Geräteschuppen gestellt, dort war am besten die erforderliche Temperatur gewährleistet.

Nach vier Wochen lugten die ersten Pilze hervor und schmeckten gar köstlich. Billiger als die gekauften sind sie allerdings kaum.

Vermeiden Sie den Fehler, den ich beging. Wenn Sie nicht sofort nach Erhalt der Sendung mit dem Impfen beginnen, sollten Sie – das steht leider nur kleingedruckt auf der Packung – die Pilzbrut im Kühlschrank aufbewahren! (Gebrauchsanweisung liegt der Packung bei.)

DER MENSCH IST, WAS ER ISST

Wie (un)gesund ist Schweinefleisch?

Nicht nur, weil es aufgrund der Massentierhaltung spottbillig angeboten und mit beträchtlichem Werbeaufwand (»Hatten Sie heute schon Schwein – Fleisch ist ein Stück Lebenskraft«) an die Verbraucher(innen) gebracht wird, wird im deutschsprachigen Raum immer noch erstaunlich viel Schweinefleisch gegessen. Vielen schmeckt es offenbar immer noch, und zwar so sehr, daß sie davon auch dann nicht lassen mögen, wenn sie die negativen Folgen des regelmäßigen Schweinefleischgenusses längst am eigenen Leibe spüren.

Als mir eine junge, sehr korpulente Verkäuferin ihr Leid über ständige Erkältungen und Akne klagte, fragte ich sie, ob sie viel Schweinefleisch äße, was sie begeistert bejahte. Der Vorschlag, Schweinefleisch zu meiden, da es die Ursache ihrer Beschwerden sein könne, veranlaßte sie zu dem Ausruf: Unmöglich, ohne Schweinefleisch kann ich nicht leben!

In seiner kleinen Schrift »Schweinefleisch und Gesundheit« weist der Mediziner Dr. Hans-Heinrich Reckeweg u. a. auch darauf hin, daß er – wie der Mannheimer Psychiater Dr. W. Hoffmann – der Ansicht sei, daß es sich bei der unausrottbaren Vorliebe für Schweinernes tatsächlich um eine Sucht handle. »Wenn ich meinen Patienten das Schweinefleisch, Wurst, Schinken u. ä. verboten habe«, schreibt Reckeweg, »hörte ich häufig die Entgegnung: Aber Herr Doktor, es schmeckt doch so gut! Sie weisen Schäden oder Erkrankungen durch Schweinefleisch von sich, entschuldigen den Genuß mit allen möglichen Gründen, ähnlich wie Alkoholiker oder Raucher.«

Inzwischen haben viele – allzu viele – Menschen die schädlichen Folgen des Schweinefleischgenusses teils ahnungslos, teils jedoch bewußt erleiden müssen, ohne in den meisten Fällen daraus Konsequenzen zu ziehen. Eine der eindrucksvollsten Passagen aus dem kleinen Heftchen möchte ich Ihnen nicht vorenthalten. Reckeweg nennt das Ereignis ein »unfreiwilliges Großexperiment«. »Während des Zweiten Weltkrieges erkrankten im Nordafrika-Feldzug unter Rommel zunehmend die deutschen Soldaten an den sogenannten tropischen Ulcera, d. h. Geschwüren der Unterschenkel, welche kampfunfähig machten und längeren Lazarettaufenthalt sowie gelegentlich die Verlegung in gemäßigte Zonen erforderlich machten. Nachdem alle möglichen Behandlungsmethoden ohne Erfolg geblie-

61

DER MENSCH IST, WAS ER ISST

ben waren, kam man auf die Idee, daß die Erkrankung mit der Ernährung zusammenhängen könne, weil nämlich die Ureinwohner keinesfalls unter diesen Krankheitserscheinungen litten. Man stellte also die Heeresverpflegung auf die bei der islamischen Urbevölkerung übliche schweinefleischfreie Kost um, womit das gesamte Problem der tropischen Geschwüre schlagartig erledigt war.«

Na gut, werden Sie vielleicht sagen, im heißen Afrika mag das ja sein, aber bei uns? Reckeweg hatte aber schon vor dem Krieg festgestellt, daß Schweinefleischprodukte aus frischer Schlachtung häufig akute Erkrankungen von Blinddarm, Galle, Darm, typhusähnliche Krankheitsbilder sowie akute Ekzeme, Furunkel und Schweißdrüsenabszesse hervorriefen. Daß diese Erkrankungen – vor allem Blinddarmentzündungen, Gallenblasenerkrankungen, Rheuma, Herzinfarkt und Bluthochdruck – während der mageren Kriegsjahre praktisch »verschwunden« waren, ließ den Mediziner Reckeweg erneut aufmerksam werden.

Um so mehr, als sich – wie er schreibt – nach 1948 das Bild wieder grundlegend änderte. »Als Schweinefleisch, Schinken und besonders Speck wieder fast unmittelbar zur Verfügung standen, waren alle diese Krankheiten wieder an der Tagesordnung – besonders erschreckend war aber damals die Zunahme der Krebserkrankungen im gesamten Verdauungstrakt.«

Reckeweg zog aus seinen Beobachtungen den Schluß, daß Schweinefleisch als ein »bedeutsames Homotoxin« (Menschengift) anzusehen ist, das im Körper zu Abwehrerscheinungen führt, die in Form verschiedenster Krankheiten in Erscheinung treten.

Dabei spielt eine wichtige Rolle, daß Schweinefleisch – auch sogenanntes mageres – enorm fetthaltig ist, weil es – anders als andere Fleischarten – in jeder Zelle hochprozentige Fettanteile lagert.

Damit macht Schweinefleisch nicht nur dick, sondern bringt auch Cholesterin mit sich, das für Bluthochdruck, Arteriosklerose, Herzinfarkt und Durchblutungsstörungen verantwortlich ist. Rheuma, Arthritis, Arthrosen und Bandscheibenschäden hängen nach Dr. Reckeweg deshalb u. a. mit Schweinefleischgenuß zusammen, weil dadurch derbe Bindegewebssubstanzen gewissermaßen »verschleimen«, weich und weniger widerstandsfähig werden. »Nur mit Schweinefleisch läßt sich eine streichfähige Wurst herstellen...« (Zitat Reckeweg)

DER MENSCH IST, WAS ER ISST

Selbst an der Grippe und ihren Epidemien ist das Schweinefleisch beteiligt. Nach Prof. Shope vom Londoner Virusforschungsinstitut übersommert das Grippevirus in den Schweinelungen und kann so in alle möglichen Wurstsorten gelangen. Reckeweg: »Erinnert sei an die umfangreiche Grippeepidemie nach dem Ersten Weltkrieg. Damals wurde das ausgehungerte deutsche Volk mit amerikanischem Speck als erstem Nahrungsmittel überschwemmt, der als Kalorienträger sofort wieder reichlich zur Verfügung stand.« Reckeweg erinnert auch an Frühjahrs-Grippeepidemien nach winterlichen Hausschlachtungen und daran, daß mohammedanische Länder, deren Bewohner ja aus religiösen Gründen schweinefleischabstinent leben, von solchen Grippehäufungen verschont bleiben.

Falls Ihnen der Appetit auf »Borstenvieh und Schweinespeck« immer noch nicht vergangen sein sollte, folgen Sie noch rasch dem Mediziner Reckeweg auf einen Bauernhof im Schwarzwald; einem der vielen, die er von Baden-Baden aus oft aufsuchen mußte:

»Der Vater litt an chronischer Arthrosis und an einem Leberschaden, die Mutter hatte chronische Beingeschwüre und ein quälend juckendes Ekzem. Die Tochter litt an einem sogenannten Herzfehler und Rheuma nach Angina, der Sohn ebenfalls und außerdem an Furunkeln, zwei weitere Kinder hatten Beschwerden an Lunge und Bronchien. Während des Besuches bei dieser Familie stand draußen unter dem Fliederbusch ein ausgewachsenes Mutterschwein und scheuerte sich mit großem Behagen, die ganze Stunde über, an einem dicken, herunterhängenden Ast. Ich machte die Patienten darauf aufmerksam: Sehen Sie das Schwein dort – alle Juck- und Entzündungsstoffe, die das Schwein zum Kratzen zwingen, essen Sie mit dem Fleisch mit. Die rufen bei Ihnen dann alle jene Krankheiten hervor, deretwegen ich Sie hier behandeln muß...«

Und was essen heutige Schweinefleischesser noch alles mit? Antibiotika, Hormone, Beruhigungsmittel und die Todesangst der Tiere vor dem Schlachthof...

»Schweinenackensteak war früher in der Kantine bei uns der Hit«, sagte der Koch einer westfälischen Tagungsstätte, »aber jetzt kauf' ich das gar nicht mehr erst ein.« Auf die erstaunte Frage nach dem Warum: »Der Nacken – das ist die Gegend, wo immer die Spritzen gesetzt werden... wer weiß, was alles gerade an dieser Stelle konzentriert ist...«

DER MENSCH IST, WAS ER ISST

> »Ihr Kind hat eine Penicillin-Allergie – was haben Sie hauptsächlich während der Schwangerschaft gegessen?« fragte ein hellsichtiger Kinderarzt eine junge Mutter. Reichlich Fleisch, stellte sich heraus, und der inzwischen mit diesen Zusammenhängen vertraute Mediziner wunderte sich nicht mehr: »Dann haben Sie leider gleichzeitig viel Penicillin im Fleisch mitgenossen ... so viel, daß Ihr Kind davon allergisch geworden ist.«

Zucker – süß und gefährlich!

Unser 28jähriger Landbriefträger stand eines Tages zwar mit meiner Post, aber ohne seine Zähne vor der Tür. Sie waren ihm alle gezogen worden. Wie so vieles, ist auch das ein Gerücht, daß die Landbevölkerung gesünder sei. Die Ernährungsgewohnheiten in meinem Heimatdorf sind miserabel: Es wird viel Schweinefleisch gegessen, vor allem Geselchtes, Teigwaren aus Auszugsmehl, enorm viel Zucker. Die Gebisse der Kinder sind katastrophal; viele Babies müssen wegen Hüftgelenksluxationen Spreizhöschen, viele Kinder müssen Brillen tragen. Die Erwachsenen sind meist geradezu erschreckend übergewichtig und schlucken alle möglichen Pillen – sind aber erst nach dem Herzinfarkt oder schweren Operationen bereit, ihre Ernährung umzustellen. Dank der unermüdlichen Aufklärungsarbeit unseres Sprengelarztes zeichnet sich aber doch eine Umkehr von den altübernommenen Eßgewohnheiten ab. Gut Ding braucht eben Weile.

»Zucker sparen grundverkehrt – der Körper braucht ihn, Zucker nährt!« Mit diesem Slogan wirbt die Zuckerindustrie für noch mehr Zuckergenuß – obwohl, wie sie selbst zugibt, der durchschnittliche Tagesverbrauch bei etwa 110 Gramm pro Person liegt! Eine typische und gefährliche Halbwahrheit. Denn den *natürlichen* Zucker, den der menschliche Organismus aus der Vollwertkost wie Vollkorn, Reis, Kartoffeln, Obst und Gemüse selbst erzeugt, braucht der Mensch durchaus. (Aber nicht 110 Gramm – da müßte er ja tonnenweise Früchte verzehren.) Der Grundstoff jeder Zelle ist Zucker. Den künstlich hergestellten Fabrikzucker jedoch braucht der

DER MENSCH IST, WAS ER ISST

Organismus ganz und gar nicht, im Gegenteil: Wir sollten ihn meiden wie die Pest, denn er ist ein verhängnisvoller Kalk- und Vitaminräuber.

Auch Trauben- und Fruchtzucker sind Industriezucker. Denn sie werden nicht etwa aus Trauben und Früchten hergestellt, wie der Name irreführend vermuten läßt. Dasselbe gilt für den braunen Zucker, eine Vorstufe des Haushaltszuckers. Auch bei Succanat handelt es sich um ein Konzentrat. Für alle Zuckerkonzentrate gilt das gleiche, nämlich daß sie Unverträglichkeiten erzeugen, wenn gleichzeitig Frischkost und Vollkornprodukte verzehrt werden.

Das ist ein ganz wichtiger Punkt! Neben seiner Eigenschaft als Vitamin- und Kalkräuber macht der industriell hergestellte Zucker Vollkornprodukte und Frischkost unverträglich. Wer also meint, Vollkornprodukte nicht zu vertragen, muß nicht *diese* meiden, sondern industriell gezuckerte Dinge wie Marmeladen und andere Süßigkeiten, Säfte etc. weglassen.

Und was ist mit dem Süßstoff?

Er gehört nicht in die Vollwertküche, weil er verhindert, daß wir von den abnormen Süßigkeitsgraden, an die wir uns leider alle gewöhnt haben, herunterkommen. Hat sich aber die Zunge erst einmal umgestellt, empfindet sie »normal« gesüßtes Gebäck geradezu als unangenehm süß.

Womit soll nun überhaupt gesüßt werden? Außer den frischen, natursüßen Früchten können Sie auch Trockenfrüchte verwenden und, falls Sie kein Veganer sind, Honig, aber auch diesen in Maßen. (Und danach das Zähneputzen nicht vergessen, denn auch Trockenfrüchte und Honig können Karies erzeugen.)

Und wie ist es mit dem Salz?

Wir essen nicht nur zu süß, wir essen auch zu salzig. Eine gesunde Niere verträgt etwa 5–7 g Kochsalz pro Tag. Mancher mutet seiner Niere aber Salzmengen bis zu 20 g täglich zu. 9 g Salz binden 1 Liter Flüssigkeit im Körper! Wichtig: Auch auf die »versteckten« Salze achten, wie z. B. im Käse.

DER MENSCH IST, WAS ER ISST

Das Saarland gab ein gutes Beispiel: Vollkornbrot und -gebäck, Vollkornmüsli, Obst, knackiges Gemüse, Mineralwasser und Früchtetee haben im Saarland das übliche Pausenangebot von Keksen, Schokoriegeln, Knusperwaffeln und Limogetränken verdrängt.

Ein Erlaß des Kultusministeriums brachte das zustande – äußerst lobenswert, gewiß. Aber muß erst »von oben« verordnet werden, was Kinder in den wichtigen Aufbaujahren essen? Denn zuständig für das, was auf dem Schulgrundstück zum Kauf angeboten wird, ist die Schulkonferenz, in der auch Eltern eine wichtige Stimme haben (die sie viel zu wenig nutzen). Lassen Sie sich nicht überrollen von bestehenden Angeboten, »weils schon immer so war« oder weil »Kinder angeblich nichts anderes mögen«. Die Gesundheit der Kinder muß Vorrang haben vor dem Verkaufsinteresse von Kioskinhabern und Hausmeistern.

Übler Vitamin-B-Räuber!

Wissen Sie, daß Zucker vor allem das Vitamin B_1 zu seinem Abbau braucht? Ausgerechnet *das* Vitamin, das unserem Körper durch denaturierte Weißmehlprodukte ohnehin schon so sehr fehlt, obwohl es für den gesamten Stoffwechsel absolut notwendig ist. Die Weltgesundheitsbehörde (WHO) hat als Mindestmenge zur Gesunderhaltung 1,5 mg pro Tag festgesetzt. Höchstens knapp ein Drittel bis die Hälfte – 0,5 bis 0,7 mg – nimmt der Durchschnittsbürger täglich aber nur auf.

Ein Vergleich: Vor dem Einsetzen der Industrialisierung, die die Vorratshaltung in den großen Städten nötig machte und u. a. zum »haltbaren« Produkt Auszugsmehl führte (ohne Keim und ohne Schale) – bis zu dieser Zeit also waren 30 bis 35 mg Vitamin B_1 an der Tagesordnung.

Noch Fragen, bitte?!

In Diskussionen über gesunde Ernährung werden immer wieder folgende Fragen gestellt:

Frage: Wenn ich Karottensaft trinke oder Möhrenrohkost esse, mu[ss]
dann Öl hineingeben, damit es vom Körper aufgenommen wird?

Antwort: Nein. Das in der Möhre enthaltene Karotin wird zwar in An-
senheit von Fett besser resorbiert – das geschieht aber auch, wenn
irgendwann außer dem Saft oder Salat noch etwas Butter, Sahne oder
zu sich nehmen.

Frage: Worin ist am meisten Eisen enthalten?

Antwort: In Getreide, Hülsenfrüchten, Kartoffeln und Gemüse.

Frage: Ist Fruchtzucker besser als raffinierter Zucker?

Antwort: Fruchtzucker kommt zwar in Früchten vor, ist aber ebenso ein
Industriezucker wie der weiße Kristallzucker und der Traubenzucker, hat
auch ernährungsphysiologisch keine anderen Qualitäten, ist genauso ein
Vitamin- und Kalkräuber. Gerade Diabetiker sollten übrigens von ihrem
hohen Zuckerkonsum herunterkommen und sich ihren Zucker aus den
rohen Früchten holen!

Frage: Worin ist Kalium enthalten, und wozu ist es gut?

Antwort: Kalium findet sich besonders in Kartoffeln, Hülsenfrüchten,
Spinat, Grünkohl, Bananen und schwarzen Johannisbeeren. Kalium ist der
Antagonist (Gegenspieler) zum Natrium, wichtig für die Muskeltätigkeit.

Frage: Ist roher Kohlsaft, wie man oft hört, hilfreich bei Magengeschwüren?

Antwort: Ja, Weißkohl enthält einen Wirkstoff, der Vitamin U genannt wird.
Ihm schreibt man heilende Wirkung bei Magengeschwüren zu.

Frage: Ich habe gehört, auch kaltgepreßtes Öl erfährt bei der Pressung
eine Erwärmung. Stimmt das?

Antwort: Ja. Deshalb ist auch der Ausdruck »sogenanntes« kaltgepreßtes
Öl besser, oder naturbelassenes Öl. Pflanzenöle werden mit Hilfe von
Schneckenpressen gewonnen, wobei im Preßgut Temperaturen bis 50
Grad auftreten. Nach Auskunft der Ölproduzenten liegen die Temperatu-
ren unter dem für das jeweilige Preßgut schädlichen Wärmegrad.

, WAS ER ISST

ieder hört man, daß Frischkost – z. B. Salat –, nach 18.00
iber Nacht in alkoholische Gärung übergeht und auf die
hnapsnase« macht. Ist das richtig?

ein Irrtum, daß Frischkost gärt und daß dabei Alkohol
ng ist immer ein Zeichen, daß vergärbare Nahrung verzehrt
das sind eben die raffinierten Kohlenhydrate, Säfte und
st, das meist mit Zucker zubereitet wird.

t der Unterschied zwischen Keim und Keimling?

er Keim ist in jedem Korn, in jedem Samen enthalten und
eue Leben hervor. Vom Keimling spricht man, wenn der Keim
en grünen Sproß entwickelt hat

che Wirkung haben Topinamburknollen bei Diabetikern?

Die Topinamburknollen enthalten Inulin (kein Druckfehler, es
klich Inulin, ohne s!), eine aus Fruchtzuckerbausteinen beste-
tärke, die zu ihrer Verwertung im Stoffwechsel kein Insulin
gt.

: Man sagt, Vollkornbrot hält länger satt. Stimmt das, und warum?

twort: Ja, das ist richtig. Weil der Blutzuckerspiegel nach der Mahlzeit
eniger stark sinkt als nach Weißbrotverzehr.

Biologisch-organischer
und biologisch-dynamischer Landbau

Es ist nicht möglich, sich über gesunde Ernährungsweise Gedanken zu
machen, ohne sich gleichzeitig damit auseinanderzusetzen, wo diese
Nahrungsmittel herkommen bzw. wie sie angebaut wurden. In diesem
Zusammenhang ist es zum Beispiel wichtig, etwas über den Unterschied
zwischen biologisch-organischem und biologisch-dynamischen Landbau
zu wissen.

»Der organisch-biologische Landbau geht auf den Schweizer Dr. Hans
Müller zurück, der Ende der zwanziger Jahre zuerst theoretische, dann
auch praktische Anregungen zur Bodenbearbeitung entwickelte. Die

DER MENSCH IST, WAS ER ISST

theoretische Grundlage lieferte 1968 Dr. Hans Peter Rusch mit seinem umfassenden Buch ›Bodenfruchtbarkeit‹. Rusch erfand einen mikrobiologischen Bodentest, der einfacher als jede chemische Bodenanalyse, die Menge und Qualität der lebenden Substanz nachweisen kann. Zur Förderung des Bodenlebens entwickelte er das ›Symbioflor-Humusferment‹. Der Mist wird in frischem Zustand ganz dünn als Bodenbedeckung ausgestreut, um die Bodenorganismen zu aktivieren. Gülle soll belüftet und kann mit Gesteinsmehlzusätzen aufgewertet werden. Alle Maßnahmen zielen darauf ab, einen hohen und harmonischen Gehalt an organisch gebundenen Nährstoffen und Spurenelementen im Kulturboden zu gewinnen und zu erhalten.

Die biologisch-dynamische Landwirtschaft wurde 1924 von Rudolf Steiner, dem Schöpfer der Anthroposophie, begründet, der für seine Anhänger einen ›landwirtschaftlichen Kurs‹ abhielt. Sie basiert auf einem umfassenden natur- und geisteswissenschaftlichen Konzept. Dem Denken in größeren Zusammenhängen folgend, wird die landwirtschaftliche Tätigkeit nach Planetenkonstellationen ausgerichtet. Das Wachstum und die Gesundheit der Pflanzen werden nicht nur auf materielle, sondern auch auf immaterielle Komponenten zurückgeführt. Spezielle vom biologisch-dynamischen Landwirt selbst nach genauen Regeln herzustellende Präparate fördern und verbessern nicht nur die Kompostierung, sondern unterstützen auch die Humuswirkung auf die Pflanzen und fördern deren innere Qualität. Das angestrebte Ideal ist ein autarker Hof, auf dem neben der bäuerlichen Arbeit auch die philosophische und kulturelle Betätigung gepflegt und tätige Nächstenliebe (Fürsorge) betrieben wird. Biologisch-dynamische Betriebe arbeiten weltweit nach einheitlichen Richtlinien. Die Beratung, die Kontrolle und der Vertrieb erfolgen über den *Demeterbund,* der auch Markenschutzzeichen für Umstellungsbetriebe (›Biodyn‹) und vollwertig biologisch-dynamisch produzierende Betriebe (›Demeter‹) vergibt.«

(Aus »Das alternative Branchenbuch« [Österreich-Ausgabe], in dem auch alle Vereine und Förderungsgemeinschaften der oben geschilderten Anbauweisen sowie z. T. die sie ausübenden Bauern aufgeführt sind.)

In meinem Gärtchen praktiziere ich eine Art Mischform, versuche die günstigsten Tage für Aussaat und Ernte (worüber Sie auf Seite 73 nachlesen können) zu erwischen, ohne das jedoch immer zu schaffen, denn ich

DER MENSCH IST, WAS ER ISST

bin leider nicht mit dem berühmten »grünen Daumen« geboren worden. Mein Biogärtchen ist durchaus nicht beispielhaft und meinen Bedarf für den Winter muß ich bei einem benachbarten Biobauern zukaufen. Der ganze Gemüsevorrat, Kohl, Möhren, rote Rüben, Sellerie, Lauch und Kartoffeln, wird eingekellert oder milchsauer eingelegt, so daß ich weder ein Salatblatt noch eine Tomate zu kaufen brauche, bis der Frühling wieder Grünes sprießen läßt. (Wie ich das mache, habe ich genau in »Mein neues Kochbuch« beschrieben.)

Dennoch möchte ich Ihnen hier ein paar Tips aus meinem kleinen Erfahrungsschatz weitergeben.

Am besten besorgen Sie sich »Neudorffs Bio-Fibel«. Kurz, knapp und dennoch spannend erfahren Sie darin, wie Sie den Boden verbessern, mulchen, eine Mischkultur anlegen, Schädlinge ohne Gift loswerden und Ihre eigenen Pilze züchten können. Zwar beinhaltet die kleine Fibel gleichzeitig eine Werbung für die Produkte der Firma – aber ich finde, dagegen ist nichts einzuwenden. Diejenigen, die sich um den Umweltschutz Gedanken machen, sollten ja eigentlich auch ruhig mal etwas verdienen dürfen. (Ich bekomme keine Prozente, um jeden Irrtum von vornherein auszuschließen!)

Sie können also alle die erwähnten Substanzen wie Kalk und Kalkprüfer, Brennessel- oder Schachtelhalmpulver, Gesteinsmehl, Pilzsubstrat etc. direkt dort beziehen. (Selbstverständlich sind alle diese Garten-»Zutaten« auch anderswo erhältlich.)

Mischkulturen tragen, im Gegensatz zu Monokulturen, zum Wohlbefinden der Pflanzen bei. Verschiedene Pflanzenarten mit unterschiedlichen Bedürfnissen und wechselnder Reifezeit werden in einem Beet zusammen angebaut. Sobald eine Pflanzenart abgeerntet ist, wird eine neue eingesät oder angepflanzt. Der Boden ist dadurch immer bedeckt und es entsteht ein optimales Mikroklima. So wachsen z. B. auf ein und demselben Beet neben- und nacheinander: Möhren – Radieschen – Dill – Zwiebeln – Schwarzwurzeln – Eissalat – Zinnien – Strohblumen – Feldsalat – Mangold und Grünkohl!

DER MENSCH IST, WAS ER ISST

Befindet sich in Treibhausgemüse Nitrat?

Ich wollte es genau wissen und schrieb deshalb an die Kammer für Arbeiter und Angestellte in Salzburg. Hier die Antwort: »...beiliegend senden wir Ihnen die Studie von Dr. Rauter, dem Leiter der Lebensmitteluntersuchungsanstalt in Salzburg. Aus dieser Studie können Sie entnehmen, daß in Glashäusern gezogene Salate wie Vogerlsalat (Feldsalat), Häuptelsalat (Kopfsalat) und Kresse Nitrate speichern. Auch Kohlrabi, Radieschen, Rettich und Petersilie fallen in diese Kategorie. Dies hängt mit den ungünstigen Bedingungen im Glashaus zusammen, da besonders in den lichtarmen Monaten durch Düngung, zu wenig Wärme und zu wenig Licht, Nitrat von diesen Gemüsesorten nicht verarbeitet, sondern gespeichert wird.«

Treibhausgemüse und -salate weisen leider dreimal soviel Nitrat auf wie Freilandgemüse und Freilandsalate. Im Magen können aus dem Nitrat Nitrite entstehen. Sie sind giftig und stören den Sauerstofftransport im Blut. Schlimmstenfalls können sich darüber hinaus aus den Nitriten und Aminen die krebserregenden Nitrosamine bilden.

Gemüse, Salat und Obst aus kontrolliertem biologischem Anbau dagegen enthält im allgemeinen weniger Nitrat als konventionell Gedüngtes, bei Treibhausware gleicht sich dieser Unterschied aber fast aus.

Das heißt: Wer in Sachen Nitrat sicher gehen möchte, kauft im Winter möglichst wenig Treibhausgemüse oder -salate und verwendet stattdessen die im Keller gelagerten, biologisch gezogenen Wintergemüse wie Rote Bete, Kohl, Sellerie, Möhren, dazu Sauerkraut und frisch gekeimte Sprossen aus Körnern und Samen.

»Nach wissenschaftlichen Analysen von Professor Garofalo (Turin) enthält biologisch angebautes Gemüse – also auch Rote Bete – bis zu 30% mehr Vitamin C als das herkömmlich angebaute. Und gerade dieses Vitamin C wirkt als Pufferstoff und verhindert die Umbildung von Nitrat in die gefährlichen Nitrosamine. Diese Untersuchungen wurden gestützt von profilierten Krebsärzten wie Dr. S. Ferenczi und Dr. P. Seeger.

Rote-Bete-Saft aus biologischem Anbau, wie er in Reformhäusern und in Naturkostläden zu erhalten ist, kann daher bedenkenlos und unbegrenzt genossen werden. Es besteht dabei keine Gefahr der Umwandlung in Nitrosamine. Rote Bete sollten am besten roh verzehrt werden.«

DER MENSCH IST, WAS ER ISST

Noch ein Wort zu der Warnung vor *Rote-Bete-Saft,* die wegen des angeblich erhöhten Nitrat-Gehaltes immer wieder durch die Massenmedien geistert. Dazu ein Auszug aus einem Rundschreiben der Gesellschaft für Gesundheitsberatung (GGB) in Lahnstein an die Gesundheitsberater(innen):»Erhöhter Nitratgehalt tritt nur bei unsachgemäßer Düngung auf, nicht jedoch bei biologischem Anbau. Es ist paradox, daß ausgerechnet Rote-Bete-Saft, der in der Krebstherapie eingesetzt wird, als krebserregend verdächtigt wird. Diese Meldung ist kaum wieder gutzumachen (selbst das Bundesgesundheitsministerium distanzierte sich davon ... d. Red.)«.

Gesammelte Tips für den Biogarten

Urgesteinsmehl wird gern »der Nilschlamm des kleinen Mannes« genannt und weist tatsächlich genau die gleiche Zusammensetzung auf wie dieser fruchtbare Matsch – nämlich einen Kieselsäuregehalt von 50%. Die so gedüngten Pflanzen sind kräftig und weniger schädlingsanfällig.

Das A und O für alle Böden: *Mulchen!* Am einfachsten den frischen Rasenschnitt verwenden. Das Gemähte um die Pflanzen herumschichten. Das hält den Boden feucht und unterdrückt ungewünschtes »Unkraut«. Im Herbst leistet das zusammengekehrte Laub die gleichen Dienste.

Gemüse und Blumen im Garten mischen! In den Bauerngärten wachsen noch heute Lavendel zwischen Rosen, Tagetes und Lilien im Erdbeerbeet, Kapuzinerkresse bei den Möhren. Lavendel vertreibt Ungeziefer nicht nur aus der Wäsche im Schrank, sondern ebenso von den Rosenblättern!

Biologische Stärkungsmittel sind: Brennesselpulver (getrocknete und pulverisierte Brennesseln) oder Brennesseljauche. Hilft vorbeugend gegen Blattläuse – manchmal sogar noch nach Befall. Abgeschnittene Brennnesseln mit reichlich Wasser in einer (Plastik-)Tonne 7 bis 10 Tage stehen

72

DER MENSCH IST, WAS ER ISST

lassen. Täglich gut durchrühren. Dann mit der zehnfachen Menge Wasser verdünnen und alle 14 Tage die Pflanzen damit besprühen.
Schachtelhalmjauche: genauso verfahren wie bei Brennesseljauche. Sie wirkt durch den Gehalt an Kieselsäure vorbeugend gegen Pilzbefall.

Gegen Schnecken: Igel und Spitzmäuse ansiedeln! Deckel mit Bier aufstellen – die Schnecken gehen hinein und lassen sich dann leicht sammeln. Salat-, Kohl- oder Rhabarberblätter auslegen. Tagsüber verbergen sich die Schnecken darunter, abends fressen sie daran.

Gegen Drahtwürmer: Rohe Kartoffel halbieren oder vierteln und mit der Schnittfläche nach unten in die Erde drücken. Die Drahtwürmer fressen sich hinein und können so abgesammelt werden.

Pyrethrum, einen Auszug aus einer Chrysanthemenart, verwende ich im Urlaub gegen Mücken und andere Insekten. Sie können damit auch Ihre Gemüse- und Zierpflanzen gegen Insekten sowie Spinnmilben schützen.

Der Kalkgehalt eines guten Bodens sollte bei 7 pH liegen.

Die günstigsten Aussaattage

Wenn Sie die günstigsten Aussaattage für Ihren Garten wissen möchten, sollten Sie sich die inzwischen berühmt gewordene Broschüre »Aussaattage« von Maria und Matthias K. Thun besorgen, in der die Thuns alle Jahre wieder die günstigsten Tage für Aussaat, Düngung, Pflege und Ernte der verschiedenen Pflanzen neu zusammenstellen.
Der Imker erfährt, an welchen Tagen die Bienen schwärmen werden und wann er am besten den Honig schleudern soll; der Gärtner, wann die Kartoffeln zu ernten sind und wann das Obst, wann den Schnekken und wie der Varroamilbe der Garaus zu machen ist – alles natürlich auf biologische Art und Weise; die Hausfrau, daß Brot an »Blatt-Tagen« nicht aufgeht, nicht gut schmeckt und nicht bekömmlich ist, und die an »Wärmetagen« gemolkene Milch die höchsten Buttermengen bringt.

DER MENSCH IST, WAS ER ISST

Wer's nicht glauben will, daß auch Gewitterneigung, Sturm, Erdbeben bei bestimmten Sternkonstellationen zu erwarten sind, möge nur rückblikkend die von den Thuns vorherberechneten Naturereignisse mit den tatsächlich eingetroffenen vergleichen. Das ist mehr als verblüffend. Die Aufzeichnungen über 25 Jahre, nach insgesamt 35 Jahren Beobachtung dieser Zusammenhänge, können kein Zufall sein.

Die kleine Broschüre »Aussaattage 19..« erscheint jedes Jahr neu und ist sowohl im Fachhandel erhältlich wie direkt beim M. Thun-Verlag (die Adresse finden Sie im Literaturverzeichnis).

Mit der Natur und nicht gegen sie:

Die PERMA-Kultur

Von der ganzheitlichen Methode der »Mischkultur« ist es gedanklich nur ein Katzensprung zur ganzheitlichen »*Perma-Kultur*«. Die Perma-Kultur (etwa mit »Dauerkultur« zu übersetzen, aus dem englischen »PERMAnent agriCULTURE«) kam aus Australien über Amerika nach England und von dort aufs europäische Festland. Die beiden Architekten, Stadtplaner und Ökologen Dr. Margrit und Professor Declan Kennedy versuchen mit Erfolg, sie bei uns zu propagieren und heimisch zu machen. Vereinfacht ausgedrückt, geht es darum, Stadt und Land zu vernetzen – Wohn- und Lebensqualität auch und gerade für die Menschen zu schaffen, die in der Stadt leben *müssen,* da sich nicht jeder ein Häuschen im Grünen leisten kann.

»Wenn wir auf Dauer überleben wollen«, sagte Declan Kennedy in einem Vortrag, »müssen wir – wie uns die Natur das immer wieder auf neue Weise zeigt – sich selbst regulierende und vernetzte Kreisläufe herstellen und ›multifunktionale Systeme‹ schaffen.

In der Perma-Kultur ordnet sich der Mensch als integraler Bestandteil eines sich selbst erhaltenden Ökosystems zusammen mit Pflanzen, Tieren, Boden und allen erneuerbaren Ressourcen in Kreisläufe ein, die so lange funktionieren, wie es regnet und die Sonne scheint.

Heute noch bestehen ›dauerhafte‹ Systeme, wie die traditionellen land- und stadtwirtschaftlichen Systeme, in Asien. Sie haben Jahrtausende überlebt, weil sie auf einer dezentralen, kleinräumigen Struktur mit in sich

DER MENSCH IST, WAS ER ISST

geschlossenen, untereinander vernetzten Ökosystemen aufbauen. Eine den lokalen und regionalen Bedürfnissen angepaßte pflanzliche und tierische Polykultur versorgt die Bevölkerung sowohl auf dem Lande wie auch in der Stadt.

Perma-Kulturentwürfe verbinden rationelle Produktionsmethoden mit neuen Erkenntnissen und Methoden von Energie- und Wasserver- und -entsorgung sowie Architektur und Städtebau. Sie zeigen auf, wie der Mensch heute *mit* der Natur arbeiten kann statt *gegen* sie, und wie er mit einem Minimum an Arbeit ein Maximum an Ertrag in Form von Nahrung, Energie usw. erzielen kann.

Die meisten alten landwirtschaftlichen Systeme sind imstande, mit Hilfe von Sonnenlicht und natürlichen biologischen Wachstumsprozessen aus 100 Einheiten eingesetzter Energie etwa 300 Energieeinheiten in Form von Nahrung zu erzeugen. Mit unseren heutigen ›modernen‹ landwirtschaftlichen Methoden, großflächigen Monokulturen, dem Einsatz von Maschinen, Kunstdünger und Pestiziden haben wir es insgesamt bestenfalls auf ein Verhältnis von 100:10 Energieeinheiten gebracht. Das heißt, wir verbrauchen ständig zehnmal mehr Energie, als wir produzieren, weil wir gegen die Natur arbeiten, nicht mit ihr.

Dazu kommen noch die enorm hohen Kosten für Lagerung, Verpackung und Transport, die sich aus dem zentralisierten Anbau und der Verteilung von Nahrungsmitteln ergeben. Sie machen z. T. mehr als 95% der Energie aus, die wir benötigen, um Lebensmittel auf den Tisch zu bringen. Damit gelangen wir zu einem Verhältnis von Gesamteinsatz zu Ertrag von 100:1 (!!!!!).

Ein solches System kann aufgrund unveränderlicher thermodynamischer Gesetze (Entropie) auf Dauer keinen Bestand haben. Weitere Probleme sind ein rapider, weltweiter Rückgang von landwirtschaftlich produktiven Flächen durch Erosion und sauren Regen und das rücksichtslose Abholzen von großen Waldflächen.

Ein Perma-Kulturentwurf versucht nun, eine Lösung zu finden, die sowohl global wie auch lokal stimmt, für jeden anwendbar ist und die jeweiligen geographischen, klimatischen und sozialen Bedingungen berücksichtigt. Uns interessiert besonders die Anwendbarkeit in Städten, denn dort leben sowohl in hochindustrialisierten Ländern wie auch in den Ländern der Dritten Welt die meisten Menschen. In den Städten gibt es vermutlich

DER MENSCH IST, WAS ER ISST

eines nicht zu fernen Tages die größten Versorgungsengpässe. Wenn sich
für diese Problemsituation praktikable Lösungen für die Selbstversorgung
mit Nahrungsmitteln aufzeigen ließen, wäre dies ein wirklicher ›Fort-
Schritt‹ von einer landwirtschaftlichen Energieverschwendung, die nur
ins Chaos führen kann bzw. geführt hat.«

Soweit Declan Kennedy, der gemeinsam mit Margrit Kennedy seit 1986
dabei ist, ein Perma-Kulturprojekt in Steyerberg bei Hannover zu verwirklichen. (Adresse und Literaturhinweis im Anhang.)

Ist es fünf vor zwölf oder fünf nach zwölf? Wolfgang Hildesheimer
gibt darauf die pessimistische Antwort:

Ganz recht, ich sagte,
es sei nicht fünf vor zwölf,
es sei vielmehr halb drei.
Das war um halb drei.
Inzwischen ist es vier.
Nur merkt ihr es nicht.
Ihr lest ein Buch über Kassandra,
aber ihre Schreie habt ihr nicht gehört.
Das war um fünf vor zwölf.
Bald ist es fünf,
und wenn ihr Schreie hört,
sind es die euren.

Der Ernst der Lage soll überhaupt nicht vertuscht werden, im Gegenteil.
Dennoch möchte ich an den Schluß dieses Kapitels die trotz aller berech-
tigten Kassandra-Rufe Hoffnung machenden Worte stellen, mit denen
Declan Kennedy seinen Vortrag beendete:
»Es ist nicht fünf vor zwölf, es ist tatsächlich bereits fünf nach zwölf – aber
zugleich (doch gerade noch) der Morgen eines neuen Tages.«

PERMA-Kultur praktisch

– bereits entwickelt und erprobt. Beispiele: Ein die Häuser umhüllender Glasmantel schafft ein eigenes Treibhaus, in dem sich möglicherweise sogar exotische Früchte wie Kiwis und Bananen züchten lassen. (Wenn Sie Lust haben, bauen Sie Ihre Dusche in eine Bananenstaude hinein – denn die mag wahnsinnig gern Seifenwasser!) Warum nicht Tomaten im Hinterhof und freilaufende Hühner, die gesunde Eier legen und mit ihrem Mist das Biogärtchen düngen; ein begrüntes Dach mit Schafen drauf mitten in der Großstadt – dazu noch das Humusklo von Hundertwasser – alles nicht länger eine Utopie!

Bio – verheißungsvoll oder verdächtig?

Immer öfter ist er zu lesen, aber gesetzlich geschützt ist er nicht: der Begriff »Bio« (kommt vom griechischen bios = Leben). Und immer wieder gibt es Bemühungen, ihn zu verunglimpfen. Ich erinnere an die von der Pflanzenschutzmittelindustrie finanzierte (!) Studie, die beweisen sollte, daß bei Schadstoffrückständen kein Unterschied zwischen biologisch-organischem und herkömmlichem Anbau festzustellen wäre. Von einer ähnlichen »Arbeit«, der »Biokost«-Studie, hatte sich sogar das Bonner Landwirtschaftsministerium vorsichtig distanziert, da hierfür die Proben offenbar nicht vom Erzeuger, sondern vom grauen Markt geholt worden waren.

Aber der Begriff »Bio« ist gesetzlich genausowenig definiert und geschützt wie das Wort »natürlich«. Die Verbraucherinitiative sagt, wonach wir uns (hoffentlich verbindlich!) richten können: Es gibt fünf Erzeugergruppen, die nach den Grundsätzen des ökologischen Landbaues anbauen, sich vertraglich an diese Richtlinien gebunden haben und für Lebensmittel garantieren, die ohne den Einsatz von Chemikalien erzeugt werden: Demeter-Bund, ANOG, Bioland, Naturland und der Biokreis Ostbayern. »Neuform«-Produkte aus dem Reformhaus stammen teils aus biologischem, teils aus konventionellem Anbau mit Kontrolle auf Rückstandsfreiheit. »Biodyn« heißt, daß die Lebensmittel aus einem Betrieb in der Umstellungsphase zum biologischen Anbau kommen.

Auch der biologische Anbau kann nicht garantieren, daß seine Produkte völlig frei von Umweltchemikalien sind. Entschieden rückstandsärmer als herkömmlich erzeugte sind sie jedoch allemal.

Status Quo
zur Zeit des Wettrüstens

Wer will
daß die Welt
so bleibt
wie sie ist
der will nicht
daß sie bleibt

Erich Fried

Auch das Tier ist, was es (fr-)ißt!

»Nach manchem Gespräch mit Menschen hat man den Wunsch, einen Hund zu streicheln, einem Affen zuzulächeln und vor einem Elefanten den Hut zu ziehen.«

Das hat Maxim Gorki gesagt – vor einem halben Jahrhundert. Und glücklicherweise spricht es sich ja langsam herum, daß ein Tier keine Sache ist, sondern ein freude- und schmerzempfindliches Lebewesen – in Österreich z. B. ist sogar ein dementsprechendes Gesetz verabschiedet worden.

Für alte Menschen ist ein Tier oft der einzige Partner. Die meisten der zwei- oder vierbeinigen Hausgenossen werden ganz sicher auch geliebt und fürsorglich behandelt. Ob aber auch immer richtig?

Besonders in Wallung geraten die Gemüter, kommt das Gespräch auf die richtige Ernährung der Haustiere. Da prallen nun die unterschiedlichsten Meinungen aufeinander. Nur Rohes füttern! sagen die einen; die anderen wiederum geben nur Gekochtes oder Dosenfutter, und manche verzärtelten Hunde oder Katzen rümpfen die Nase, wenn ihnen etwas anderes vorgesetzt wird als der von ihnen bevorzugte Leckerbissen.

DER MENSCH IST, WAS ER ISST

In der Bundesrepublik werden ca. 4 Millionen Hunde und 3 Millionen Katzen gehalten. Jedes dritte Haustier hat ausschließlich Fertigfutter im Napf, jedes zweite bekommt Fertigfutter zusätzlich. Wie sollte die richtige Ernährung der Haustiere aussehen? Eine »artgerechte« Ernährung, kann es so etwas heute überhaupt noch geben? Wie ernährt man artgerecht ein Schwein, dessen Vorfahren ja »Wilde« waren, in Laubwäldern Eicheln schlemmten, aus nicht versauertem Boden Trüffeln gruben und ähnlich gute Sachen?

Heute vegetiert das Schwein, ein hochsensibles, intelligentes, bewegungsfreudiges Geschöpf, in engen dunklen Koben, angegurtet, zur Bewegungslosigkeit verurteilt; seine Jungen muß es auf Beton werfen und säugen.

Ein Katzenleben in der Großstadtwohnung, ist das artgerecht? Ein überfütterter Dackel, eine auf dem Balkon gehaltene Dogge? Längst, längst sind unsere Haustiere degeneriert, auch mangels natürlicher Feinde. Für meine Hunde wäre es artgerecht, das aufhoppelnde Kaninchen zu jagen und zu fressen. Das aber verbiete ich ihnen, weil mir a) das Kaninchen leid tut, b) der Jäger gleich schießen wird, und zwar nicht auf das Kaninchen, sondern auf meine Hunde.

Statt Kaninchen mit Fell und Innereien »ganzheitlich« kriegen meine Hunde wenigstens rohen Pansen, Rindermagen, Schlund und Herz; Leckerbissen, die ich ihnen mit Überwindung zubereite, wohl wissend um die Bemerkungen: Was, Sie nennen sich Tierschützerin und füttern Ihre Hunde mit Fleisch?

Es ist Abfallfleisch von Tieren, die sowieso getötet und von den Menschen gegessen worden sind, damit tröste ich mich.

Zum Pansen gibt es Hirse oder Reis, gekocht, auch Frischkornbrei, aus fein gemahlenem Mehl, in Wasser eingeweicht, mit etwas Milch dazu; oder Quark mit Rosinen und Honig; gelegentlich schneide ich Sauerkraut hinein oder rohes Kraut oder reibe eine Möhre darunter – das mögen sie aber weniger gern.

Etwas Brennesselpulver darübergestreut oder Hefeflocken, ab und zu ein Teelöffel Kieselerde, ein rohes Ei, gekeimte Mungobohnen oder Linsen – besonders im Winter – 1 Eßlöffel kaltgepreßtes Sonnenblumen- oder Leinöl pro Woche – aber ob das alles so richtig ist? Und wie oft sollen sie fressen, wieviel, wann?

DER MENSCH IST, WAS ER ISST

Fragt man Tierärzte nach der richtigen Ernährung, so antwortet jeder etwas anderes. Viele raten, das Fleisch zu kochen, aus Angst vor der Aujeskyschen Krankheit – obwohl gekochtes Fleisch nun alles andere ist als artgerecht. Der homöopathische Tierarzt Dr. Wolf empfiehlt eine Mischung aus einem Drittel Fleisch, einem Drittel rohem Gemüse und einem Drittel Getreide (s. auch die beiden Bücher von Dr. Wolf im Literaturhinweis).

Die Tierheilpraktiker Carmen und F. Weltersbach haben ihre Erfahrungen in zwei Broschüren zusammengefaßt, getrennt für Hund und Katz, in denen sogar komplizierte Menüs enthalten sind (Adresse im Anhang). Sie raten vom Dosenfutter ab, da es häufig von den Fußböden der Schlachthöfe abgekratztes, getrocknetes Blut mit dem schädlichen Adrenalin enthält, das die in Angst und Panik versetzten Schlachttiere produzieren. Gegen Dosenfutter aus Fleischereien, die es in Eigenproduktion herstellen und keine Tiere aus der Massentierhaltung nehmen, ist nach ihrer Meinung nichts einzuwenden.

Prinzipiell raten sie:

Fleisch nicht braten oder grillen (1mal in der Woche ein Fastentag verlängert das Leben des Hundes); entgräteter Fisch 1mal wöchentlich, mit Haferflocken vermischt, Rindfleisch (nie Schweinefleisch!), sämtliche Getreidesorten, alles in Wasser eingeweicht und sanft gegart, dazu Möhren roh gerieben oder leicht gekocht, Mais- oder Sojaöl, frische gehackte Kräuter, wöchentlich 1 rohes Ei, 1 paar Teelöffel Honig, auch Sesamsamen und Meeresalgen – der Speiseplan entspricht in etwa dem von mir praktizierten.

Als Getränke werden frisches Wasser, Buttermilch, saure Vollmilch und Molke empfohlen, die nach meiner Erfahrung sowohl vom Hund wie von der Katze besser vertragen werden als ungesäuerte Vollmilch.

Jeder meiner vier Hunde reagiert anders. Die Dackelin Lemmi, als Baby auf der Straße ausgesetzt und von mir aus dem Tierheim geholt, ist am besten dran. Sie könnte sich glatt selbst versorgen. Noch unter einer ein Meter hohen Schneedecke gräbt sie eine Maus aus, die sie total auffrißt. Sie findet auch immer einen alten Knochen irgendwo und mag Pferdeäpfel.

Calderon, der braunlockige Airdale-Terrier, muß während seiner Kindheit in einem miserablen Zwinger Antibiotika erhalten haben, wie seine

DER MENSCH IST, WAS ER ISST

schlechten Zähne vermuten lassen. Er schlingt das Fressen herunter und neigt zu Verdauungsproblemen.

Mirto wiederum, der weiße, auf Sardinien gerade noch vor dem Verhungern gerettete Hirtenhund, genauer »Pastore maremmano abruzzese«, schleckt jedes zu Boden gefallene Krümelchen bedächtig auf – hat aber Schwierigkeiten mit Blase und Nieren. Und Francescolina schließlich, aus Assisi mitgebrachte Schäfermischlingshündin, beißt vor Gier sogar in den Frischkornbrei hinein. Sie ist körperlich und geistig behindert, weil sie als junger Hund nichts zu fressen bekam, hat überhaupt keinen Orientierungssinn und ist mit 4 Jahren gerade erst einigermaßen stubenrein.

Meine Katzen fressen wie die Hunde gern rohen Pansen und Blättermagen. Die Hunde gelegentlich einen Kalbsknochen. Ein Tip noch für Wohnungskatzen: Sie brauchen Queckengras zur inneren Reinigung! Und gelegentlich etwas Weizenkleie.

Unglaublich, was alles die Vierbeiner sich als Leckerbissen erwählen. Da fressen Hunde leidenschaftlich gern rohe Karotten und Kartoffeln, Katzen Melonen und Gurken. Eine Bäuerin der Nachbarschaft nennt 23 Hunde ihr eigen, eine Art Dackel, die einander gleichen wie ein Ei dem anderen. Die Bäuerin ist Vegetarierin, die Hunde sind ebenfalls Vegetarier. Sie leben von Getreide – Frischkornbrei – und Molke. Ihr Fell ist glatt und glänzend, obwohl sie nie gebürstet werden.

Eine Bekannte erzählte mir, seit sie ihren Hund lacto-vegetabil ernähre, sei er nie mehr krank. Eine andere hatte die gleichen Erfahrungen gemacht, betonte aber, das gemahlene Getreide müsse unbedingt einige Stunden eingeweicht werden, da es sonst zu Unpäßlichkeiten im Magen-Darm-Trakt kommen könne. Einleuchtend – da der Hund ja nicht »einspeichelt«, und so die beim Menschen bereits im Mund einsetzende Kohlenhydratverdauung wegfällt.

Meine Freundin Johanna, die über 300 Hunde vor dem Tod im Labor gerettet hat und ständig etwa 35 davon in ihrem Privathaus betreut, füttert Mischkost – Frischkornbrei wie oben angegeben, dazu gekochtes Rindfleisch, 1mal wöchentlich ein haselnußgroßes Stückchen Bäckerhefe, 1mal wöchentlich rohen grünen Pansen mit Getreideflocken vermischt und 1mal wöchentlich Quark mit 1 Eidotter und gekochtem Vollkornreis. Dazu etwas Pflanzenöl, Honig, sogar Obst (Äpfel, Birnen, Bananen) mit einer Prise Brennesselpulver.

DER MENSCH IST, WAS ER ISST

Ihren Reißzähnen und kurzen Därmen nach zu schließen sind ganz sicher Hund wie Katz überwiegend Fleischfresser, wobei sie ja als freilebende Exemplare über den Mageninhalt der erlegten Beute automatisch einen gewissen Anteil an Grünzeug und Körndlfutter mitbekommen.

Zu guter Letzt möchte ich Ihnen noch den Ernährungsfahrplan für die vegetarisch lebenden Hunde und Katzen vorstellen, von denen es zumindest in England offenbar eine ganze Menge gibt.

Diese Hunde mögen: Frischkornbrei (aus Weizen oder Hafer), mit etwas Milch, Honig oder Hefeextrakt; geriebenen Käse, Quark, Eier, gekochte Linsen oder andere Hülsenfrüchte, zusammen mit rohem geraspeltem oder gehacktem, auch gekochtem Gemüse wie Möhren, Blumenkohl etc. Manche lieben rohe Früchte, kauen gern auf rohen Karotten, leicht gerösteten Kohlstrünken, rohen ganzen Äpfeln oder harten Hundekuchen herum. Auch Vollkornbrote und -kuchen kommen gut an, Vollreis, Zwiebäcke und gekeimtes Getreide.

Eine tägliche Dosis von kaltgepreßtem Pflanzenöl ist eine gute Ergänzung (1 Teelöffel voll für Hunde mittlerer Größe).

Die erwachsenen Hunde werden zweimal täglich gefüttert, eine kleinere Mahlzeit morgens, die Hauptmahlzeit nachmittags oder abends.

Die Katzen sollten mehrere kleinere Mahlzeiten täglich bekommen. Sie brauchen etwas mehr Proteine als Hunde, es heißt, daß einige Katzen größere Mengen ungesättigter Öle nicht verdauen können.

Diese sollten mehr gesättigte Fettsäuren wie Butter (das lieben tatsächlich alle!) oder Olivenöl erhalten. Weizenkeime werden ebenfalls empfohlen – das kriegt die Katze aber sowieso, wenn sie etwas vom eingeweichten Frischkornbrei frißt, was meine leidenschaftlich tun. Sie sind außerdem ganz wild auf Sauerteig!

Da meine Katzen leider keine Vegetarier sind, gebe ich hier weiter, was Halter von vegetarisch lebenden Katzen darüber hinaus empfehlen: Hafer, Bohnen, Milch, Käse, Eier, Linsen, gehacktes und geraspeltes Gemüse wie Möhren, Spinat usw. Manche sind verrückt nach Gurken und Melonen (aus »Vegetarier«, Heft 2/86)!

Man kann also Hunde und Katzen offensichtlich vegetarisch ernähren. Aber Vorsicht! Ein Vegetarier wurde zu einer Geldstrafe verurteilt, weil sein Hund die gleichen Speisen wie er essen mußte und dauernd zum nächsten Würstlstand lief und Würstl klaute.

DER MENSCH IST, WAS ER ISST

Vermutlich hat es sich bei diesem Herrchen um einen »Pudding-Vegetarier« gehandelt!

Leckerle für Hunde: harter Hundekuchen; getrockneter Pansen; getrocknete Gurgel; getrocknete Sehnen; getrockneter Fisch; zum Kauen getrocknete Rinderhufe.

Leckerle für Katzen: getrocknete Fische und getrocknetes Rindfleisch.

Ich sehe sie bereits auf meinem Schreibtisch sich türmen, die vorwurfsvollen Briefe zu diesem Thema: »...da schreiben Sie, daß täglich 41 000 Kinder verhungern, und bieten im gleichen Atemzug komplizierte Menüs für Haustiere an!« Meine Antwort: Indem jemand seinen Hund oder seine Katze nicht richtig ernährt, tut er nicht automatisch etwas zur Rettung eines hungernden Kindes. Im Gegenteil, diejenigen Menschen, die im Tierschutz etwas leisten, tun dies erfahrungsgemäß auch im Menschenschutz, arbeiten bei Amnesty International mit oder in SOS-Kinderdörfern, unterstützen Patenkinder in der Dritten Welt etc.
Die hier vorgestellten Ernährungspläne mögen manchem aufwendig erscheinen, erfordern aber weniger Geld als – Phantasie. Die aufgewandte Mühe wird wettgemacht durch geringere Tierarztkosten – und durch ein gesundes, glückliches Tier, das seinem Halter Freude macht.

Was uns krank macht –
von innen und von außen

Am Anfang schuf Gott Himmel und Erde.
Aber nach vielen Jahrmillionen
war der Mensch endlich klug genug.
Er sprach: Wer redet hier von Gott?
Ich nehme meine Zukunft selbst in die Hand.
Er nahm sie,
und es begannen die letzten sieben Tage der Erde.

Am Morgen des ersten Tages beschloß der Mensch,
frei zu sein und gut, schön und glücklich.
Nicht mehr Ebenbild eines Gottes,
sondern ein Mensch.
Und weil er etwas glauben mußte,
glaubte er an die Freiheit und das Glück,
an die Börse und den Fortschritt,
an die Planung und an seine Sicherheit.
Denn zu seiner Sicherheit
hatte er den Grund zu seinen Füßen gefüllt
mit Raketen und Atomsprengköpfen.

Am zweiten Tage der letzten Zeit
starben die Fische in den Industriegewässern,
die Vögel am Pulver aus der chemischen Fabrik,
das den Raupen bestimmt war,
die Feldhasen an den Bleiwolken von der Straße,
die Schoßhunde an der schönen roten Farbe
in der Wurst,

WAS UNS KRANK MACHT – VON INNEN UND VON AUSSEN

die Heringe im Öl auf dem Meer
und an dem Müll auf dem Grunde des Ozeans.
Denn der Müll war aktiv.

Am dritten Tage
verdorrte das Gras auf den Feldern
und das Laub an den Bäumen,
das Moos an den Felsen
und die Blumen in den Gärten.
Denn der Mensch machte das Wetter selbst
und verteilte den Regen nach genauem Plan.
Es war nur ein kleiner Fehler
in dem Rechner, der den Regen verteilte.
Als sie den Fehler fanden,
lagen die Lastkähne auf dem trockenen Grund
des schönen Rheins.

Am vierten Tage
gingen drei von vier Milliarden Menschen zugrunde.
Die einen an den Krankheiten,
die der Mensch gezüchtet hatte,
denn er hatte vergessen, die Behälter zu schließen,
die für den nächsten Krieg bereitstanden,
und ihre Medikamente halfen nichts.
Die hatten zu lange schon wirken müssen
in Hautcremes und Schweinelendchen.
Die anderen starben am Hunger,
weil etliche von ihnen den Schlüssel
zu den Getreidesilos versteckt hatten,
und sie fluchten Gott,
der ihnen doch das Glück schuldig war.
Er war doch der liebe Gott!

Am fünften Tage
drückten die letzten Menschen den roten Knopf,
denn sie fühlten sich bedroht.

WAS UNS KRANK MACHT – VON INNEN UND VON AUSSEN

Feuer hüllte den Erdball ein,
die Berge brannten, und die Meere verdampften,
und die Betonskelette in den Städten
standen schwarz und rauchten.
Und die Engel im Himmel sahen,
wie der blaue Planet rot wurde,
dann schmutzig braun und schließlich aschgrau.
Und sie unterbrachen ihren Gesang
für zehn Minuten.

Am sechsten Tage
ging das Licht aus.
Staub und Asche verhüllten die Sonne,
den Mond und die Sterne.
Und die letzte Küchenschabe,
die in einem Raketenbunker überlebt hatte,
ging zugrunde an der übermäßigen Wärme,
die ihr gar nicht gut bekam.

Am siebten Tage
war Ruhe.
Endlich.
Die Erde war wüst und leer,
und es war finster über den Rissen und Spalten,
die in der trockenen Erdrinde aufgesprungen waren.
Und der Geist des Menschen
irrlichterte als Totengespenst über dem Chaos.
Tief unten, in der Hölle aber,
erzählte man sich die spannende Geschichte
von dem Menschen,
der seine Zukunft in die Hand nahm,
und das Gelächter dröhnte hinauf
bis zu den Chören der Engel.

aus »Die Welt hat noch eine Zukunft« von Jörg Zink
(Evangelischer Pfarrer, Bibelübersetzer, Mutlangenblockierer)

WAS UNS KRANK MACHT – VON INNEN UND VON AUSSEN

Das war die Geschichte vom Menschen, der seine Zukunft in die Hand nahm. Kein Wunder, daß ein englischer Zoologe zu dem Schluß kommt, er habe nur einen Wunsch, nämlich, daß die Menschheit endlich von diesem Erdball verschwinde… Daß die Zukunft so nicht wird, dafür haben wir alle zu sorgen. Wenn jeder für sich das berühmte Apfelbäumchen pflanzt, können wir es schaffen, daß dieser geschundene Planet sich von uns Menschen wieder erholen kann. Und das geht ganz sicher nicht ohne Rückbesinnung auf die Naturgesetze.

In einer großen westdeutschen Zeitung stand ein seitenlanger Artikel »Wie unser Gesundheitswesen zur Krankheitsindustrie verkommt«.

Ich zitiere nur einige der Überschriften dieses Artikels:

»Chronisch erfolglos – Medizin in der Krise«

»Eine mit Chemikalien vergiftete Umwelt macht uns krank«

»Das Fleisch aus der Massentierhaltung macht uns krank«

»Unzählige Arzneimittel machen uns krank«

»Eine falsche, an Tierexperimenten orientierte Forschungsmethode macht uns krank«

Der Tierversuch wird hier übrigens endlich einmal als unwissenschaftliche »Methode« entlarvt, die außerdem noch grausam und unethisch ist, Patienten – die ja gleichzeitig Verbraucher und auch Steuerzahler sind – in jeder Hinsicht negativ belastet, und dringend durch sinnvolle und humane Verfahren abgelöst werden sollte. »Warum denken, wenn wir experimentieren können«, mit diesem unheilvollen Wahlspruch hat der Franzose Claude Bernard um die Jahrhundertwende die unrühmliche Ära der exzessiv betriebenen Tierversuche eingeleitet. Vielleicht sollte man für das kommende Jahrhundert diesen verhängnisvollen Spruch einmal umkehren: »Warum experimentieren, wenn wir denken können!«

Es läßt sich nicht länger verheimlichen, daß die heutige (Schul-)Medizin in einer Krise steckt, daß die Volkskrankheiten unserer Zeit wie Krebs, Allergien, Herz-/Kreislaufleiden, Multiple Sklerose, Rheuma, Epilepsie, Gicht-, Nieren- und Leberleiden u. v. a. sich immer mehr ausbreiten.

Drei Faktoren sind es hauptsächlich, die unser Krankwerden verursachen bzw. begünstigen: falsche Ernährung, lebensbedingte Spannungen und ungesunder Streß sowie eine in jeder Hinsicht vergiftete Umwelt. Wir müssen also versuchen, diese krankmachenden Faktoren zu erkennen und sie möglichst aus unserem Leben ausschalten.

WAS UNS KRANK MACHT – VON INNEN UND VON AUSSEN

Am ehesten läßt sich an unserer Ernährungsweise etwas zum Positiven hin ändern, wie ich im vorhergehenden Kapitel aufzuzeigen versuchte. Die meisten Menschen ahnen nicht, wie viele Krankheiten ernährungsbedingt sind, d. h. durch eine vitalstoffarme Ernährung verursacht werden. Sie könnten vielfach durch Umstellung auf eine vitalstoffreiche Ernährung wenn nicht gar geheilt, so doch zumindest gelindert werden. In der Reihenfolge ihrer Entstehung sind dies der Gebißverfall, die Darmträgheit, Steinbildung, Stoffwechselstörungen, Erkrankungen des Bewegungsapparates (Rheuma), Arteriosklerose, Thrombosen, der Herzinfarkt, Krebs und bestimmte Erkrankungen des Nervensystems. »Unsere Nahrung ist (tatsächlich) unser Schicksal!« Unglücklicherweise entstehen alle diese Krankheiten langsam in Jahrzehnten, so daß der Mensch nach langer Fehlernährung scheinbar »plötzlich« Rheuma, »plötzlich« Krebs hat.

Schwerer zu vermeiden sind diejenigen Krankheiten, die durch lebensbedingte Spannungen entstehen, also ständige oder langanhaltende Verstimmungen und Überforderungen im Privat- oder Berufsleben. Aber, so Dr. M. O. Bruker: »Der Mensch kann seine Einstellung zu den Lebensumständen ändern, wenn die Lebensumstände selbst nicht zu ändern sind.« Und was uns schließlich die Umwelt an krankmachenden Giften »beschert«, können wir nur verhindern, indem jede/r bei sich anfängt, sich bewußt umweltschonender verhält, aber auch indem wir unser Recht auf gesunde Luft, gesundes Wasser und gesunden Boden immer wieder fordern, indem wir protestieren, wo uns diese Rechte beschnitten werden.

Ich werde oft gefragt, ob ich eigentlich von Natur aus so gesund bin, wie ich erscheine, und warum Gesundheit und da speziell Ernährung so sehr meine Themen sind.

Von Natur aus bin ich überhaupt nicht robust, sondern ungeheuer empfindlich. Die eigenen Störungen wie Kopfschmerzen, Verdauungs- und Kreislaufprobleme und schließlich Rheuma haben jedoch dazu geführt, daß ich mich mit diesen Themen immer intensiver beschäftigte, verstärkt durch die Rheuma-Krankheit meiner Mutter.

Wenn ich heute verhältnismäßig gesund bin, so deshalb, weil ich an dieser Gesundheit eisern arbeite, und zwar täglich, wie dieses Buch hoffentlich erkennen läßt.

Dazu hat es einiger Umwege bedurft. Hätte ich nach Kriegsende gleich

WAS UNS KRANK MACHT – VON INNEN UND VON AUSSEN

gewußt, was ich mir mit den lang entbehrten und heiß ersehnten Schlemmereien aus Weißmehl und Zucker tatsächlich antat, ich hätte mir einige Leiden ersparen können, mich allerdings auch nie so intensiv mit der Wechselwirkung zwischen Gesundheit und Ernährung befaßt, nie mein Leben so radikal verändert.

Meine Mutter ist, wie ich heute weiß, weniger an ihrem Rheuma – das ich angeblich geerbt habe – gestorben, als vielmehr an den ihr gegen dieses Rheuma verordneten Medikamenten, die übrigens alle im Tierversuch getestet worden sind, und dennoch – für meine Mutter leider zu spät – wegen ihrer Gefährlichkeit vom Markt genommen werden mußten. Mein eigenes Rheuma konnte ich durch Umstellung auf Vollwerternährung und andere in diesem Buch geschilderte Maßnahmen tatsächlich noch heilen. Seither versuche ich, mit sanften Mitteln Leib, Seele und Geist möglichst gesund zu halten, habe begriffen, daß diese drei zusammengehören und nicht getrennt zu behandeln sind.

Bei mir ist jeder Schnupfen psychosomatisch, kann ich getrost behaupten, will heißen, auch jeder Schnupfen hat seine seelische Ursache. Immer wieder merke ich auch, daß Beschwerden mir geschickt werden, damit ich erkenne, wo es in meinem Leben hakt, und daß das Reparieren am Symptom nichts bringt, weil es ums Heilwerden im Ganzen geht.

»Das macht mich ganz krank«, sagt man oft leichthin, ohne sich im klaren zu sein, wieviel Wahrheit dieser Ausspruch beinhaltet.

Was mich »ganz krank macht«, wenigstens einen Teil davon, habe ich in diesem Kapitel beschrieben. Da geht es um Wohngifte und das »falsche« Bett, um sogenannte Genußmittel und Störzonen, um Diabetes und Fluor und Lebensängste, Störungen durch Amalgam-Plomben, die Strahlenbelastung in der Nähe von Atomkraftwerken, Tier- und Menschenversuche und die Gefährlichkeit von Medikamenten; aber auch immer wieder darum, daß wir die Abwehrkräfte des Körpers stärken müssen, die wir so notwendig brauchen, damit uns die gefürchteten Zivilisationskrankheiten gar nicht erst erwischen. Und wir können sehr viel tun, gemäß dem Satz des Heraklit (ca. 550–480 v. Chr.):

>»Die Menschen erbitten sich Gesundheit von den Göttern.
>Daß sie selbst darauf Einfluß nehmen können,
>wissen sie aber nicht.«

WAS UNS KRANK MACHT – VON INNEN UND VON AUSSEN

Das A und O der Gesundheit
sind unsere Abwehrkräfte

Manchmal ist späte Erkenntnis besser als gar keine, manchmal aber nützt sie auch nichts mehr: Mandeln und Blinddarm wurden mir – wie vielen anderen – zu einer Zeit entfernt, da man sie für entbehrlich hielt (noch dazu als ständige Störenfriede). Mandeln und Blinddarm krieg' ich nicht wieder, auch wenn ich heute noch so viel über Abwehrkräfte dazulerne und weiß – nicht erst seit AIDS – was ein funktionierendes, stabiles Immunsystem bedeutet: nämlich den besten und einzigen Schutz gegen Bakterien und Viren.

Zur Erinnerung: Bakterien haben einen eigenen Stoffwechsel, Viren dagegen brauchen, um leben und sich vermehren zu können, eine lebende Zelle, in der sie sich einnisten wie ein Parasit. Im Grunde kann jede Krankheit nur »greifen«, nur »Fuß fassen«, wenn das körpereigene Abwehr- und Immunsystem geschwächt ist. Also muß dieses Abwehr- oder Immunsystem nach Kräften gestärkt werden.

Daß sogar eine Seuche nicht ansteckend sein *muß,* wenn das Immunsystem in Ordnung ist, beweist eindrucksvoll ein Selbstversuch, den der Hygieniker Max von Pettenkofer im Jahr 1892 unternommen hat. Robert Koch hatte 1882 den Tuberkulosebazillus entdeckt. 10 Jahre später stritt man sich darüber, ob mit der Entdeckung der Bakterien das Problem der Infektionskrankheiten geklärt sei.

Pettenkofer wollte beweisen, daß außer den neu entdeckten, lebenden Krankheitserregern noch andere Faktoren nötig sind, um eine Infektionskrankheit auszulösen. Er ließ sich frische, lebensfähige Cholera-Vibrionen aus Hamburg schicken, wo gerade eine schwere Cholera-Epidemie herrschte. Er nahm von diesen Erregern mehr ein, als normalerweise beim Menschen zum Ausbruch der Krankheit führt: Außer leichtem Durchfall traten keinerlei Symptome auf. Ein Schüler Pettenkofers, Rudolf Emmerich, wiederholte den Versuch einige Tager später mit dem gleichen Resultat. Damit war bewiesen, daß der Kontakt mit krankmachenden Erregern allein noch nicht krankheitsauslösend ist, sondern daß hierzu noch andere Faktoren hinzukommen müssen. Prof. Dr. Herbert Begemann, ehemaliger Chefarzt des Schwabinger Krankenhauses und heute einer der führenden Köpfe der Initiative »Ärzte gegen Atomkraft«, berichtete aus seiner Arbeit mit Tuberkulosekranken, daß sich z. B. am häufigsten die Krankenschwestern ansteckten, die sich vor der Krankheit fürchteten oder Ekel empfanden. Womit die »psychologischen Implikationen der Krankheitsgenese« angesprochen waren.

In diesem Zusammenhang wird auch der vom Begründer der deutschen Psychosomatik, Viktor von Weizsäcker, geprägte Ausdruck »Verlobungs-Angina« erwähnt. Eine seelische Erregung, ob freudiger oder trauriger Art, vermag starke körperliche Beeinflussungen auszulösen.

Einen solchen Fall von »Verlobungs-Angina« oder in diesem Fall richtiger »Hochzeits-Beinbruch« habe ich in meinem Bekanntenkreis erlebt. Die Braut, ausgerechnet eine Ärztin, mußte ihre Hochzeit zweimal verschieben. Ein paar Tage vor dem ersten Termin fiel sie die Treppe hinunter und brach sich ein Bein, ein paar Tage vor dem zweiten Termin baute sie einen Autounfall und lag monatelang eingegipst in »ihrem« eigenen Krankenhaus als Patientin.

Wie ich mit Vollwerternährung und Heilfasten, Kneipp-Güssen und Akupressur, Yoga, Meditation und positivem Denken meine Abwehrkräfte zu stärken suche und wie ich mich wehre, wenn mir eine »Laus über die Leber läuft«, mir etwas zu sehr »an die Nieren« geht oder »ans Herz«, habe ich in den entsprechenden Kapiteln beschrieben. Sozusagen wissenschaftlich sagts Ihnen Prof. Begemann, der während einer Mutlangen-Blockade neben mir im Regen saß und mit dem mich seither eine tiefe Freundschaft verbindet.

Ich zitiere aus einem Vortrag, den Prof. Begemann am Institut für Psychologie und Friedensforschung (IPF) gehalten hat: »Grundsätzlich können wir von der Annahme ausgehen, daß alle natürlichen Aktivitäten eines Organismus so modifiziert und dosiert werden können, daß sie eine Steigerung der Vitalvorgänge zur Folge haben. Dazu gehören viele therapeutische Verfahren, die seit Jahrhunderten zum Behandlungsschatz der Medizin zählen, innerhalb der »Schulmedizin« aber nur eine marginale Rolle spielen. Zu erwähnen sind hier alle physiotherapeutischen Anwendungen in der ganzen Vielfalt ihrer unterschiedlichen Möglichkeiten: Bewegungsübungen, Wasseranwendungen, Massagen; eine Diät, welche die prinzipielle Störanfälligkeit offener biologischer Systeme durch jede Form der Nahrungsaufnahme, die unterschiedliche Integrierbarkeit der einzelnen Nahrungsmittel durch unseren Körper und die konkrete Krankheitssituation berücksichtigt, die darüber hinaus natürlich frei von zusätzlichen Giften (Herbiziden, Insektiziden, Konservierungsstoffen) sein soll; die im Seelischen ansetzenden Verfahren wie meditative und konzentrative Entspannungsübungen, analytisch-emanzipatorische Methoden in Einzel- und Gruppentherapien sowie die Ausschaltung krankheitsfördernder Verhaltensmuster; die gleichzeitig an Leib und Seele ansetzenden künstlerischen Aktivitäten wie Tanz, Theater, Musik, Malerei, Eurythmie. Eine besondere Bedeutung hat in den letzten Jahren die Einführung der ›Gemeinschaft‹ in den therapeutischen Bereich gewonnen. Durch therapeutische Gruppen mit oder ohne fachliche Anleitung von Psychotherapeuten bis hin zu Selbsthilfegruppen von Drogenabhängigen und den Angehörigen chronisch Kranker sollen die aus der Gemeinschaft erwachsenden Heilungskräfte aktiviert und nutzbar gemacht werden. Die gesellschaftliche Unterstützung ist inzwischen zu einem wichtigen Genesungsfaktor geworden. Unser gesellschaftliches Umfeld ist nicht nur traumatisierend und partiell krankmachend; es hat für das Gemeinschaftswesen Mensch auch unersetzbare heilende Eigenschaften.«

Gesundheit ist auch ein Informationsproblem!

Daß zumindest AIDS (Acquired Immune Deficiency Syndrom) auf einer – noch dazu erworbenen! – Abwehrschwäche beruht, verrät schon der Name. Logischerweise müßte man also danach trachten, die Abwehrkräfte des Körpers zu stärken, um wieder zu gesunden oder gar nicht erst zu erkranken. Und genau das tun die Ärzte und Heilpraktiker der Naturheilkunde. Wohlgemerkt ist bei all diesen Außenseitermethoden, wenn sie tatsächlich seriös sind, *nie* die Rede von einer spezifischen Krebs- oder AIDS-Prophylaxe, sondern es geht immer um eine prinzipielle Stärkung der Abwehrkräfte, damit den Krankheitserregern der Boden entzogen wird und sie gar nicht erst »greifen« können.

Und gerade diese Heiler der Naturheilkunde müssen sich polizeiliche Hausdurchsuchungen gefallen lassen, stehen mit einem Bein im Gefängnis und riskieren, daß ihnen die Praxis geschlossen wird.

»Da Interessengruppen gegen erfolgreiche AIDS-Therapeuten sofort mit Strafanträgen vorgehen – das habe ich persönlich erlebt –, und Gerichte den Klägern recht geben, bin ich selber nur noch bereit, Aids-Kranken zu helfen, wenn mir Schutz durch einen Top-Anwalt zugesichert wird«, erklärt mir einer dieser Therapeuten.

»Wundert Sie das?« fragt die Frau eines Aidskranken, dem von diesem Therapeuten geholfen wurde. »Ein Aidskranker bringt monatlich 50 000 DM, wenn er schulmedizinisch behandelt wird! Einer, der fastet oder Saft trinkt, bringt nichts...« Dabei sind es längst nicht mehr nur die sogenannten Risikogruppen, die an AIDS erkranken. Wie erbarmungslos AIDS-Kranke von ihren Mitmenschen geächtet werden, hat dieses Ehepaar erlebt. Als bekannt wurde, daß Rudolf Dusch AIDS hatte, waren die »Freunde« verschwunden, die Reifen des Autos durchstochen, seinem Kind wurde der Schulbesuch verboten, der Hund vergiftet. Ilka und Rudolf Dusch sind Mitbegründer des Vereins »AIFN«, AIDS-Kranke Freunde der Naturheilkunde (Adresse im Anhang).

(Fragen zu diesem Thema bitte direkt an den Verein richten.)

Allergien – weil unser Immunsystem abgewirtschaftet hat

Bei den Fällen von Allergie, die ich kennengelernt habe, spielten immer seelische Störungen die Hauptrolle, meist kam eine vitalstoffarme Ernährung hinzu. Es ist z. B. bekannt, daß Kinder in einer gestörten Elternbeziehung häufig an Asthma leiden. Ich habe ein Kind erlebt, das blau anlief und bewußtlos umfiel, ohne ersichtlichen Grund. Diese Anfälle hörten spontan auf, nachdem sich die Eltern, die häufig Streit hatten, trennten.

Es gilt also in jedem einzelnen Fall herauszufinden, ob die Ursache einer Allergie lebens- oder/und ernährungsbedingt ist. Diese Ursache gilt es zu beseitigen oder zumindest zu mildern. Bei ernährungsbedingten Allergien empfiehlt sich natürlich die Vollwerternährung. In meiner engsten Familie ist ein jahrelanger, für einen Schauspieler besonders quälender und störender Heuschnupfen nach Umstellung auf Vollwertkost total verschwunden. Da ich um die Wirkung der Vollwertkost gerade bei Allergien weiß, betrübt es mich zutiefst, wenn ich höre, wie Allergiker normalerweise behandelt werden, nämlich desensibilisiert, mit Antihista-

WAS UNS KRANK MACHT – VON INNEN UND VON AUSSEN

minika (zur Schleimhautabschwellung), mit Kalziumpräparaten, mit Cortison. Alles reine Symptom-, keine Ursachenbehandlungen! Und es kommt mir geradezu absurd vor, wenn ich die Tips lese, die zusätzlich zum Pollenwarndienst gegeben werden: von Ende Mai bis Ende Juni die Fenster schließen; wenn die Pappelwolle fliegt, am besten zu Hause bleiben; Sport im Freien meiden; beim Autofahren die Fenster schließen usw., usw., am besten flüchten, ins Gebirge oder ans Meer.

Wie weit haben wir uns von der Natur entfernt, daß solche Warnungen gang und gäbe und scheinbar die einzig möglichen Ratschläge sind! Wie sehr wir unsere Abwehrkräfte abgewirtschaftet haben – und das im wahrsten Sinne des Wortes –, macht die Statistik deutlich: Allein in der Bundesrepublik Deutschland ist rund ein Drittel der Gesamtbevölkerung von einer der zahlreichen Allergieformen betroffen. So zynisch es klingt – dennoch kann sich derjenige, der um seine Allergieauslöser (Hausstaubmilbe, Pollen, Pilze, Metalle, Wohngifte, bestimmte Stoffe in Kosmetika, Nahrungsmitteln oder Medikamenten u. v. a. m.) wenigstens weiß, fast glücklich schätzen. Er kann aktiv etwas unternehmen, um dieser Krankheitsauslöser Herr zu werden. Tausende aber, die zwar allergische Beschwerden haben – Beschwerden, die zur Verzweiflung treiben und die Lebensqualität aufs schwerste beeinträchtigen –, kennen die aktuellen Auslöser ihrer Allergien nicht. Sie sind auf ihr eigenes Beobachtungsvermögen angewiesen, um die »Täter« zu entlarven.

Ich wette mit Ihnen: Wenn Sie Ihre Ernährung auf eine vitalstoffreiche Vollwertkost umstellen und diese auch wirklich einige Jahre durchführen, wenn Sie dazu ernsthaft versuchen, die lebensbedingten Spannungen sowie Umweltbelastungen soweit wie möglich auszuschalten, brauchen Sie auf Dauer keine Katzenhaare und keine Blütenpollen mehr zu fürchten. Apropos Katzenhaare – ein Beispiel, wie eng seelische und körperliche Zustände miteinander verknüpft sind:

An dem Tag, da ich meiner Schwiegermutter eröffnete, daß ich mich scheiden lassen würde, bekam sie ihren ersten Asthmaanfall. Als Ursache wurden Katzenhaare diagnostiziert!

Die Haare unseres auch von ihr geliebten Kätzchens hatten ihr jahrelang nicht das geringste ausgemacht. Allein die Aufregung über die angekündigte Scheidung genügte, um ihre Widerstandskraft so zu schwächen, daß die bisher harmlosen Haare einen Asthmaanfall auslösen konnten.

Nicht am Blutdruck herumdoktern!

Es gab Zeiten – und ich möchte sie nicht missen –, da war ich glücklich, daß ich Blut spenden durfte und für den halben Liter Blut dreißig Mark und ein warmes Mittagessen bekam.

In unregelmäßigen Abständen gehe ich auch heute noch Blut spenden, obwohl mein Blutdruck seit eh und je niedrig war: »Was, 100 zu 75? Da fallen Sie uns ja um!« sagte der Sanitäter einmal und bot mir mitleidig, statt mir Blut abzuzapfen, gleich das Glas Rotwein an, das er normalerweise nach der Prozedur an die Spender verteilt.

Was der Sanitäter nicht wußte: Mein Blutdruck war und ist immer niedrig, ich bin eine Vagotonikerin. Die Werte 100/75 sind für mich normal. Bei der Beurteilung des Blutdrucks spielt nämlich eine Rolle, welchem Menschentyp jemand zuzuordnen ist: Vagotoniker oder Sympathikotoniker. Innerhalb des vegetativen Nervensystems wird ein sympathischer und ein parasympathischer Anteil unterschieden, der letztere auch »Vagus« genannt. Bei manchen Menschen überwiegt von Natur aus der Sympathikus, bei anderen der Vagus (Parasympathikus).

Der Blutdruck des Sympathikotonikers ist von Natur aus höher, der des Vagotonikers von Natur aus niedriger. Für den Sympathikotoniker sind (Ruhe-)Werte von 140/90 noch normal, für den Vagotoniker (Ruhe-)Werte von 100/70. »So gibt es nicht wenige Vagotoniker, die ständig wegen ihres (normalen) Blutdrucks, der irrtümlich als zu niedrig angesehen wird, in Behandlung sind, und bei denen alle möglichen anderen Symptome auf diesen zu niedrigen Blutdruck zurückgeführt werden. Da für diese Menschen der niedrige Druck normal ist und der Kreislauf und das Herz auf diese Verhältnisse eingestellt sind, bedeutet jeder Versuch, den Blutdruck durch Medikamente künstlich hochzudrücken, einen Eingriff in die Kreislaufregulierung, die für den Kranken nur Nachteile bringt«, schreibt Dr. M. O. Bruker.

Ist der Blutdruck nun aber nach Berücksichtigung dieser Sachlage tatsächlich abnorm hoch oder niedrig, muß nach der Ursache geforscht werden, die übrigens immer in der Lebensführung liegt. Es ist sicher falsch, zu blutdrucksenkenden oder -erhöhenden Medikamenten zu greifen, weil damit ja nur das Symptom, nämlich der zu hohe oder niedrige Druck, und nicht dessen Ursache behandelt würde. Genau diese Verwechslung von

Ursache und Wirkung ist einer der Gründe, weshalb kranke Menschen sich nicht intensiver um die Wurzeln ihrer Beschwerden kümmern und Eigeninitiative ergreifen.

Dazu darf ich noch einmal Dr. M. O. Bruker zitieren: »Die Ursachen einer Krankheit liegen immer in der Lebensführung... außerhalb des Menschen: in körperlichen oder seelischen Belastungen, in Ernährungsfehlern, in Genußmitteln, in schädlichen Einflüssen giftiger Stoffe, die durch Nahrungsmittel, durch das Wasser, die Luft oder das Medikament dem Körper zugeführt werden.«

Also nochmal: nicht am Blutdruck herumdoktern!

Zur Kräftigung und Normalisierung von Herz- und Kreislauf empfehlen sich:
– Kneipp-Anwendungen
– Sauna
– Umstellung der Ernährung auf Vollwertkost (bei zu hohem Blutdruck auf reine Frischkost)
– Weglassen aller Genußgifte wie Kaffee, schwarzen Tee, Alkohol
– Kräutertees.

Über alle diese Methoden erfahren Sie im nächsten Kapitel mehr.

Depressionen und Ängste

Von Depressionen kann ich ein Lied singen. Ich bin sozusagen mit ihnen aufgewachsen. Die Geburtstage meiner Kindheit fielen entweder auf den Buß- und Bettag oder auf den Totensonntag – vielleicht auch ein Grund, warum ich später nie Lust hatte, sie zu feiern. Draußen war alles grau in grau, meistens hat es geregnet, die Leute gingen schwarz gekleidet mit Regenschirmen zum Friedhof, um ihre Gräber zu schmücken. Und da Vater Lehrer war, und unser Schulhaus neben dem Friedhof lag, erlebte ich noch dazu unfreiwillig sämtliche Beerdigungen mit.

Die Ärzte unterscheiden je nach Schwere der Erkrankung zwischen »normalen« Depressionen (die sich nur wenig von den Gefühlsschwankungen der meisten Menschen unterscheiden), denen, die »behandlungsbedürftig« sind und schließlich den »schweren« Depressionen, die einen

Klinikaufenthalt erforderlich machen. Meine Ratschläge beziehen sich selbstverständlich nur auf die erste Gruppe der sozusagen »normalen« Depressionen.

Da seien nun folgende Behandlungsmethoden empfohlen:
– Vollwerternährung
– Heilfasten
– Trockenbürsten
– Kneipp-Anwendungen
– Yoga und Meditation
– Bachblüten
– homöopathische Mittel
– Untersuchung des Schlaf- und Arbeitsplatzes auf Erdstrahlen (sehr wichtig!)
– positives Denken.

Viele werden den Zustand kennen: Die Sonne scheint, die Vögel zwitschern, krank ist man auch nicht – und dennoch geplagt von einer tiefen, tiefen Verzweiflung, so daß man am liebsten tot sein möchte. Und nicht weiß, warum.
Wenn ich meine Depressionen rückblickend analysiere, so lag ihnen immer fehlendes Selbstwertgefühl zugrunde. Die Sehnsucht, mehr geliebt zu werden, führt zu Ängsten und ständiger Rastlosigkeit, die es unmöglich macht, den Augenblick – das Hier und Jetzt – zu genießen.
Für Depressionen gilt dasselbe wie für alle anderen Krankheiten: Die Ursache herausfinden und versuchen, sie abzustellen. Häufig spielen nicht ausgelebte, verdrängte Aggressionen eine Rolle. Es ist besser, mal einen Wutausbruch zu kriegen, als immer alles hinunterzuschlucken! Das muß man, wenn man es nicht von klein auf geübt hat, regelrecht trainieren. Am besten hilft da eine Gruppentherapie.

Träume

Vieles, was verdrängt und ins Unterbewußte abgeschoben wurde, kommt dann im Traum als Signal zu uns. Man sollte sich freuen, wenn man noch

WAS UNS KRANK MACHT – VON INNEN UND VON AUSSEN

träumen kann bzw. sich an seine Träume erinnert. Wenn ich unter besonders starken Lebensängsten litt, konnte ich nicht mehr träumen. Im Urlaub dagegen träumte ich einen »Großtraum« nach dem anderen. Die Inhalte wiederholten sich: Ich stehe auf der Bühne, der Vorhang soll aufgehen – aber ich kenne den Text nicht, den ich sprechen soll; alle Schauspieler haben ihre Kostüme an, nur ich nicht – ich muß mir irgendeinen Fetzen aus dem Kostümfundus heraussuchen und notdürftig überwerfen. Ich komme zu spät zur Probe oder auf die Bühne, weil ich wieder einmal von irgend jemandem aufgehalten worden bin ... ich bin bereit für eine Fernsehaufnahme, jemand holt mich weg, will etwas von mir, lenkt mich ab. Als ich wieder zurückkomme, sind die Aufnahmen in vollem Gange, eine andere Schauspielerin spielt meine Rolle – ich finde, daß sie besser ist, als ich es gewesen wäre, ziehe mich zurück ...

Nach besonders streßreichen Monaten leitete folgender Traum eine ganze Traumserie ein, worin ein Alptraum den anderen jagte: Am Himmel hoch oben fliegt eine Art Surfer. Ich schaue ihm zu – er stürzt ab, Mensch und Surfbrett zerschellen am Boden – und ich weiß, der Surfer bin ich. Ich betrachte mein eigenes Scheitern ...

Es ist dunkel, ich muß von München nach Salzburg radeln, habe aber nur ein elendes altes Fahrrad zur Verfügung, das keine Lenkstange besitzt – an der Lenksäule hängen statt dessen zwei Lumpen zum Anfassen. Und dieses Vehikel wird mir auch noch weggenommen – »es gehört meinem Vater!« sagt ein kleiner Junge aufgebracht zu mir. Wen kann ich anrufen, wer könnte mir helfen, mich abholen? frage ich mich verzweifelt. Und niemand fällt mir ein. Und immer wieder falle ich ins Wasser. In einer Nacht zweimal hintereinander der gleiche Traum. Einmal falle ich rückwärts in ein eher seichtes Gewässer, einmal stehe ich mit meinem Freund auf einem Steg, jemand schubst mich nach vorn in den Abgrund, ich falle etwa 100 Meter tief und gehe unter. Mein Freund zuckt mit den Achseln und geht weg – er hat keine Zeit. Ich kämpfe mutterseelenallein mit den Fluten.

Immer wieder Minderwertigkeitskomplexe, Verlassenheitsängste in einem äußerlich doch so tollen Leben.

Vielleicht ein kleiner Trost für Sie, der/dem es ähnlich geht?

> Um Ängste zu bewältigen, muß man das Loslassen üben, das Sich-und-Anderen-Vergeben. Ich habe sehr gute Erfahrungen mit folgender Übung gemacht, deren Sätze man am besten laut spricht, jeden Abend vor dem Einschlafen:
>
> – Ich vergebe allen, die mich in meinem Leben bewußt oder unbewußt beleidigt, gekränkt oder anderweitig verletzt haben...
> – Ich bitte alle diejenigen um Vergebung, die ich selbst bewußt oder unbewußt beleidigt, gekränkt oder sonstwie verletzt habe...
> – Ich vergebe mir selbst für alles, was ich im Leben nicht perfekt gemacht habe...
> – Gott hat mich als perfektes Wesen geschaffen, und ich darf Fehler machen, um daraus zu lernen und daran zu wachsen.
> – Ich vergebe aufrichtig und von ganzem Herzen.
> – Ich bin in Frieden mit dem Leben.
> – Die Welt ist sicher und freundlich.
> – Ich lebe im Hier-und-Jetzt, jeder Augenblick ist neu und schön.
> – Ich lasse freudig die Vergangenheit los.
> – Ich erkenne meinen Wert.
> – Ich liebe und akzeptiere mich.

Unter den vielen ernährungsbedingten Krankheiten, auf die hier nicht in aller Ausführlichkeit eingegangen werden kann, möchte ich eine herausgreifen, die wie kaum eine andere erkennen läßt, daß ihr Ursprung in einer vitalstoffarmen Ernährung liegt:

Diabetes mellitus oder die Zuckerkrankheit

ist eine Stoffwechselkrankheit, die auf einer Störung des Kohlenhydratstoffwechsels beruht. Der Organismus ist nicht mehr imstande, den Zucker und die zuckerbildenden Stoffe, die ihm mit der Nahrung zugeführt werden, richtig zu verwerten.
Der Name Diabetes stammt aus dem Griechischen und bedeutet etwa

WAS UNS KRANK MACHT – VON INNEN UND VON AUSSEN

»häufiges Hingehen« (zum Klo), »mellitus« heißt honigsüß – ein Hinweis darauf, daß die Krankheit mit Süßem, d. h. mit Zucker, zu tun hat. Der Zuckerkranke gehört unbedingt in die Behandlung eines Ganzheitsmediziners.

Der wird ihm raten, alle Fabrikzuckerprodukte wegzulassen und sich auf vitalstoffreiche *Vollwerternährung* umzustellen. Bei Völkern, die keine Industrienahrung verzehren, kommt der Diabetes nicht vor!

Die Spätfolgen der Diabetes mellitus waren und sind auch heute noch verheerend: Gliedmaßenverlust durch Zuckerbrand (Gangrän), Erblindung, Nierenversagen, Sensibilitätsverlust, Impotenz, Zahnverlust, Arteriosklerose und Unwirksamwerden der blutzuckersenkenden Medikamente. Die Zahl der jährlichen Todesopfer dieser Krankheit übersteigt die der Unfallopfer bereits um 46%. Man schätzt die Zahl der Erkrankten auf ca. 3 Millionen.

Wie alle ernährungsbedingten Krankheiten tritt auch die Zuckerkrankheit nicht plötzlich auf, sie braucht Jahre bzw. Jahrzehnte, bis sie »ausbricht«. Wenn heute tragischerweise schon Kinder zuckerkrank sind, so kommt falsches Ernährungsverhalten der Eltern, eventuell sogar der Großeltern, zum Tragen. Die Sünden der »Alten« büßen die »Jungen«. Vor ungefähr 100 Jahren begann mit der Industrialisierung der katastrophale Weg in die Fehlernährung. Wir gehören also bereits zur 3. Generation der Fehlernährten!

Wie sehr der Zuckerverzehr in den letzten Jahren zugenommen hat, beweist erschreckend folgender Vergleich:

Zuckerverbrauch pro Kopf und Jahr in Deutschland:
1836: 2,5 kg, 1909: 17,5 kg, 1929: 26,5 kg, 1973: 37,0 kg, 1980: 44,0 kg.

Ähnlich viel oder sogar noch mehr Zucker pro Kopf und Jahr wird gegenwärtig nur noch verzehrt in Schweden (53,69 kg), Australien (51,30 kg), Großbritannien (50,67 kg) und Holland (40,24 kg).

Wie sehr die Konsumgewohnheiten offenbar vom Stand der »vielgepriesenen« Zivilisation abhängig sind, zeigt die Statistik in absteigender Linie: Südafrikanische Union (26,37 kg), Algerien, Marokko, Tunesien (19,98 kg), Ägypten (9,18 kg), übriges Afrika (1,66 kg) und China (1,44 kg). (Informationsquelle: »Diabetes und seine biologische Behandlung« von Dr. M. O. Bruker.)

WAS UNS KRANK MACHT – VON INNEN UND VON AUSSEN

Pro Tag verzehrt der Bundesbürger etwa 140 Gramm Zucker, meldet stolz die Zuckerindustrie: Allein in 1 Liter Coca Cola ist der Zuckergehalt so hoch, daß er etwa 40 Stück Würfelzucker entspricht. Verheerende gesundheitliche Folgen für unsere Kinder und Jugendlichen: Bedenkt man, daß der Zucker ein Vitamin- und Kalkräuber ersten Ranges ist, kann jeder ermessen, welche verheerenden Schäden er im Laufe der Jahre im Organismus anrichtet.

Auf kohlenhydrathaltigen Lebensmitteln, wie z. B. Brot, liest man häufig den Ausdruck »BE«. BE heißt »Broteinheit«, d. h., BE ist die Mengenangabe für kohlenhydrathaltige, sprich zuckerbildende Nahrungsmittel, von denen der Zuckerkranke nur gewisse Mengen zu sich nehmen darf. Den Patienten wird oft eine Tabelle in die Hand gedrückt, in der die Äquivalentwerte für die BE angegeben sind. Soundsoviel BE darf er täglich haben – nach der Tabelle kann er beliebig austauschen, so können statt 25 g Weiß- oder Graubrot 30 g Vollkornbrot oder 60 g Kartoffeln eingesetzt werden.

Damit Sie gar nicht erst zuckerkrank werden, sollten Sie sich vitalstoffreich ernähren und alles, was Fabrikzucker enthält, strikt meiden. Das gilt natürlich besonders, wenn die Krankheit bereits ausgebrochen ist.

Dr. Bruker gibt in seinem Buch zwar eine Austauschtabelle für Broteinheiten an, hält sie aber im Rahmen einer frischkostreichen Vollwerternährung für weitgehend entbehrlich. Eine solche Tabelle gibt nur einen gewissen Anhaltspunkt, ist aber nicht wirklich wissenschaftlich exakt, da die Verwertbarkeit der Nahrungsmittel »auch in erheblichem Maß von den biologischen Wirkstoffen abhängig ist, die außerdem in den Lebensmitteln enthalten sind. Wenn z. B. ein roher Apfel von 100 g Gewicht 15 g Zucker enthält, so entspricht dessen Wirkung eben nicht der von 15 g Fabrikzucker. Außerdem besteht ein wesentlicher Wirkunterschied, ob die angeführten Gemüse und das Obst in roher Form als Lebensmittel oder in gekochter Form als Nahrungsmittel verzehrt werden.« Praktisch bedeutet das, daß die rohen Gemüse *nicht* BE-pflichtig sind!

Dr. Bruker ist der Meinung, daß eine Beschränkung nur Getreideprodukte betrifft, ferner Kartoffeln und das süße Obst, und da genüge es zu wissen, daß eine BE 30 g Vollkornbrot bzw. 30 g eines Vollkornproduktes, 60 g Kartoffeln oder einem mittelgroßen Apfel entspricht; ein aus 50 g Korn bereiteter Frischkornbrei also etwa 2 BE beinhaltet.

WAS UNS KRANK MACHT – VON INNEN UND VON AUSSEN

»Honig ist zwar kein industriell hergestelltes Produkt, sondern infolge des Gehaltes an Enzymen ein lebendiges Lebensmittel, soweit er nicht erhitzt wurde, um ihn flüssig zu halten. Er besteht aber zu 75% aus einem Gemisch von Frucht-, Trauben- und Rohrzucker. Infolge dieser hohen Konzentration ist er natürlich für den Zuckerkranken nicht geeignet. In leichten Fällen ist er in kleinen Mengen erlaubt, in schweren Fällen von jugendlichem Diabetes sollte er ganz gemieden werden. Die Menge muß in jedem Fall individuell festgelegt werden, da sie sich auch nach der Zusammensetzung der Gesamtnahrung richtet.«

Zusammenfassend gilt, was für alle ernährungsbedingten Krankheiten zu sagen ist: »Beobachtungen an Zuckerkranken, die längere Zeit streng nur von Frischkost lebten, haben gezeigt, daß diese Kostform eine Art Heilkost darstellt, da sich dabei eine ständig zunehmende Besserung der Stoffwechsellage einstellt.«

Ein Kuriosum am Rande. Seit dem Altertum ist bekannt, daß Diabetes auf einer Ernährungsstörung beruht und durch Umstellung der Ernährung und Diät beeinflußt werden kann. Witzigerweise berichtete darüber ausgerechnet eine CIBA-Zeitschrift (48/51), ich zitiere:

»Zu Beginn des 11. Jahrhunderts hatte der arabische Arzt Avicenna (980–1037) auf den süßen Geschmack des Diabetikerharns hingewiesen. Er gab auch Vorschriften zur Behandlung der Zuckerkranken. Eine Nachprüfung seiner Rezepte in neuerer Zeit ergab, daß sich mit dem verordneten Gemisch von Lupinen, Bockshornklee und Zitwersamen tatsächlich eine beträchtliche Herabsetzung der Zuckerausscheidung erreichen läßt.«

Über einen fast unglaublich anmutenden Heilerfolg durch Umstellung auf Vollwerternährung nach einem Jahrzehnte dauernden Diabetes berichtet Frau Grete Frühwirt aus Wien. Ich zitiere aus ihrem Brief:

»...habe ich sofort versucht, mit Sauerteig ein Roggenbrot zu backen. Es ist mir auf Anhieb so gut gelungen, daß mein Mann begeistert war, ... auch von den Gewürzen und vom Topinambur (den ich bereits im Garten angebaut habe!). Heute ist der Zuckerbefund von unserem Hausarzt gemacht worden. Die Gattin des Arztes hat dreimal auf das Gerät geschaut, weil sie es nicht für möglich hielt: 122! Mein Mann ist glücklich! Wir werden weiter Vollkornrezepte ausprobieren und so weit wie möglich bei dieser Kost bleiben... Genau wissen wir natürlich nicht, ob nur die

WAS UNS KRANK MACHT – VON INNEN UND VON AUSSEN

Vollwertkost am niedrigen Zuckerwert schuld ist, denn wir haben noch etwas gemacht: Wir haben in der Reformabteilung Topinambur-Saft entdeckt. Von diesem Saft hat er die letzten 10 Tage je ein Likörglas getrunken. Ob das vielleicht so stark gewirkt hat? Mein Mann ist auf alle Fälle entschlossen, so weiter zu machen. Die Ärztin sagt, ein so niedriger Zuckerwert, fast normal, nach fast 30 Jahren Diabetes-Krankheit, das ist sagenhaft...«

Die aus Amerika stammende Topinambur-Knolle, die übrigens auch bei uns anbaubar ist, ähnelt unserer Kartoffelknolle und ist *das* Gemüse für den Diabetiker! Das in der Knolle enthaltene Inulin soll insulinbildend wirken. Die äußerst anspruchslose Pflanze gehört zur Familie der Sonnenblumen (ist also trotz der äußeren Ähnlichkeit nicht mit der Kartoffel verwandt) und holt sich ihre Nahrung auch noch aus dem armseligsten Boden. Sie beschenkt unseren Organismus reichlich mit Kalk und Kieselsäure – ist also eine Wohltat für die Haut, Haare, Nägel, Knochen und Bandscheiben.

In der Bundesrepublik Deutschland zählt man etwa eine halbe Million insulinpflichtiger Diabetiker, und die Zahl steigt ständig. Tierische Bauchspeicheldrüsen, aus denen das Insulin bisher gewonnen wurde, stehen nur in begrenzten Mengen zur Verfügung, so daß man nun Insulin aus einem genetisch veränderten Organismus, einem Darmbakterium, gewinnen will. Natürlich ein Grund für die Pharma-Industrie, die Gentechnik zu forcieren – Milliardengewinne locken, die Zahl der Diabetiker wird weiterhin steigen, weil die Ursachen für die Krankheit – nämlich die falsche Ernährung – verschleiert werden...

Ein besonders krasser Fall: Eine Tierschützerin rief mich an und erzählte so nebenbei, ihr Mann sei zuckerkrank, habe bereits beide Beine verloren und sei blind geworden – höre aber nicht auf mit dem Rauchen. Sie selbst leide an einer Störung der Bauchspeicheldrüse.

Ich fragte natürlich, wie die Familie sich ernähre. »Wir dürfen alles essen«, war die Antwort. »Auch Zucker?« wollte ich wissen. »Auch Zucker«, sagt der Arzt.

Als ich in der Serie »Das Traumschiff« mitspielte, wimmelte es an Bord geradezu von Ärzten. Zu vorgerückter Stunde »beichtete« mir einer von ihnen, sie seien alle – mit ihren Ehefrauen – zu dieser Luxusreise von einer Pharmafirma eingeladen worden.

»Dann werden Sie wohl, wenn Sie nach Hause kommen, Ihren Patienten auch die Produkte dieser Firma empfehlen?« fragte ich meinen Gesprächspartner, was er lachend bejahte. Und auf meine Frage, wie denn diese Haltung mit dem hippokratischen Eid vereinbar sei, zuckte er nur die Schultern.

Während dieser Unterhaltung war in der Ferne die brasilianische Küste in gespenstisches Rot getaucht. Die Wälder brannten, Hunderte von Kilometern weit. Die Kleinbauern werden aus ihren Häusern vertrieben und die Brände absichtlich gelegt, damit noch mehr Fläche frei wird für noch mehr Viehweiden, für noch mehr Steaks...

Können Erdstrahlen krank machen?

Diese oft gestellte Frage muß mit einem klaren Ja beantwortet werden. Da können die ewig Wissenschaftsgläubigen und berufsmäßigen Skeptiker noch so heftig mit dem Kopf schütteln oder den berühmten »Vogel« zeigen. Ich werde dieses Thema besonders ausführlich behandeln, weil Erdstrahlen und Magnetfelder fast alle Arten von Beschwerden und Erkrankungen auslösen können – je nachdem, wo die »Schwachstellen« in unserer Konstitution liegen.

Hätte vor hundert Jahren ein Normalbürger vorausgesagt, es werde bald Apparate geben mit Knöpfen, auf die man nur zu drücken brauche, um wahlweise einen Mann auf dem Mond landen oder den US-Präsidenten im Weißen Haus eine Rede halten oder Haifische und Schildkröten sich im Indischen Ozean unter Wasser tummeln zu sehen – er wäre für verrückt erklärt oder zumindest ausgelacht worden. So geht es heute noch oft den Pendlern und Wünschelrutengängern. Und doch ist der oben beschriebene Fernseher eine Realität, die sich bei uns in fast jedem Wohnzimmer findet...

Es gibt wohl vieles, was wir als nicht existent ableugnen, nur weil wir es – vielleicht nur mangels erforderlicher Apparate und Knöpfe – (noch) nicht

sichtbar machen können. Mir fällt dabei eine Strophe aus dem Lied »Der
Mond ist aufgegangen« ein, so einfach, so schön, so wahr:

> »Siehst du den Mond dort stehen,
> er ist nur halb zu sehen,
> und ist doch rund und schön ...
> so sind gar manche Sachen,
> die wir getrost verlachen,
> weil unsre Augen sie nicht sehen ...«

Nach Tschernobyl haben wohl auch diejenigen, die es bis dato nicht
glauben wollten, einsehen müssen, daß es Dinge gibt, die existieren,
obwohl sie nicht zu sehen, zu riechen, zu spüren sind, daß Radioaktivität
mit ihren Strahlen Krankheit und Tod bringen kann. Auch Erdstrahlen
können das.
»Mein neugebautes Haus hat meine Frau umgebracht«, erzählte mir ein
Bekannter. »Vorher kerngesund, bekam sie Leberkrebs. Leider erst viel
später habe ich das Haus von einem Radiästesisten untersuchen lassen –
ihr Bett lag genau über einer geopathischen Zone.«

Pendeln und Rutengehen
Vor Jahren noch als Spinner verlacht, werden Pendler und Rutengeher
heute zunehmend auch von seriösen Ärzten zu Rate gezogen, um Schlaf-
und Arbeitsplätze von Patienten zu untersuchen, ja oft pendeln und
rutengehen die Ärzte sogar selbst, wenn auch meist heimlich. Pendeln
und Rutengehen wird langsam salonfähig.
Eine der bekanntesten österreichischen Rutengängerinnen, Frau Käthe
Bachler, hat Hunderte von Schulbänken bzw. ihre Plätze untersucht und
Kinder durch simples Umsetzen auf einen anderen, strahlenfreien Sitz-
platz von schweren Störungen und Krankheiten befreien können.
Ich habe Frau Bachler zu einigen ihrer Patienten begleiten dürfen, und sie
hat mich dabei in die »Geheimnisse« von Pendel und Rute eingeweiht.
Dabei stellte ich fest, daß Rutengehen und Pendeln alles andere als eine
Geheimwissenschaft ist, von jedem sensiblen Menschen durchzuführen.
Wenn man begriffen hat – was ja auch die moderne Physik bestätigt –, daß
alles, auch alle Materie, aus Schwingungen besteht, ist leicht zu verste-

WAS UNS KRANK MACHT – VON INNEN UND VON AUSSEN

hen, daß es nur der entsprechenden Apparate bedarf, um diese Schwingungen sichtbar zu machen. Solche Apparate sind eben auch Pendel und Rute.

Gustav Freiherr von Pohl, der vor 50 Jahren die geobiologische Forschung begründete, schrieb: »Für die Gesundheit des Menschen ist der Untergrund seines Hauses ausschlaggebend. Viele Krankheiten entstehen nur durch Erdstrahlen.

Es gibt kaum Menschen, deren Organismus auf die Dauer nicht unter dem schädlichen Einfluß der Erdstrahlen leidet, wenn sie in bestrahlten Betten schlafen oder ihr Arbeitsplatz, an dem sie den ganzen Tag sitzen oder stehen, bestrahlt ist. Ausnahmen habe ich in 30jährigen Untersuchungen bisher nur bei sehr robusten Naturen im besten Lebensalter gefunden, und auch nur dann, wenn die Stärke der Strahlung nicht über 8 meiner Skala hinausging.«

Die *Beschwerden* äußern sich in nervösem Kribbeln, in Schlaflosigkeit, Nachtschweiß, Müdigkeit und Abgeschlagenheit am Morgen, Appetitlosigkeit, Erbrechen, Lebensunlust, Nervosität, Krämpfen und Herzklopfen, in schlimmen Fällen bis hin zu Lähmungen und schweren Depressionen.

Manchmal genügt eine Verschiebung des Bettes oder Arbeitsplatzes um nur einige Zentimeter, und es ist eine sofortige Befreiung von den störenden Symptomen zu bemerken.

Ich habe mehrere Rutengänger im Haus gehabt, von allen wurde festgestellt, daß ich mit dem Oberkörper direkt über einer Kreuzung von zwei Wasseradern lag. Das Schlafzimmer war so klein, daß ich das Bett nicht umstellen konnte. Es wurde alles mögliche ausprobiert, eine Kupferspirale unter und ein Schafwollfell ins Bett gelegt, eine mit Wasser gefüllte Kupferschüssel unter das Bett gestellt – die Strahlung blieb, ich konnte nicht schlafen, zappelte im Bett herum, als läge ich in einem Ameisenhaufen.

Schließlich ließ ich einen Bagger kommen und die beiden armdicken Bäche, die tatsächlich unter dem Haus durchflossen, umleiten. Außerdem wurde der Fußboden herausgerissen und eine dicke Korkschicht unterlegt, jedes bißchen Metall aus dem Bett entfernt und jedes bißchen Kunststoff; schließlich noch ein Entstörungsgerät im Keller aufgestellt. Diese Entstörungsgeräte sind zwar umstritten: Ich bilde es mir aber nicht nur ein, sondern ich kann es sowohl mit Rute wie mit Pendel spüren, daß mein Bett jetzt störungsfrei ist.

Gelegentlich mache ich mir die Mühe – oder richtiger, den Spaß – einer Kontrolle, mit Hilfe eines Blindversuchs: Ein Besucher stellt irgendwann das ans Stromnetz angeschlossene Entstörungsgerät aus, ohne daß ich weiß, wann. Und jedesmal bekomme ich die Bestätigung, daß das Gerät wirksam ist – Rute und Pendel reagieren unterschiedlich, je nachdem, ob es eingeschaltet ist oder nicht.

Manche Radiästhesisten, wie der Rutengänger wissenschaftlich genannt wird, halten von Entstörungsgeräten meist gar nichts, lassen nur eine Umstellung von Bett und Arbeitsplatz auf eine störungsfreie Zone gelten. Und das ist natürlich auch das Einfachste und Einleuchtendste, vorausgesetzt man hat die Möglichkeit und den Platz, auszuweichen. Bereits beim Hausbau müßte ein professioneller Radiästhesist zu Rate gezogen werden, wie das früher gang und gäbe war. In China wurde die Rute zu diesem Zweck schon vor 4000 Jahren benutzt.

Geopathische Zonen

An einigen typischen Zeichen kann der aufmerksame Beobachter leicht herausfinden, wo eine geopathische Zone vorliegt und wo ein Platz strahlenfrei ist. Es gibt Pflanzen und auch Tiere, die sich auf geopathischen Zonen wohlfühlen, die meisten fliehen sie aber.

Zu denen, die sich auf Störzonen wohlfühlen, gehören Eiche, Lärche, Weide, Holunder und Mistel, bei den Tieren Katzen, Ameisen, Eulen, Schlangen und Bienen. Strahlenflüchter dagegen sind Hunde, Schafe, Hühner, Schwalben, Störche und Fische; Buche, Linde, Birke, Kiefer, Tanne und Apfelbaum auf Störzonen kränkeln. Da der Baum seinen Platz schlecht verlassen kann, wenn er ihm nicht behagt, versucht er auszuweichen, indem er sich mit Stamm und Zweigen regelrecht wegwindet, man kann das gerade bei Apfelbäumen beobachten. Auch Krebsgeschwülste am Baum lassen darauf schließen, daß er auf einer geopathischen Zone steht.

Der Lieblingsplatz Ihrer Katze befindet sich wahrscheinlich auf einer geopathischen Zone. Ihr Hund dagegen wird sein Körbchen meiden, sollte es zufällig auf einem solchen Platz stehen. Vögel bauen ihre Nester nie über geopathischen Zonen. Wo der »Klapperstorch« nistet, freut man

WAS UNS KRANK MACHT – VON INNEN UND VON AUSSEN

sich auf gesunden Nachwuchs... Sind Haustiere auf geopathischen Plätzen wie z. B. in Ställen angebunden, führt das zu Unfruchtbarkeit, Lähmungen, Fehlgeburten, Seuchen, hohem Futterverbrauch bei geringer (Milch-) Leistung (z. B. bei Kühen), Unruhe im Stall, verminderter Lebensdauer.

Ein bekannter Rutengänger erzählte mir, daß er in Wien die Häuser einer ganzen Straßenseite zu untersuchen hatte, wo eine Frau nach der anderen eine Fehlgeburt erlitt. Unter all diesen Wohnungen flossen regelrechte Bäche.

In meiner Umgebung habe ich folgende Fälle von Krankheiten durch geopathische Zonen erlebt: Ein künstlerisch tätiger Mensch verfiel in schwere Depressionen und landete in der Psychiatrie. Der Psychiater ließ einen Rutengänger Schlaf- und Arbeitsplatz des Patienten untersuchen – beide lagen über Kreuzungen! Schlaf- und Arbeitsplatz wurden auf eine störfreie Zone verlegt – der Mann war geheilt!

Eine junge Bäuerin im Nachbardorf, Mitte 20, litt an schwersten Depressionen und mußte sich in psychiatrische Behandlung begeben. Nichts half. Die Mutter war einige Jahre vorher, nur Mitte 40, einem Herzleiden erlegen. Die bis dahin gesunde Tochter schlief seit dem Tod der Mutter in deren Bett. Ich empfahl ihr, einen Rutengänger zu Rate zu ziehen – er stellte fest, daß das Bett, in dem zuerst die Mutter, später die Tochter erkrankt war, über einer Kreuzung stand. Das Bett wurde umgestellt, das Mädchen war praktisch sofort wieder gesund und lebenslustig wie früher.

Ein anderer Rutengänger erzählte mir, daß in einem von ihm untersuchten Haus die ganze Familie krank war, mit Ausnahme der alten Eltern. Alle Betten standen auf Störzonen – die alten Leute aber schliefen im Gegensatz zur übrigen Familie auf Strohsäcken. Stroh, genau wie Schaffelle und Kork, soll ungünstige Strahlen neutralisieren.

Ein besonders tragischer Fall ereignete sich in der Familie eines bekannten österreichischen Zahnarztes. Schulmediziner durch und durch, allem »Spinnerten« wie Ganzheitsmedizin, Vollwerternährung oder gar so etwas Obskurem wie Erdstrahlen oder Rutengehen abhold, mußte er erleben, daß eines seiner Kinder im Alter von 6 Jahren an Leukämie erkrankte. Es wurde festgestellt, daß das Kind auf einer Störzone schlief. Es hatte schon immer so merkwürdig in seinem Gitterbettchen gelegen, völlig zusammengekrümmt in einer Ecke – »wir haben noch darüber gelacht und die Kleine fotografiert«, berichtete der Vater.

WAS UNS KRANK MACHT – VON INNEN UND VON AUSSEN

Inzwischen ist er von den Einflüssen der Störfelder überzeugt, hat eine große Kampagne zum Erkennen und Heilen des Krebses bei Kindern ins Leben gerufen, wobei auch die Rute zum Testen von Schlaf- und Arbeitsplatz eine Rolle spielt.

Wer es immer noch nicht glauben will – auch an den Universitäten Graz, Hannover und Heidelberg wurden Platzwahlversuche mit Mäusen, Ratten, Kaninchen, Meerschweinchen und Hühnern angestellt, die alle bestätigten, daß diese Tiere geopathische Zonen verließen, wenn sie konnten.

Offenbar werden aus (unerklärlichen?) Gründen ganze Landstriche von Depressionen heimgesucht. So soll sich eine Art »Selbstmordgürtel« von München über Österreich nach Ungarn ziehen.
Es wäre eine Studie wert, ob parallel zu diesem Selbstmordgürtel vielleicht ein Netz von Störfeldern verläuft ...

Auch mich erwischt sie gelegentlich noch, die sogenannte Erkältung

Immer liegt ihr ein Fehlverhalten zugrunde: zu wenig Schlaf, psychische Überanstrengung, überheizte Räume, Ernährungsfehler. Wie wäre es sonst zu erklären, daß der eine die Erkältung bekommt, der andere, der denselben »Bedingungen« ausgesetzt war, aber nicht? Man sagt, »der Tod sitzt im Darm« – auch die Erkältung sitzt da!

Es gibt Sofortmaßnahmen, die man ergreifen sollte, wenn die ersten Anzeichen der Erkältung auftreten.

Sie alle kennen die Symptome: ausgetrocknete Nasenschleimhäute, dicker Kopf, Schluckbeschwerden, Halsschmerzen, geschwollene Mandeln oder Mandelreste ... Ich nehme zur Stärkung der Abwehrkräfte Echinacea, im Handel auch als Echinacin, Echinatruw oder Pascotox erhältlich. Vorbeugend nimmt man dreimal täglich 20 Tropfen der Droge in einer Flüssigkeit ein. Wenn es bereits »brennt«, zur Stoßbehandlung einmal 40 Tropfen, anschließend alle 1 bis 2 Stunden 20 Tropfen. Manchmal hilft das schon, Ihrer beginnenden »Erkältung« den Garaus zu machen. Das-

WAS UNS KRANK MACHT – VON INNEN UND VON AUSSEN

selbe gilt für das Komplexmittel »Infludo« der Firma Weleda, das u. a. Aconitum, Bryonia, Eucalyptus und Phosphoruas in homöopathischen Dosen enthält. Anfangs stündlich 10 Tropfen nehmen.

Weitere Maßnahmen:

1. Fasten. Unter Umständen genügt es, wenn Sie das Abendessen ausfallen lassen und statt dessen einen Einlauf machen. Ein Einlauf mit warmem Kamillentee wirkt nicht nur der Erkältung entgegen, sondern bringt auch eine enorme Erleichterung des Allgemeinbefindens. Und dann sofort ins Bett (eventuell den Einlauf wiederholen).

2. Heiße Getränke trinken: Holundersaft mit Zitrone, einen Teelöffel Honig, einer Prise gemahlener Nelken; oder Lindenblütentee mit Honig.

3. Auch im Restaurant möglich: geriebenen Meerrettich essen, mit etwas Sahne verrührt. Ein vorzügliches natürliches Antibiotikum!

4. Auch Kresse, Zwiebeln und Knoblauch sind ausgezeichnete Antibiotika.

5. Wiederholte Ganzkörper-Waschungen mit einem in kaltes Wasser getauchten Lappen. (Vorher muß der Körper gleichmäßig warm sein!) Dann unabgetrocknet zurück ins Bett.

6. Ein heißes Fußbad, in dem Sie eine Handvoll Salz auflösen.

7. Homöopathische Anwendungen. Vorbeugend Camphora D 2 alle drei Stunden. Bei trockener Hitze mit beschleunigtem Puls halbstündlich fünf Tropfen von Aconitum D 4. Bei Halsschmerzen Apis D 3, auch halbstündlich fünf Tropfen.

8. Ein heißes Vollbad mit anschließendem Nachschwitzen im Bett, in ein Badetuch und eine Decke eingewickelt. Dann lauwarm abwaschen, zurück ins Bett, am besten mit frischer Bettwäsche. Nicht mehr zu warm zudecken, damit man nicht nachschwitzt.

In die Sauna gehe ich übrigens nicht mehr, wenn die »Erkältung« bereits im Gange ist, weil sie sich dann erfahrungsgemäß verschlimmert.

Wenn Sie es irgendwie arrangieren können, bleiben Sie einen Tag im Bett. Schlafen Sie viel, und geben Sie sich der Erkältung und dem Gesundwerden hin. Sie haben alles getan, was zu tun ist, um Ihren Körper bei der Abwehr zu unterstützen. Den Rest können Sie getrost ihm überlassen.

Genußmittel
können heimtückische Krankmacher sein

Alkohol

Wieviel jemand verträgt, ob er in kleinen Mengen sogar gesund oder total abzulehnen ist – auch die Meinungen der Ärzte sind hier geteilt. Die berühmten Hundertjährigen berichten oft vom täglichen Stamperl Schnaps bereits beim Frühstück, loben das Gläschen Rotwein, das die Seele wärme und besonders im Alter angeblich kontaktfreudig machen soll! Dann wieder lesen wir entsetzt, wieviel Gehirnzellen schon beim geringsten Alkoholkonsum absterben, welches Elend ein Alkoholiker über seine Familie bringen kann, daß eigentlich schon zwei halbe Bier zuviel sind oder gar ein halber Liter Wein. Und die Frauen vertrügen ohnedies noch viel weniger davon als die Männer. Das ist alles widersprüchlich und verwirrend – gesünder ist es sicher, das Schlechteste vom Alkohol anzunehmen ...

Gesicherte Erkenntnisse gibt es darüber, daß Alkohol das Ansteigen von Harnsäure fördert und ihre Ausscheidung bremst. Dr. J. Grunst von der I. med. Klinik der Universität München hat bewiesen, daß die Harnsäureerzeugung durch Alkoholzufuhr um das Zehnfache steigen kann! Alkohol ist also neben der Eiweißmast auch Schuld an der Entstehung vieler ernährungsbedingter Krankheiten wie Gicht, Herz- und Kreislaufstörungen, Bandscheibenschäden etc.

Ich bin leider (noch) keine Abstinenzlerin, und einige Leser kreiden mir auch an, daß in meinen Kochbüchern gelegentlich ein Glas Wein vorkommt. Ich trinke auch gern abends ein Bier zur Beruhigung nach einem anstrengenden Arbeitstag. Immer hat der Mensch ja auch nicht Lust auf Kräutertee. Dennoch glaube auch ich: Besser wärs ganz ohne ...

Und es wäre sicher auch verkehrt, den Vers von Wilhelm Busch, »wer Sorgen hat, hat auch Likör«, so zu deuten, daß jeder, dessen Welt nicht ganz in Ordnung ist, Alkohol trinken solle! Denn: Alkohol benebelt, täuscht eine Euphorie vor, die nicht wirklich ist – der Katzenjammer folgt unausweichlich.

Partner/innen von Alkoholiker/innen werden bestätigen: Weder das Ver-

WAS UNS KRANK MACHT – VON INNEN UND VON AUSSEN

stecken von Flaschen hilft dem Kranken noch das Mittrinken. Was allein Aussicht auf Erfolg bringt, hat die Mutter eines alkoholkranken Mädchens so ausgedrückt: »Obwohl es hart und grausam klingt, es gibt nur eines: in Liebe fallen lassen.« Hier ist nicht der Platz, um Therapien für Alkoholiker aufzuzeigen. Empfehlenswert ist jedoch immer – wie bei allen Sucht-krankheiten –, sich einer Gruppe anzuschließen. Ich habe ein Treffen der »Anonymen Alkoholiker« miterlebt und dabei erfahren, wie die Kranken von dieser Selbsthilfe-Gemeinschaft »aufgefangen« werden. Was man dort erreichen kann, ist immerhin, ein Alkoholiker zu sein, der nicht mehr trinkt. Und das ist schon viel, wie jeder Betroffene bzw. seine Angehörigen bestätigen werden.

Ich möchte hier nur einige Praktiken aufzeigen, die bei allen zum Süchtig-werden-Neigenden vorbeugend angewandt werden können und mir z. B. geholfen haben, das Rauchen aufzugeben. Da ist zuerst die Selbstakupres-sur. Mehr darüber im nächsten Kapitel auf Seite 168. Auch Yogaübungen helfen, speziell die Übung zur Stärkung der Willenskraft (»Der Baum«, s. Seite 256), die bereits Alexander der Große in seinen Feldzügen prak-tiziert haben soll.

Schließlich schwören Anhänger der Edelsteintherapie darauf, daß ein Amethyst (das Wort bedeutet ja auch: a-Methyl = anti-Alkohol) auf dem Nabel getragen bei Alkoholsucht wahre Wunder bewirkt.

Schon vier Zigaretten pro Tag . . .

. . . verdoppeln bei Frauen das Risiko, einen Herzinfarkt zu erleiden. Bei 45 Zigaretten ist die Infarktgefahr gar elfmal so hoch wie bei Nichtraucherinnen. Die Hälfte aller Infarkte bei Frauen jüngeren und mittleren Alters sind auf das Rauchen zurückzuführen. Zu diesen Ergebnissen kommt eine Studie der Harvard-Universität, für die 119 404 Krankenschwestern sechs Jahre lang beobachtet worden waren. »Dies macht absolut deutlich, daß Rauchen eine bedeutende Ursache für Herzkrankheiten bei Frauen ist«, meinte der Leiter der Studie, Walter Willet: »Kein Grad des Zigarettenrauchens ist unge-fährlich.« Die Studie wurde kürzlich im New England Journal of Medicine veröffentlicht (SZ v. 3. 12. 87).

Zigaretten

Was mir am meisten geholfen hat, von den Zigaretten loszukommen (und ich habe viel geraucht): Ich habe etwas gefunden, was noch mehr Lustgewinn brachte als der Glimmstengel – nämlich das Reiten. Es war mir eines Tages einfach zu dumm, mein Leben in Abhängigkeit von etwas so Ekligem wie einer Zigarette zu verbringen und dann, nach Luft japsend, auf dem herrlichen kraftstrotzenden Pferd zu hängen.

Wer den ernsthaften Wunsch hat, seine krankmachenden Laster loszuwerden, sollte vielleicht ebenfalls herausfinden, was ihm noch mehr Freude bringt als das, was er bereit ist, aufzugeben!

Ein anderes Genußmittel ist aus dem Leben vieler Menschen ebensowenig wegzudenken wie Alkohol und Zigaretten. Aber wie schädlich ist der

Kaffee

nun wirklich? Leider sehr, wie übrigens auch der schwarze Tee. Und Leute mit niedrigem Blutdruck, denen er häufig sogar vom Arzt verordnet wird, sollten ihn überhaupt meiden. Er führt lediglich zu einer scheinbaren Steigerung der Leistungsfähigkeit, im Endeffekt aber zu einer Leistungsminderung. Und gerade wenn Sie ihn schon »brauchen«, wenn Sie ohne ein oder mehrere Täßchen Kaffee morgens nicht mehr auf die Beine kommen, sollten Sie schleunigst anfangen, mit dem Kaffeetrinken aufzuhören.

Die scheinbaren Pluspunkte von Kaffee: Er aktiviert die Kreislauftätigkeit, beschleunigt den Stoffwechsel, regt die Tätigkeit der Großhirnrinde an, erleichtert dadurch gedankliche Assoziationen und erzeugt ein Gefühl erhöhter Leistungsfähigkeit. Kaffeegenuß hebt die Stimmung und macht euphorisch. Eine Wirkung, die neben dem Coffein auch auf die Geschmacks- und Aromastoffe zurückzuführen ist, die Chlorogensäure, das Röstkaffeefett und die Furfurole. Beim stimulierenden Effekt handelt es sich aber lediglich um eine kurz dauernde Erstwirkung, die im Organismus nach einiger Zeit eine Gegenregulation auslöst, die genau das Gegenteil bewirkt. Woraus auch zu erklären ist, daß starke Kaffeekonsumenten immer größere Mengen immer schneller hintereinander »brau-

WAS UNS KRANK MACHT – VON INNEN UND VON AUSSEN

chen« und manche sogar besser einschlafen, wenn sie vorher Kaffee trinken.

Man sollte sich im klaren darüber sein, daß man bei häufigem und vor allem regelmäßigem Trinken von Kaffee und schwarzem Tee ständig sein Leistungskonto überzieht, was kein Mensch ungestraft über längere Zeiträume hinweg tun kann. Es geht ähnlich zu wie beim Bankkonto – irgendwann ist man in den roten Zahlen...

So spielen Kaffee und Tee eine wichtige Rolle beim Entstehen sogenannter Spannungskrankheiten wie Migräne, »Nervenzusammenbrüchen« etc. Interessant, daß bereits Samuel Hahnemann, der Entdecker der Homöopathie, schwarzen Tee und Kaffee auf die Verbotsliste setzte, da beide die Wirkung homöopathischer Arzneimittel stören. Ein kleiner Trost für alle diejenigen, die auf ihren kleinen oder großen Braunen, ihren Espresso oder ihren Capuccino nicht ganz verzichten wollen: Auch hier machts die Dosis, ab wann das Vergnügen zum totalen Gift wird. Und wenn Sie ihn schon trinken, sollten Sie schwarzen Tee und Kaffee wenigstens aus den Dritte-Welt-Läden beziehen. Dort gibt es neuerdings beides ohne Chemie.

Der »Cafe organico« z. B. wird von indianischen Kleinbauern in Mexiko produziert, ohne Verwendung chemischer Dünge- und Pflanzenschutzmittel. Unkraut und Schädlinge werden auf natürliche Weise bekämpft, das Auslaugen des Bodens durch Kompost und Anbau von Zwischenfrüchten verhindert. Die indianischen Kleinbauern haben sich in einer Genossenschaft »Vereinigung der Indianer-Gemeinden der Region des Isthmus« organisiert. Von dieser Genossenschaft wird der Kaffee direkt bezogen, ohne Einschaltung eines Zwischenhandels, zu einem Preis, der über dem jeweiligen Weltmarktkurs liegt. Es wird also nicht wie sonst üblich dort eingekauft, wo die Produkte am billigsten sind (egal unter welch entsetzlichen »Lebensbedingungen« dieser Preis zustande kommt), sondern direkt von den Erzeugern, die unter menschenwürdigen Bedingungen tätig sind und keine Kinder ausbeuten. Mit dem Mehrpreis werden u. a. finanziert: Ausbildungskurse, eigene Baumschulen und unabhängige Fachberater. Dadurch ist auch eine regelmäßige Kontrolle des chemiefreien Anbaus gewährleistet. Die indianischen Kleinbauern kultivieren außer Kaffee auch Mais, Bohnen, Gemüse, Gewürze. Von ihnen stammt der Spruch: »Die Erde ist für uns sehr wichtig. Wir leben von ihr und nennen sie Mutter Erde.«

Der chemiefrei angebaute Tee wird ebenfalls direkt, ohne Zwischenhändler, aus den Dritte-Welt-Läden importiert, überwiegend aus Sri Lanka, Tansania und Grenada. Die Tees werden dort von Hand abgefüllt und verpackt. Also: Menschen statt Maschinen! Dazu ein eindrucksvolles Beispiel: Mit dem Abfüllen von 100 Tonnen Tee in 100-Gramm-Packungen per Hand haben etwa 500 Menschen bei einem Arbeitstag von sieben bis acht Stunden eine ständige Beschäftigung, von der sie leben können. Ein anderes Beispiel aus Sri Lanka: 100 Frauen aus einem Dorf in der Nähe Colombos verdienen ihren Lebensunterhalt mit dem Abpacken von Tee. Würden vollautomatisierte Maschinen dafür eingesetzt, ergäbe die gleiche Arbeit nur fünf Arbeitsplätze.

Was Sie neben Tee und Kaffee noch aus den Dritte-Welt-Läden beziehen können: Honig (kaltgeschleudert aus Mexiko); rund ein Dutzend Gewürze wie Gewürznelken, Curry, Pfeffer, Zimt, Jute-Artikel aus Bangladesh; Baumwollartikel wie z. B. Babytragetücher aus Indien; Keramik und Glas aus Mexiko; Korbwaren, Spielsachen und Schmuck aus vielen anderen Ländern – alles handgearbeitete prachtvolle Stücke, wie sie nur noch Menschen ohne Konsum-Kalkül machen können.

Haben Sie zuviel Harnsäure im Blut?

Um das festzustellen, gibt es zwei einfache Tests, die Sie zu Hause machen können:
1. Sie drücken mit dem Finger auf den Handrücken. Dabei entsteht ein weißer Fleck. Je langsamer das Blut dorthin zurückkehrt, desto mehr Harnsäure enthält es.
2. Sie schließen, nachdem Sie ins Licht geblickt haben, die Augen. Je länger der Lichteindruck bei geschlossenen Lidern anhält, desto stärker ist das Blut mit Harnsäure überladen.

Beide Tests erklären sich so: Das durch Harnsäure überladene Blut ist dickflüssig und die Durchströmung der feineren Blutgefäße dadurch erschwert. Schaffen die Nieren es nicht, die Harnsäure auszuscheiden, lagert sie sich in den Gelenken ab, schädigt die Nieren und führt zu Bluthochdruck, Herz-/Kreislaufleiden und Gicht.

Außer der Mast mit tierischem Eiweiß tragen vornehmlich Kaffee, Kakao und Alkohol zum Ansteigen der Harnsäure bei. Alkohol kann sie im Extremfall sogar um das Zehnfache ansteigen lassen!

Aufregungen schlagen bei mir nicht auf den Magen, sondern auf das Herz

Das Herz, das ja, obwohl angeblich nur ein Muskel, durchaus leicht brechen kann, ist »a weng a schwacher Punkt« bei mir, wie meine fränkische Freundin Johanna es ausdrücken würde. Deshalb trinke ich Kaffee möglichst gar nicht oder selten, vor allem nicht regelmäßig, und führe gelegentlich eine Weißdornkur durch zur Stärkung dieses wichtigsten Muskels. Nämlich immer dann, wenn ich mir wieder mal etwas zu sehr »zu Herzen genommen« habe.

Die Weißdorntropfen für unterwegs kaufe ich in der Apotheke, nehme davon morgens 10–20 Tropfen mit etwas Wasser verdünnt. Diese Tinktur aus Weingeist, Weißdornblüten-, -blättern und -beeren verbessert Durchblutung und Sauerstoffversorgung des Herzens und normalisiert den Blutdruck.

Sie können sich aber auch stattdessen einen Weißdorntee aufbrühen: 1 Teelöffel der Droge mit ¼ Liter kochendem Wasser übergießen. Täglich 2–3 Tassen trinken. Auch ein Weißdorn-Vollbad tut gute Wirkung. Dafür kochen Sie 150· Gramm Weißdorn mit 1 Liter Wasser kurz auf, lassen ziehen und setzen den abgeseihten Sud dem Badewasser zu.

Für eine geregelte Herztätigkeit ist darauf zu achten, daß die Nahrung genügend Magnesium enthält (Vollkornessen).

Bei plötzlichen Aufregungen drücke ich den Herzpunkt am kleinen Finger und massiere den Herzmeridian (siehe Akupressur Seite 170–172).

Der berüchtigte Hexen(warn-)schuß

ist nach meiner Erfahrung, genauso wie viele Schmerzen im Nacken, in der Schulter oder im Kreuz, die Folge einer Art »Blutvergiftung«:

Der Mensch hat
– zuviel Kummer gehabt, ist also sauer, und/oder
– hat zuviel tierisches Eiweiß zu sich genommen und/oder
– zuviel Kaffee, Tee, Alkohol getrunken und/oder
– sonstige Stoffe konsumiert, die sich als Harnsäurekristalle im Gewebe ablagern.

Kommt dazu eine falsche Bewegung, ist sie nur der Auslöser des Schmerzes, nicht aber seine wahre Ursache. Das weiß ich deshalb so genau, weil ich es am eigenen Leibe immer wieder erlebt habe.

In einem Jahr schwerster Kümmernisse half mir auch kein Frischkornbrei mehr. Ich brachte nicht den Nerv auf, Vergnügen am gesunden Essen zu finden, geschweige denn dazu, meine allherbstliche Heilfastenwoche zu absolvieren. Jeder kennt den Zustand mehr oder weniger. Man kann sich vorstellen, was sich im Körper alles tut, wenn der Mensch die Welt nur noch grau in grau sieht! Kaum hob ich etwas Schweres, hatte er mich schon getroffen, der Schuß der Hexe. Aber die Natur ist gnädig und hilft mit, daß man irgendwann Vergangenheit Vergangenheit sein läßt und wieder Mut bekommt zur Gegenwart.

Wenn Sie es erst einmal geschafft haben, sich selbst am Schopf aus der Tristesse zu ziehen, legen Sie am besten gleich einen Fastentag ein, an dem Sie nur Gemüse- und Obstsäfte trinken. Dazu ergänzend einen Kräutertee ihrer Wahl, der entschlackt, und außerdem machen sie vielleicht noch einen Einlauf. Und singen, singen, singen, auch wenn Ihnen gar nicht danach ist! am besten laut – wenn Sie das wegen der Nachbarn nicht können, dann eben leise, auch Summen hilft. Kaffee und Alkohol werden in dieser Zeit möglichst ganz gestrichen. Dieses ganzheitliche Großreinemachen kann unter Umständen zunächst auch wieder zu einer Verstimmung führen, denn viele Schlacken müssen ja gelöst und abtransportiert werden. Schwerstarbeit für den Körper – aber auch für Geist und Seele.

Seien Sie gerade in so einer Phase nicht zu streng mit sich, und verzeihen Sie sich vor allem, wenn Sie nicht alle Ihre Vorsätze durchhalten. Sagen Sie nicht, »ich habe gesündigt«, ich habe doch wieder eine ganze Tafel Schokolade gegessen. Denn Schuldgefühle sind schlimmer als die ganze Schokolade, die sie auslösen. Sagen Sie einfach: »Heute ist es mir nicht gelungen, die Schokolade wegzulassen – aber ich weiß, sie tut mir nicht gut. Morgen werde ich es schaffen!« Zu große Selbstkasteiung macht das Leben unfroh. Viele der Magersüchtigen und der »Brech- und Eßsüchtigen« sind solche Selbstkasteiungstypen, die an ihren zu hohen Ansprüchen erkranken.

Prof. Wendt, der speziell auf dem Gebiet der Eiweißspeicher-Krankheiten geforscht hat, schlägt zur Unterstützung der Entschlackung die Einnahme von Calciumbicarbonat vor und – den guten alten Aderlaß, besonders für Frauen in den Wechseljahren, bei denen es leicht zu einer Verdickung des Blutes kommen kann, da der bisherige monatliche Blutverlust wegfällt.

Außerdem sind immer von wohltuender Wirkung – auch und gerade beim Hexenschuß – Gymnastik, Yoga, Bewegung in frischer Luft, Sauna und Massage.

Vielleicht gönnen Sie sich auch eine Gesichtsbehandlung in einem Schönheitssalon?

Was tun bei Kopfschmerzen und Migräne?

Zunächst einmal gilt es, die Ursache herauszufinden. Warum habe ich Kopfschmerzen? Sind lebensbedingte Spannungen der Grund, schlafe ich auf einer Störzone, habe ich Amalgam in den Zähnen oder ernähre ich mich falsch? Liegt eine Leber-Galle-Störung vor oder Wetterfühligkeit? Ist ein Hormon-Ungleichgewicht schuld oder ein Schaden der Wirbelsäule? Die Heilerin Louise L. Hay sieht in ihrer Schrift »Heal your body« die Ursache für Kopfschmerzen in der Verstümmelung des eigenen »Selbst«, in Selbstkritisiererei und Furcht. Die Zauberformel zum Heilen, die Affirmation, lautet in diesem Fall:

– Ich liebe und akzeptiere mich.
– Ich sehe mich und alles, was ich tue, mit den Augen der Liebe.
– Ich bin sicher.

WAS UNS KRANK MACHT – VON INNEN UND VON AUSSEN

Ich litt früher sehr stark an Kopfschmerzen, besonders bei Wetteränderungen, und habe es geschafft, so gut wie unabhängig von derartigen Einflüssen zu werden:
– durch die Umstellung der Ernährung auf vitalstoffreiche Vollwertkost,
– durch gelegentliches Fasten,
– durch eisern durchgeführtes Wirbelsäulentraining,
– durch positives Denken und
– schließlich Selbstakupressur (wenn die Energie richtig fließt, können keine Blockaden entstehen und auch keine Schmerzen).

Direkt neben dem Auge liegt der sogenannte Gallenmeridian – tritt ein bohrender Schmerz hinter dem Auge auf, kann der Genuß von Alkohol, Eiern, Schokolade (enthält sehr häufig DDT, bei uns verboten, aber in den Entwicklungsländern auf die Plantagen gespritzt und über die Kakaobohne zu uns zurückgekehrt!), fettes Schweinefleisch und auch Kaffee die Ursache sein.
Die Akupressurpunkte für Kopfschmerzen, Leber- und Gallenblasenbeschwerden sehen Sie auf Seite 172.

Magersucht oder Anorexia nervosa

Mit der Magersucht bin ich ganz direkt in Kontakt gekommen, als eine verzweifelte Mutter aus einer österreichischen Kleinstadt mich anrief. Ihre magersüchtige Tochter habe mein Kochbuch gelesen – und erhoffe sich nun von der Vollwerternährung und darüber hinaus von mir die Errettung aus ihrem miserablen Zustand. Ob Silvia zu mir kommen dürfe? »Auf eins muß ich aber gleich hinweisen«, schloß die Mutter, »Silvia ißt nur nachts. Kann sie das bei Ihnen?«
Silvia stieg mit riesigem Sonnenhut, riesiger Sonnenbrille und einer Serie von Koffern, die Liz Taylor Ehre gemacht hätten, in Salzburg aus dem Zug. Weinend fiel sie mir in die Arme. Unser kleines Gästezimmer gefiel ihr ganz und gar nicht. Sie fror trotz des heißen Sommerwetters, und wir stellten die Heizung auf Hochtouren. So blieb es die nächsten Wochen. Wir flüchteten entweder ins Freie oder saßen schweißgebadet in unseren vier Wänden.

WAS UNS KRANK MACHT – VON INNEN UND VON AUSSEN

Ich hatte alles eingekauft, was in einer Vollwertküche überhaupt vorstellbar war, Honig und Rosinen und alles mögliche Obst und Gemüse, neben den ja sowieso vorhandenen Getreidesorten. Silvia erspähte sofort, daß ich Mandeln vergessen hatte. Sie legte die Birnen in den Kühlschrank mit der Bemerkung, sie könne diese nur nachts essen, und nur eiskalt. Sie zeigte mir ihre offenen Fingerkuppen, Hungerödeme, die in Kamillentee gebadet und mit Leukoplast umwickelt werden mußten, schob den Pullover hoch, um fast stolz ihren gemarterten Körper vorzuführen. Ein Skelettmensch wie aus dem KZ. Sie wog noch 27 Kilo – auch diese Feststellung wurde geradezu mit Befriedigung vorgetragen.

Es begann eine Tortur für uns alle, die Monate dauern sollte. Silvia sprach von nichts anderem als vom Essen, aß aber nie. Ich bereitete die leckersten Mahlzeiten zu – »ah!« sagte sie, »das werde ich morgen früh essen!« und ab damit in den Kühlschrank. »Ah!«, sagte sie morgens beim Frühstück, »den Frischkornbrei werde ich heute abend essen!« und ab damit in den Kühlschrank.

Sie stolzierte mit Sonnenhut und Sonnenbrille durch die Wiese und jammerte, daß kein Café in der Nähe war. Nach 2 Wochen hatte sie es geschafft, daß sowohl der Kühlschrank wie auch unsere Nerven hinüber waren. Aus heiterem Himmel verkündete sie, sie fahre nun nach Hause – wohl in der Hoffnung, jemand von uns würde widersprechen. Es widersprach aber niemand. Wir suchten einen passenden Zug heraus. Zur Heimreise kam es dann allerdings nicht mehr: Sie wurde ins Krankenhaus eingeliefert, wo sie auf der Intensivstation sofort an den Tropf gehängt wurde. Sie wog noch ganze 24 Kilo. Ich besuchte sie, selbst inzwischen tief deprimiert. Der Psychiater zuckte ratlos mit den Schultern.

Silvias Geschichte

Vater und Mutter hatten einen kleinen Einzelhandel aufgebaut, für das Kind war nicht viel Zeit. Gegessen wurde unregelmäßig, so bekam die Kleine Schokolade zugesteckt. Natürlich wurde sie dick. Schokolade gehört zu dem, was Kollath »Üppige Mangelernährung« nennt. Sie macht süchtig, genau wie Zucker. Da man nicht das Richtige in den Körper kriegt, nicht das, was er braucht, entsteht ein immer größeres Bedürfnis nach »mehr«, häufig gerade nach noch mehr vom Falschen. Ein Teufelskreis. Hat ein Kind statt Liebe und zärtlicher Zuwendung nur Schokolade oder ähnliches bekommen, wird es auch später automatisch zur Schokolade oder anderen Süßigkeiten greifen, um ein Defizit an Liebe wettzumachen oder Unlustgefühle überhaupt zu kompensieren.

Die Zahl der Menschen – vorwiegend Frauen, immer häufiger aber auch Männer –, die an Mager- bzw. Mager- und Eßsucht erkranken, nimmt ständig zu. Meist sehr sensibel veranlagt, beginnen die meisten irgendwann aus purem Horror vor einer Gewichtszunahme, das Gegessene zu erbrechen. Die Folge ist ein schlechtes Gewissen. Das wieder mit einem neuen Lustgewinn, nämlich mit meistens im Verborgenen durchgeführten Freßorgien, ausgeglichen wird. Freßanfälle, Schuldgefühle, Erbrechen, neue Freßanfälle wechseln sich ab. Die Zahl der Frauen, die an der Sucht zu essen und wieder zu erbrechen, an der Eß-Brechsucht oder Bulimie, erkrankt sind, beläuft sich etwa auf 200 000 allein in der Bundesrepublik! (Die Dunkelziffer nicht eingerechnet!) Eine Betroffene schilderte mir, daß sie sich im Krankenhaus den Magen auspumpen lassen mußte, weil sie total unkontrolliert 14 Becher Quark hinuntergeschlungen hatte.

Zurück zum Fall Silvia. Nachdem sie in der Intensivstation aufgepäppelt und ihr vom Psychiater auch der Grund ihrer Erkrankung klargemacht worden war, eben vor allem die fehlende Zuwendung bzw. Aufmerksamkeit der Mutter, wurde sie nach Hause entlassen.

Sie schrieb mir danach regelmäßig, vor allem über ihre Erfahrungen mit der Vollwertkost. Sie nahm langsam, aber ständig zu. Es fiel mir aber auf, daß sich alles, was sie in ihren Briefen berichtete, um ihren Körper drehte. Ich habe soundso viel Gramm zugenommen, ich betreibe jetzt Aerobic usw. Schließlich kam dann ein Brief, sie arbeite jetzt im elterlichen Geschäft und sei gesund geworden.

Nach meiner Erfahrung mit Silvia sowie mit anderen eßgestörten Frauen erscheint mir eine Kombination von Maßnahmen erfolgversprechend, um diese Krankheit zu heilen:

1. Zusammenschließen der Betroffenen in Selbsthilfe-Initiativen unter der Leitung guter Psychologen, damit die Ursachen erkannt, bewältigt und neue innere Standpunkte gefunden werden. Das geht im Regelfall in der Gruppe besser... Sicher spielen außer der meistens gestörten Mutter- bzw. Elternbeziehung auch unsere herrschenden Schönheitsideale eine

Rolle: Die Ohnmacht der Normalfrau, mit den in den Medien, vor allem den Frauenzeitschriften, vorgestellten Idealfrauen zu konkurrieren oder ihnen zumindest zu ähneln. Andererseits ist aber ein schlanker biegsamer Körper, auch wertfrei betrachtet, etwas Erstrebenswertes, »Zeitgeist« hin oder her.

2. Anmeldung in einer Yogagruppe, um unter Leitung eines erfahrenen Lehrers Hatha-Yoga und Meditation zu üben. Yogaübungen machen den Körper geschmeidig, die Meditation stärkt die Seele. Es gilt immer wieder und vor allem, unabhängig zu werden. Unabhängig von dem, was die sogenannten »anderen« denken, unabhängig von der herrschenden Meinung zu werden. Es gilt das eigene Selbst zu entdecken. Jeder von uns muß lernen, das Glück in sich selbst zu finden, sonst werden wir es nie erlangen.

3. Gerade bei der Eß-Sucht oder der Eß-Brechsucht ist die Umstellung der Ernährung auf Vollwertkost unerläßlich. Die Vollwerternährung ist *keine* Diät, sondern *die* natürliche Nahrung, und imstande, den malträtierten Körper wieder mit den Vitalstoffen zu versorgen, die er braucht, um sich aus der beschriebenen Kette von Fehlhaltungen zu befreien.

Krank durch Medikamente?
Krank durch Tierversuche?

Der Toxikologe Prof. Remmer aus Tübingen legte 1978 in einer umfangreichen Arbeit dar, daß in der Bundesrepublik Deutschland jährlich bis zu 30 000 Medikamententote zu beklagen sind – etwa dreimal soviel wie Verkehrstote. Und der italienische Pathologe und Mikrobiologe Prof. Pietro Croce stellte eine Liste von Medikamenten zusammen, die sehr eindrucksvoll zeigt, wie unterschiedlich die gleichen Medikamente nicht nur bei Mensch und Tier, sondern sogar noch bei den verschiedenen Tierarten wirken.

Penicillin z. B. wurde von Fleming, als er es (zufällig?) entdeckt hatte, zunächst an Kaninchen getestet, da ihm die Meerschweinchen ausgegangen waren. Die Kaninchen vertrugen das Penicillin – Meerschweinchen dagegen sterben daran, wie sich bei späteren Versuchen herausstellte. Wäre der Versuch nur an Meerschweinchen vorgenommen worden, wäre

WAS UNS KRANK MACHT – VON INNEN UND VON AUSSEN

das Penicillin womöglich nie in die Humanmedizin geraten. Ähnliches spielte sich bei Aspirin ab. Es wurde, laut Prof. Croce, zunächst nicht am Tier getestet und wäre sonst wohl auch nicht auf den Markt gekommen, denn es ist für Katzen und Hunde hochgiftig und hat auf Ratten und Mäuse dieselbe Wirkung wie Contergan auf den Menschen. Für diesen dagegen kann Aspirin wohl als eines der unschädlichsten Medikamente bezeichnet werden.

Kein Wunder, daß im Tierversuch getestete Medikamente immer wieder vom Markt genommen werden müssen. Bis das aber geschieht, sind wieder Medikamentenopfer zu beklagen – zu denen, wie ich erwähnt habe, auch meine Mutter gehörte. Der Mensch ist eben keine Maus!

Hier noch einige Beispiele aus der von Prof. Croce zusammengestellten Liste:

- Das Schaf kann in größeren Mengen Arsen verspeisen, die für den Menschen tödlich sind.
- Novalgin verursacht bei Katzen manische Erregungszustände – den Menschen beruhigt und narkotisiert es.
- Zitronensäure, Zitrusfrüchte überhaupt, sind für Katzen, Hunde und Kaninchen ein krämpfeerregendes Gift – für den Menschen gesund.
- Schierling können Ziegen, Schafe und Pferde unbeschadet fressen – der Mensch stirbt daran.
- Amylnitrat (in der Mandel enthalten) erhöht in gefährlicher Weise den Innendruck im Hundeauge – erniedrigt dagegen den Druck im Menschenauge.
- Für den Papagei ist Petersilie Gift, der Igel kann »in rauhen Mengen« Blausäure vertragen usw., usw., usw.

Medikamente, die nach Tierversuchen auf dem Markt waren, haben zu Lähmungen und Erblindung beim Menschen geführt (Clioquinol), zu schweren Mißbildungen bei Säuglingen (Duogynon), zu Krebs (Stilboestrol, Testosteron).

Die Wirkstoffe von Lenoton z. B. wurden bis zum 100fachen der Maximaldosis (!) an trächtige Ratten und Mäusen verfüttert. Bei diesen Experimenten konnten keine mißbildenden Eigenschaften festgestellt werden – Kinder aber machte dieses Mittel zu lebenslangen Invaliden, wie seiner-

WAS UNS KRANK MACHT – VON INNEN UND VON AUSSEN

zeit Contergan. (Die Liste kann über den Hirthammer-Verlag angefordert werden – siehe Literaturnachweise.)

Hundert Jahre exzessiv betriebener Tierversuche – jährlich werden weltweit etwa 300 Millionen Tiere »verbraucht«! – haben die Menschheit nicht gesünder gemacht, im Gegenteil. Die modernen Zivilisationskrankheiten nehmen zu, trotz oder sogar wegen der in die Irre führenden Tierversuche. Man sollte sich vielleicht auch wirklich einmal fragen, ob der Mensch das Recht hat, »minderwertiges« Leben zu opfern, nur um – eventuell – »höherwertiges« zu retten. Die Fälle in den Konzentrationslagern sind bekannt.

Ich möchte im folgenden Beispiele anführen, die auf erschütternde Weise zeigen, daß Menschenversuche nicht nur damals stattfanden, sondern auch heute immer noch stattfinden – *trotz* der Tierversuche, die ja angeblich Versuche am Menschen verhindern sollen.

Zwar fällt es mir schwer, diese Dinge zu Papier zu bringen, die ich dem Buch »Endlösung Nr. II« von Dr. Jacques M. Kalmar entnommen habe (siehe Literaturverzeichnis). Ich tue es dennoch, weil ich finde, jeder von uns *muß* erfahren, was in den Labors geschieht.

Zunächst ein Briefwechsel, der zwischen einem pharmazeutischen Laboratorium (der Name ist bekannt) und dem Kommandanten des Konzentrationslagers Auschwitz stattgefunden hat:

1. Brief. Pharmazeutisches Laboratorium an den Kommandanten:
»Können Sie uns 150 Frauen liefern, an denen wir Experimente mit einem neuen Schlafmittel durchführen wollen, und zu welchem Preis?«

2. Brief. Der Kommandant an das pharmazeutische Labor:
»In Beantwortung Ihres Schreibens wird mitgeteilt, daß wir in der Lage sind, die gewünschten Frauen zum Preise von Mark 200 pro Kopf zu liefern.«

3. Brief. Pharmazeutisches Labor an den Kommandanten:
»Wir bestätigen den Eingang Ihres Schreibens, finden aber den Preis zu hoch. Wir bieten Mark 170 für jede Frau.«

4. Brief. Der Kommandant an das pharmazeutische Labor:
»Wir nehmen Ihren Vorschlag an. Die Frauen werden heute noch ausgesucht und heute abend noch abgehen.«

125

WAS UNS KRANK MACHT – VON INNEN UND VON AUSSEN

5. Brief. Das pharmazeutische Labor an den Kommandanten:
»Die Gruppe von 150 Frauen ist gut angekommen, aber die Experimente waren nicht beweisschlüssig. Weil die Frauen gestorben sind, bitten wir um Sendung eines weiteren Postens von Frauen der gleichen Zahl zum gleichen Preis.«

Das alles geschah unter dem menschenverachtenden Regime der Nazis. Was aber ist zu halten von Versuchen, die, wie Dr. Kalmar berichtet, heute an menschlichen Embryonen und Föten vorgenommen werden?
Demnach soll eine amerikanisch-finnländische Forschungsgruppe bereits 1975 Ergebnisse von Untersuchungen veröffentlicht haben, die sie u. a. am Kinderkrankenhaus (!) von Helsinki an 12 bis 21 Wochen alten, durch Abtreibung mittels Kaiserschnitt gewonnenen, menschlichen Föten gemacht hat. Das Gehirn dieser Föten soll mit Infusionsflüssigkeit durchspült, schließlich den lebenden Föten die Köpfe abgeschnitten worden sein, was als »chirurgische Isolierung der Köpfe« bezeichnet wurde. Jedes dieser Experimente soll 1½ Stunden gedauert haben.
Demnach sollen in Lyon/Frankreich 7 bis 21 Wochen alten lebenden Föten Leber, Bauchspeicheldrüse und Thymusdrüse entnommen worden sein.
Demnach soll eine amerikanische Firma (der Name ist genannt) drei Ärzten 10 000 Dollar geboten haben. Dafür sollten sie 14 Frauen »finden«, die sich bereit erklären, bis zum Niederkunftstermin ihr Kind auszutragen und dann abzutreiben. Während der Schwangerschaft hat man den Frauen Medikamente gegen Bluthochdruck injiziert. Nach der »Entbindung« sollen die Neugeborenen seziert worden sein, um die Auswirkungen der Medikamente an den Organen der Föten zu analysieren.
Ein weiteres Beispiel aus der Chemie: Danach soll eine Firma einem Dr. Tabet eine Summe von 30 000 Dollar bewilligt haben, um Pestizide an ca. hundert menschlichen lebenden Föten zu testen. Sie sollen hinterher eingeäschert, ihre Asche analysiert worden sein.
Ein Beispiel aus der Kosmetik: Creme zur Regeneration der Haut soll aus den frischen Zellen der Milz, der Leber und anderer Organe gewonnen werden, die man den lebenden, durch Kaiserschnitt entbundenen Föten entnimmt.
Immer mehr verantwortungsbewußte Ärzte organisieren sich deshalb,

um solcherlei Auswüchse in Forschung und Medizin zu stoppen. So haben sich Chirurgen und Epilepsieforscher, Gynäkologen und Augenärzte und Mikrobiologen, wie der erwähnte Prof. Croce, unter dem Vorsitz des Chirurgen Dr. Werner Hartinger, zu einer »Internationalen Liga von Ärzten für die Abschaffung von Tierversuchen« zusammengeschlossen (Adresse im Anhang, s. auch Literaturhinweise zu diesen Themen).

Von einer ähnlichen Vereinigung zur Abschaffung von Versuchen am Menschen ist bisher nichts bekannt.

Was dem Tier recht ist, sollte eigentlich dem Menschen billig sein.

Partnerschaft

Es gibt kaum ein Lebensthema, das nicht direkt oder auch indirekt mit Gesundheit oder Krankheit zu tun hat. So kann auch eine Partnerschaft krank machen.

»Ein guter Partner ist jemand, der keinen Partner braucht.« Diesen banalen, aber deshalb nicht weniger wahren Satz las ich vor vielen Jahren in einer Frauenzeitschrift. Leichter gesagt, als in die Tat umgesetzt. Frauen neigen offensichtlich mehr dazu, sich für den geliebten Partner aufzugeben, als Männer dies tun. Frauen neigen mehr zur Beziehungssucht. Beziehungssucht ist wie jede Sucht eine Krankheit und muß wie eine Krankheit behandelt werden. Dieser beziehungssüchtige Frauentyp braucht Männer, die Probleme, besser noch, Komplexe haben, ihre Fürsorglichkeit ansprechende Männer, die signalisieren, daß frau von ihnen gebraucht wird, daß sie ohne Frau nicht leben können.

Sollten Sie auch zu diesem Frauentyp gehören, empfehle ich Ihnen, das Buch von Robin Norwood »Wenn Frauen zu sehr lieben – Die heimliche Sucht, gebraucht zu werden« zu lesen.

Leider merkt man viel zu spät, daß man beziehungssüchtig ist. Die ersten untrüglichen Anzeichen werden übersehen, als da sind: Sich-sehnen-nach-Gebrauchtwerden … ER wird Ihr Mittelpunkt, Sie arrangieren Ihr Leben um IHN herum, vernachlässigen Ihren Beruf, Ihre Freunde, treffen eigene Verabredungen erst, nachdem Sie wissen, daß ER wirklich gerade keine Zeit hat … Sie werden abhängig von IHM, gehen IHM dadurch immer mehr auf die Nerven … ER läßt Sie immer häufiger warten, hat

WAS UNS KRANK MACHT – VON INNEN UND VON AUSSEN

immer neue Ausreden … für alle hat ER Zeit, nur für Sie nicht… Sie verzeihen immer wieder, schieben alles auf seine unglückliche Kindheit, zu wenig geliebt von der Mutter, der Arme… Sie wollen die Beziehung retten, hoffen, daß ER sich ändert…

Von den Männern der beziehungssüchtigen Frauen hört man gern Sätze wie »wart es doch ab, wer weiß, vielleicht bin ich in einem Jahr ganz für dich da … du mußt Geduld mit mir haben … ich brauche dich…« und so vertrauert Penelope ihre schönsten Jahre, während Odysseus von einer Circe zur anderen jagt und Karriere macht, um sich zu verwirklichen.

Wenn Sie nicht rechtzeitig merken, in welchen Teufelskreis Sie geraten, werden Sie eines Tages total am Boden sein und aus eigener Kraft nicht wieder auf die Beine kommen. Nicht der herrlichste Sommertag, nicht einmal das Schnurren Ihres geliebten Kätzchens macht Sie den Gram vergessen, daß ER Ihr Leben nicht mehr so teilt, wie Sie es gern hätten, daß ER dem Bild nicht mehr entspricht, das Sie sich von ihm gemalt haben.

Ohne Hilfe schaffen Sie es nicht. Am besten schließen Sie sich einer Gruppe von Frauen an, denen es ähnlich geht. Soweit ich weiß, gibt es noch keine Selbsthilfegruppen für beziehungssüchtige Frauen, aber es gibt genügend andere Selbsthilfegruppen, und in denen werden Sie die zu sehr liebenden Frauen in Massen antreffen. Nichts tröstet so sehr wie das gemeinsame Leid.

Lassen Sie nicht länger IHN der Mittelpunkt Ihres Lebens sein – machen Sie endlich SICH SELBST zum Mittelpunkt Ihres Lebens. Werden Sie »egoistisch«, verwöhnen Sie sich, tun Sie sich etwas Gutes. Lernen Sie, endlich auch ICH zu sagen, statt immer nur WIR. Legen Sie sich einen Aktenordner an, auf den Sie ganz groß ICH schreiben!

Machen Sie sich darauf gefaßt, wenn Sie damit einmal beginnen, wird die Trauerarbeit enorm sein. Zahllos die schlaflosen, durchheulten Nächte. Sie grübeln, wann und wo alles anfing, falsch zu laufen; unentwegt fallen Ihnen neue, lange verdrängte Einzelheiten ein: Sein Jähzorn, seine Wutausbrüche aus nichtigen Anlässen, Sie haben immer wieder alles auf seine schlechte Kindheit zurückgeführt – seine ständig zunehmende Arbeitswut, seine Verschlossenheit, die immer kärglicher werdenden Mitteilungen über seinen Gemütszustand, die zunehmende Fremdheit, das schließliche Verstummen.

Hinterher wird vieles sonnenklar. Gehen Sie in Ihr Leiden hinein, trauern Sie, bis es weher nicht mehr tun kann – und dann rappeln Sie sich auf und lieben Sie endlich SICH SELBST.

Womöglich funktioniert ihre Partnerschaft jetzt besser als vorher. Wer vollends mit Glück gesegnet ist, schafft es nun vielleicht sogar, aus voller Kraft zu lieben, ohne Gegenliebe zu erwarten. Womit wohl die höchste Stufe emotionaler Unabhängigkeit und Freiheit erreicht sein dürfte.

Laut Dürrenmatt ist dieser verrückten Welt nur mit der Komödie beizukommen. Etwas Ähnliches tut Peter Schellenbaum mit seinen Kernsätzen über das glückliche Paar.

Die Tragik des glücklichen Paares …

Es gehört zum Wesen des Tragischen, daß es innerhalb bestimmter Bedingungen unvermeidbar ist. Das sogenannte glückliche Paar erfüllt alle Bedingungen, die eine menschliche Beziehung auf ein fatales Scheitern hin vorprogrammieren. Dazu gehören folgende Glaubenssätze:

– Das glückliche Paar bekennt sich bis zum Tode zum ersten Ja der Liebe.
– Im glücklichen Paar darf es kein ernsthaftes Nein geben:
  weder einen persönlichen Bereich, den jeder Partner beim andern zu respektieren hätte, noch Kritik und auf keinen Fall Untreue und Verrat.
– Das glückliche Paar streitet nicht und leidet nicht.
– Das glückliche Paar ist am geglückten Eindruck, den es in der Öffentlichkeit macht, zu erkennen. Der geglückte Eindruck, den das glückliche Paar macht, besteht darin, daß es vor anderen Menschen in allen Dingen immer einer einzigen Meinung ist: der Meinung des glücklichen Paares.
– Im glücklichen Paar funktioniert die Sexualität regelmäßig und ist für beide Teile zufriedenstellend. Die Partner verwöhnen sich gegenseitig.
– Das glückliche Paar ist das wirksamste Heilmittel gegen die Einsamkeit und die Beunruhigung durch persönliche Fragen und Probleme.
– Das glückliche Paar kennt nur solche Paare, die auch glückliche Paare sind.

WAS UNS KRANK MACHT – VON INNEN UND VON AUSSEN

- Im glücklichen Paar ergänzen sich Mann und Frau harmonisch.
- Das glückliche Paar hat glückliche Kinder.
- Das glückliche Paar baut mit seinen glücklichen Kindern eine glückliche eigene Welt auf.

Diese Glaubenssätze des glücklichen Paares finden sich seit Jahrzehnten unverbrüchlich auf Plakatwänden, in Beziehungsannoncen, auf der Kinoleinwand und dem Bildschirm. Es ist das Idealbild der bürgerlichen Ehe. Jedes Paar, verheiratet oder unverheiratet, fühlt sich dessen Druck ausgesetzt. Das glückliche Paar verkörpert zugleich in mustergültiger Weise, wie das verdrängte und versteckte Nein zweier Menschen zueinander, wie der unbewußte Widerstand die Liebe zerstören kann. Die Tragik des glücklichen Paares besteht darin, daß dem Teufel, diesem »Neinsager von Anbeginn«, kein Wohnrecht und kein Platz am Herd zugebilligt wird. Daher ist nirgends der Teufel teuflischer als im glücklichen Paar.

Wenn Streit, Kritik, Aggression als unpassend aus dem Leben eines Paares verbannt werden, wachsen die negativen Gefühle heimlich in jedem Partner an. Erst ihre Verheimlichung macht sie richtig böse und destruktiv. Wohl der verhängnisvollste Glaubenssatz betrifft die angebliche harmonische Ergänzung zweier Partner. Wir finden ihn sogar in Ehebüchern, die nicht der Populärliteratur angehören. Die Aussage, daß Mann und Frau sich eigentlich harmonisch ergänzen, daß sie von Natur aus ineinander passen wie Schlüssel und Schlüsselloch, bewirkt einen Druck zum Bravsein und gutwilligen Aufeinander-abgestimmt-sein-Wollen. Dieser Ergänzungszwang gibt weder der Frau noch dem Mann die Möglichkeit, die eigenen, innersten Gedanken und Gefühle dem anderen offen mitzuteilen.

Liebe besteht in der aktiven Hingabe an das Du, das heißt auch, in der Mitteilung an das Du. Wer sich dabei vom Bedürfnis nach harmonischer Ergänzung leiten läßt, verbirgt die interessantesten und aufwühlendsten Seiten der eigenen Persönlichkeit. Zwei Liebende sollten davon ausgehen, daß sie sich in keinem Punkt ergänzen und trotzdem lieben...

(aus dem Buch von Peter Schellenbaum, »Das Nein in der Liebe« – Abgrenzung und Hingabe in der erotischen Beziehung)

WAS UNS KRANK MACHT – VON INNEN UND VON AUSSEN

Eine mit unerträglichem Juckreiz verbundene Hautkrankheit ist die Psoriasis oder Schuppenflechte

Sie bringt manche Menschen schier an den Rand der Verzweiflung. So auch eine Bekannte von mir, bei der alle medizinischen Maßnahmen versagen. Fährt sie ans Tote Meer, bessert sich ihr Zustand vorübergehend – kaum kehrt sie aber in ihre gewohne Umgebung zurück, ist auch das Übel wieder da. Meine Empfehlungen, es doch einmal mit einer Heilfastenkur zu versuchen und die Ernährung auf eine vitalstoffreiche Vollwertkost umzustellen, haben bisher nicht gefruchtet. »Was soll denn die Haut mit der Ernährung zu tun haben?« (Es ist traurig, daß nur so wenige Menschen wissen, daß die Haut eines unserer wichtigsten [Warn-] Organe ist und überdies der Spiegel unseres Gesamtzustandes…)

Um so mehr freue ich mich, daß ich während einer Gesundheitskreuzfahrt die Psoriasis-Diät kennenlernte, die an der Universität Sofia mit großem Erfolg praktiziert wird. Diese Diät ist im Grunde nichts anderes als – unsere liebe gute Frischkost! Und bei dem empfohlenen Gemüsesud handelt es sich um nichts anderes als um den Excelsior-Trank von Waerland! Aber manche brauchens wohl wissenschaftlich »abgesegnet«! Hier ist sie also, die wissenschaftlich untermauerte Psoriasis-Diät von Dr. Emil Iliev, Dozent für Dermatologie an der Universität Sofia:

Psoriasis-Diät

1. Phase   3 Rohsafttage, dazu täglich ½ Teel. Distelöl
2. Phase   7 Rohkosttage, dazu täglich ⅛ l Karottensaft
3. Phase   14 Vollwertkosttage, dazu täglich 1 Tasse Tee aus isländischem Moos

Rohsaftfasttage:

je ¼ l frisch gepreßten Obst- und Gemüsesaft morgens und mittags; abends ½ l Gemüseabsud aus Kartoffel, Sellerie, Karotten, Petersilienwurz, Lauch, Zwiebel, Kohlrüben etc.

dazu Tee: Kamille, Fenchel, Johanniskraut, Käsepappel, Apfelschalen, Pfefferminze, Hagebutte, insgesamt 1½–2 l Flüssigkeit.

Rohkosttage:

morgens Müsli oder Vollkornbrot und Milch oder Kräutertee; mittags Blattsalat wie Kopfsalat, Vogelsalat, Löwenzahn, Kresse, Endivie,

WAS UNS KRANK MACHT – VON INNEN UND VON AUSSEN

Chicorée, Spinat; Wurzelgemüse wie Karotten, Kohlrabi, Rettich, Radieschen, Schwarzwurzel, Sellerie; Kohlgemüse wie Weißkraut, Rotkraut, Blumenkohl, Chinakohl, Wirsing, Paprika, Tomaten, Gurken, Zucchini, Zwiebel;
abends Vollkornbrot und Butter, Gervais, Topfen mit Sauermilch, Joghurt, Kefir, Acidophilusmilch.

Vollwertkosttage:
Frühstück Müsli oder Vollkornbrot und Kräutertee, Milch oder Sauermilch; mittags große Rohkost, dann erhitztes Getreide, Gemüse, Hülsenfrüchte; abends weichschaliges Getreide (Hirse, Buchweizen, Reis, Hafer, Mais, Kartoffeln) oder Vollkornbrot und Sauermilchprodukte.

Die Erkrankungen des Bewegungsapparates, wie z. B. Rheuma, sind häufig ernährungsbedingt

Sie sind also durch Umstellung der Ernährung auf eine vitalstoffreiche Vollwertkost zumindest zu lindern, wenn nicht sogar zu heilen.
Ich habe schon oft das Beispiel meiner Mutter angeführt. Sie erkrankte so fürchterlich an Rheuma, daß ihre Hände schließlich nicht mehr zu öffnen, zusammengekrümmt wie Klauen waren. Als ich damals – in den 60er Jahren – die behandelnden Ärzte fragte, ob diese Erkrankung nicht mit der Ernährung meiner Mutter zusammenhängen könnte, wurde ich ausgelacht. Inzwischen bin ich zu der Überzeugung gekommen, daß es aber tatsächlich so war.
Meine Mutter durfte sich also mit ärztlichem »Segen« weiterernähren wie bisher: Sie bekam ja Rheumamittel verordnet! (Die übrigens inzwischen vom Markt genommen werden mußten, weil sie – obwohl im Tierversuch getestet! – beim Menschen zu schweren Schäden und in Einzelfällen sogar zum Tode geführt haben.) Ich bin heute fest davon überzeugt: Meine Mutter ist weniger an ihrem Rheuma gestorben als an den ihr gegen dieses Rheuma verordneten Medikamenten, die einen Leberkrebs zur Folge hatten.
Trotz aller meiner Bitten war sie von der in der Nachkriegszeit so beliebten »üppigen Mangelernährung« (Prof. Kollath) nicht abzubringen.

Endlich gab es wieder alles, Kaffee, weiße knusprige Brötchen, Fleisch und Wurst und Kuchen. All die Kräutertees, die ich ihr schickte, fand ich nach ihrem Tod im Küchenschrank gestapelt – sie hatte weiterhin ihren geliebten Bohnenkaffee getrunken.

»Man geht eben immer den Weg des geringsten Widerstandes«, sagte sie einmal, schon ganz schwach in ihrem Krankenhausbett, als ich sie besuchte.

Dieser Satz hat sich mir ins Gehirn gestanzt: Nie würde ich den Weg des geringsten Widerstandes gehen. Nie! So schwierig mein Leben auf diese Weise auch verlaufen würde.

Als sich bei mir die Symptome bemerkbar machten, begann ich mich mit der Wechselwirkung von Ernährung und Krankheit zu beschäftigen, las die Bücher von Waerland, Professor Kollath und später von Dr. M. O. Bruker. Und konnte so mein eigenes beginnendes Rheuma durch Umstellung der Ernährung nicht nur stoppen, sondern heilen.

Wenn Sie es allein oder mit Hilfe von Büchern nicht schaffen, Ihre Ernährung und Ihr Leben zu ändern, schließen Sie sich einer Gruppe an! Und: Wenn sie auch nicht alles bewirkt – die Frischkost bewirkt jedenfalls viel! So basenüberschüssig wie möglich sollte sie sein. Vielleicht beginnen Sie mit Heilfasten und lassen danach totale Frischkost folgen. In schweren Fällen kann es nämlich nötig sein, auf alle erhitzten Getreideprodukte, sogar auf Brot, zunächst einmal ganz zu verzichten, ebenso auf Obst, das bei Veranlagung zum Rheuma sogar einen Rheumaanfall auslösen kann.

Und viel Freude ins Leben bringen! Viel singen, am besten immer für etwas begeistert, immer verliebt sein, in alles und alle!

Rückenschmerzen müssen nicht sein

Vollwerternährung und das tägliche Körpertraining können vieles wieder ins Lot bringen (im wahrsten Sinne des Wortes).

Vor zwanzig Jahren bin ich manchmal weinend vor Schmerzen zum Telefon gekrochen, um den Chiropraktiker anzurufen, der mich dann »einrenken« mußte. Das Reiten wurde mir damals verboten – ich reite heute noch, und habe mit 59 Jahren sogar noch angefangen zu surfen, miste den Pferdestall aus, schleppe schwere Lasten und schaufle Schnee.

Natürlich stellen sich die Erfolge – je nach Dauer und Schwere der Schäden – nicht sofort ein. Sie brauchen Geduld und eiserne Willenskraft, um die notwendigen Übungen auch täglich durchzuführen, was ich seit über vierzig Jahren tue. (Nachzulesen im nächsten Kapitel unter dem Stichwort Yoga.) Bei Rückenschmerzen wirken übrigens auch Massagen, Sauna, Akupunktur bzw. Selbstakupressur.

Rückenschmerzen können natürlich vielseitige Ursachen haben, eine ist aber mit Sicherheit daran beteiligt – nämlich (wieder einmal!) die Fehlernährung!

Bandscheibenschäden z. B. haben nicht nur etwas mit körperlicher Über- oder Fehlbelastung zu tun, sondern werden auch durch eine Selbstvergiftung des Organismus hervorgerufen: Vor allem durch Abfallstoffe des Eiweiß-Stoffwechsels mit einer parallel verlaufenden Austrocknung des Gewebes. (Auch Alkoholkonsum kann bei Bandscheibenschäden eine Rolle spielen.) Diese Selbstvergiftung kann durch eine knappe, frischkost- und mineralstoffreiche, basenüberschüssige Vollwertkost vermieden werden.

Apropos Rückenschmerzen – auch ein *Gesundheitsstuhl* ist nicht gesund für jeden! Ich bekam einen geschenkt – Sie wissen schon, diese neuartigen »Sitzgelegenheiten«, die den Rücken entlasten und einen Teil des Gewichtes auf die Knie verteilen sollen. Nach einigen Stunden an der Schreibmaschine taten mir nicht nur der Rücken, sondern auch noch die Knie weh. Ich dachte aber, das muß wohl anfangs so sein, hielt tapfer durch und benützte ihn weiter. Der Rücken tat weiter weh und auch die Knie – aber es hieß ja, der Stuhl sei so gesund. Ein befreundeter Arzt, der meinen Rücken behandelte und den Stuhl sah, rief aus: »Was, auf diesem Stuhl sitzt du? Der ist etwas für Leute mit Rundrücken, aber doch nicht für solche mit Hohlkreuz wie Dich!«

Ich stellte meinen Gesundheitsstuhl in die Kammer, in der ich alles sammle, was auf den Flohmarkt kommt, »mache« seither auf einem normal gebauten Stuhl einen für meine Verhältnisse runden Rücken – und nichts mehr tut mir weh. Auf meinem Gesundheitsstuhl sitzt inzwischen vergnügt ein Mann mit Rundrücken.

Woran man wieder einmal sehen kann: Eines schickt sich nicht für alle.

Um Rückenschmerzen zu vermeiden, sollten Sie sich die folgenden »Praktischen Anleitungen zur Gesunderhaltung der Wirbelsäule« genau ansehen:

WAS UNS KRANK MACHT – VON INNEN UND VON AUSSEN

Vorfall von Bandscheibengewebe mit Druck auf eine Nervenwurzel
(Sicht von der Seite und von oben)

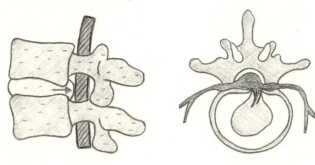

a) Haltung beim Gehen

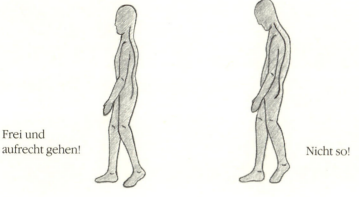

Frei und aufrecht gehen!   Nicht so!

b) Haltung bei der Arbeit

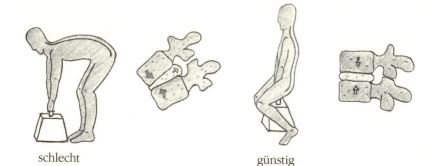

schlecht   günstig

135

WAS UNS KRANK MACHT – VON INNEN UND VON AUSSEN

In vorgebeugter oder seitgeneigter Haltung vervielfacht sich die Belastung der Lendenwirbel – Bandscheiben (ungleichmäßige Bandscheibenbelastung)

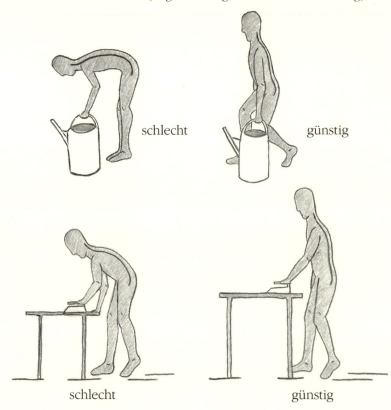

c) Haltung beim Sitzen

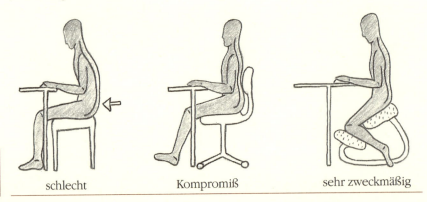

WAS UNS KRANK MACHT – VON INNEN UND VON AUSSEN

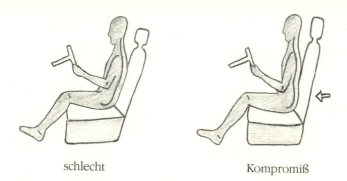

schlecht   Kompromiß

d) Haltung beim Schlafen

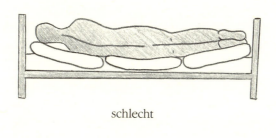

schlecht

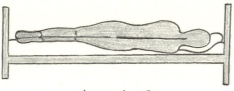

sehr zweckmäßig

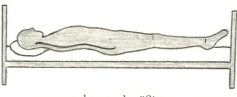

sehr zweckmäßig

Schlafstörungen?

Vielleicht verursacht durch die Bombennächte meiner Kindheit, vielleicht auch erblich bedingt (mein Vater verbrachte wegen seiner Schlafstörungen halbe Nächte mit Kneipp-Güssen in der Badewanne!), habe ich mit dem Schlafen seit jeher meine Probleme.

Schlaf schneller mit der Stimmgabel ...

Ursel Fuchs, Journalistin und seit einem Rundfunk-Interview mit mir über die Vorzüge der Vollwertküche auch eifrige Verfechterin derselben, Ursel also, wissend um meine Einschlafnöte, schenkte mir eines Tages eine Stimmgabel.

Ich machte große Augen. Eine Stimmgabel zum Einschlafen? Die Stimmgabel mit dem Ton Cis würde beruhigen, erklärte Ursel, sie habe es ausprobiert.

Diese Stimmgabeln werden von Hand geschliffen, schwingen bis zu drei Minuten, sind in verschiedenen Frequenzen erhältlich und werden von Medizinern, Therapeuten und auch führenden Musiktheoretikern angewandt.

Ihr »Schöpfer« ist der Mathematiker und Musikwissenschaftler Hans Cousto, in der Musikwelt vor allem bekannt geworden durch die Berechnung der »harmonikalen Kammertöne«, die er von astronomischen Gegebenheiten ableitete. Er fand heraus, daß diese Töne exakt übereinstimmen mit denjenigen, die in anderen Kulturkreisen seit Jahrtausenden meditativ erfahren werden, wie das Urmantra »OM« der fernöstlichen Kulturkreise, das unserem »Amen« entspricht.

Das mit der Stimmgabel funktioniert übrigens. Man schlägt sie sich kurz gegen das Knie, so wie der Arzt, der die Reflexe kontrolliert, setzt dann das dicke Ende gerade auf die Mitte des Kopfes und danach auf das Brustbein rechts vom Herzen und läßt den Ton ausklingen ... dann schnell hinlegen.

WAS UNS KRANK MACHT – VON INNEN UND VON AUSSEN

Auch das gesunde Bett spielt eine Rolle!

Wie man sich bettet, so liegt man. Das gilt, sprichwörtlich, für alle Materialien im und am Bett. Oberstes Prinzip: nur Naturmaterialien verwenden, nächste wichtige Regel: in Wolle und Seide schläft sichs besser als unter Federn und Baumwolle.

Das gesunde Bett soll »naturklimatisiert« sein, d. h., Luft und Feuchtigkeit können optimal zirkulieren. Holz fürs Gestell und Roßhaar, Naturkautschuk, Jute, Leinen, Wolle für die Matratzen sind im wahrsten Sinne des Wortes die Basis für einen ruhigen, erholsamen Schlaf, in dem der Körper neue Kraft schöpfen kann. Wie hart oder weich Lattenrost und Matratze sind, ist Sache des eigenen Rückens, Gewichts und Geschmacks.

Kenner schlafen auf und in Textilien aus Kamelhaar, Schurwolle oder Seide, und zwar am besten nackt. Felldecken brauchen keine Bettwäsche – in die Sonne hängen zum Lüften – fertig! Im Winter hat mans kuschelig warm, im Sommer angenehm kühl, vollklimatisiert sozusagen.

Australische Untersuchungen haben ergeben, daß Wärmestrahlen nur 1,5 cm tief in den Pelz der Schafe eindringen – ein Grund dafür, daß diese Tiere auch starke Temperaturschwankungen leicht aushalten. Angeblich werden Radiumstrahlen von der Schafwolle nicht aufgenommen, sogar Erdstrahlen sollen bis zu 80 oder 90% durch Schafwolle abgeschirmt werden.

Genauso gut, dazu edel und zum Glück nicht ganz so teuer, wie es auf Anhieb klingt, ist Seidenwäsche. Der »harmonisierende Seidenschlaf« war empfindsamen Schläfern zu allen Zeiten bekannt. Besonders Leute mit Rheuma oder Neuralgien fühlen sich in der feinen Seidenwärme wohl. Rheumatiker ertragen allenfalls noch Schafwollbetten.

Wolle wie Naturseide bestehen aus Eiweißsubstanzen, die denen unserer Haut ähneln. Sie klimatisieren ideal – eigentlich merkwürdig, daß Federn hierbei schlechter abschneiden, da sie doch auch von Tieren stammen. Aber das Federkleid von Gans oder Ente ist eben nicht geeignet, Feuchtigkeit aufzunehmen (was auf dem Teich ja auch äußerst unpraktisch wäre!), und so blockieren Federbetten den Abtransport von menschlicher Feuchtigkeit mehr als viele ahnen, die oft verschwitzt und zerschlagen aufwachen.

WAS UNS KRANK MACHT – VON INNEN UND VON AUSSEN

Ich kriege Zustände, wenn mir eine Verkäuferin doch Wäsche oder andere Kleidungsstücke aus Synthetik andreht. Handelt es sich gar um einen Schlafanzug oder ein Nachthemd, rotiere ich regelrecht im Bett, selbst bei einem Gemisch mit nur 10% Kunstfaseranteil.

Kein Wunder: Der Arzt Dr. Connert erklärt, daß die meisten Kunststoffe dem menschlichen Biosystem fremd sind. Synthetik wirkt auf den Energiekreislauf blockierend und behindert den Abtransport der Hautausscheidungen. Das gibt einen kreislaufbelastenden Wärme- und Dunstrückstau und führt langfristig zum Zusammenbruch des Hautstoffwechsels.

Also genau hinschauen und -fühlen, wenn es um den Einkauf von Materialien für die »zweite Haut« geht – ob das Wäsche, Kleidung oder eben Bettzubehör ist. Da die Marktübersicht nicht leicht und auch nicht alles gut ist, was teuer daherkommt, empfiehlt sich oft eine Rückfrage bei Verbraucherberatungen, die es in vielen Städten gibt.

> Ein Beispiel: Maya (zweieinhalb Jahre), ein Vollwertkind, das ja bekanntlich schneller und leichter mit Infektionen und Krankheiten überhaupt fertig wird, litt drei Wochen lang an Bronchitis. Vom Kinderarzt kam kein Hinweis auf eventuelle Zusammenhänge mit dem Schlafmilieu, in dem Kinder dieses Alters die Hälfte des 24-Stundentages zubringen. Durch ständiges naßgeschwitzt Aufwachen trat keine Besserung ein, bis wir das Federbett gegen eine Wolldecke austauschten und Maya innerhalb von 3 Tagen völlig gesundete.

»Unter Strom« schläft sichs schlecht

Auf den Zusammenhang zwischen Schlaf, Wohlbefinden und elektrischen Störfeldern kam ich vor langer Zeit bei einer Theater-Tournee.

In einem Hotelzimmer in einer bergischen Kleinstadt konnte ich einfach nicht schlafen – der Geschäftsführer machte, obwohl es ihm unbegreiflich erschien, einen Zimmerwechsel möglich. Ergebnis: Ich schlief wie ein

WAS UNS KRANK MACHT – VON INNEN UND VON AUSSEN

Murmeltier. Hernach stellte sich heraus: Das erste »schlaflose« Zimmer lag direkt an der Wand mit der Neon-Leuchtreklame des Hotels...

Inzwischen weiß ich, daß nicht nur Erdstrahlen und Wasseradern stören, sondern ebenso heftig Abstrahlungen aus Elektrogeräten, Verkabelungen sowie Magnetstörfelder von Metallmöbeln, Sprungfedern in Matratzen. Krankenhausbetten in diesem Zusammenhang gesehen sind daher – bei aller Hygiene – eine Katastrophe!

Elektroinstallationen rund ums Bett geben ständig – auch ausgeschaltet – Voltmengen an den Körper ab, der daran »ankoppelt« und quasi »unter Strom« steht. Da der Körper selbst seine eigene Stromspannung hat (bei EKG und EEG z. B. ablesbar), kommt er durch zusätzlichen Fremdstrom aus dem Rhythmus, wird in vieler Hinsicht überanstrengt. Ebenso verhängnisvoll wirken sich Magnetfeldstörungen aus, wobei meist geschweißte Metallteile die Übeltäter sind.

Vor allem geht es um den Schlafplatz, weil gerade im Schlaf der Körper stundenlang allen Störungen ausgesetzt ist.

Empfehlenswerte Maßnahmen sind:
- Störfeld-Diagnose mit Stromspannungs-Meßgeräten und/oder Wünschelrute
- Entschärfung der Störquellen, z. B. durch
- Einbau von Netzfreischalter, damit während der Nacht kein Strom fließt (oder die Sicherung ausschalten), Quarzuhren auf 2 m Abstand stellen
- Schlafen auf Naturmatratzen (Strohkern, Roßhaar, Naturkautschuk, Seegras, Kokoskern)
- Schlafen in metallfreien Betten (Latten statt Sprungfedern, Holzschrauben)
- keine elektrisch verstellbaren Kopf- oder Fußteile im Bett, keine elektrischen Heizdecken
- kein Fernseher im Schlafraum. (Übrigens ein Tip zur Entschärfung der Fernsehröntgenstrahlung: Echte Bienenwachskerze aufs TV-Gerät stellen.)

Inzwischen kommen auch in- und ausländische Mediziner und Gesundheitsämter solchen Störfeldern und ihren krankmachenden Wirkungen auf die Spur:

WAS UNS KRANK MACHT – VON INNEN UND VON AUSSEN

Wie eine Untersuchung in den USA ergab, fanden sich Berufsgruppen, die ständig starken magnetischen oder elektrischen Feldern ausgesetzt sind, häufiger in den Statistiken von Leukämie-Erkrankungen als andere. Das Bundesgesundheitsamt weist darauf hin, daß in diesem Zusammenhang besonders der Kopfbereich als anfällig gilt. Deshalb wurden jetzt »obere Grenzwerte« für elektromagnetische Felder festgelegt, um die Gefährdung des betroffenen Personenkreises in Grenzen zu halten.

Bei Schlafstörungen kann folgendes hilfreich sein:
– Kneipp-Anwendungen
– Kräutertees
– Meditation und Hören von Meditationsmusik

Manchmal hilft jedoch gar nichts. Da kann man nur versuchen, sich wenigstens nicht über die Schlaflosigkeit zu ärgern, denn dadurch wird alles noch schlimmer.

Während einer Theatertournee hatte ich einmal ein besonders miserables Bett, in dem ich mich stundenlang schlaflos herumwälzte. Schließlich kam mir *die* Eingebung: Ich stellte mich (im zudem eiskalten Zimmer) neben das Bett, das ich schön zudeckte, und blieb so lange stehen, bis ich vor Kälte schlotterte und sogar dieses Bett wie eine Erlösung schien! Danach schlief ich tatsächlich ein.

Lebensbedrohende Strahlen

oder »weil du an der WAA wohnst, mußt du früher sterben« ...
»Erhöhtes Krebsvorkommen bei Arbeitern im Atomkraftwerk Sellafield«, unter dieser Überschrift berichtet Karl-Heinz Wagner, Justus-Liebig-Universität Gießen, über eine in England an 14000 Beschäftigten der kerntechnischen Anlage Sellafield durchgeführten Untersuchung über die Krebshäufigkeit in den Jahren 1947–1975.
Dabei wird deutlich, daß ein Zusammenhang besteht zwischen aufgenom-

WAS UNS KRANK MACHT – VON INNEN UND VON AUSSEN

mener Strahlendosis und der Häufigkeit des Todes an Krankheiten, die dem Krebsgeschehen wie

Multiples Myelom
Leukämie
Blasenkrebs
lymphatische Tumore

zuzuordnen sind. Hier die traurige Statistik:
– Der Lungenkrebs steht mit 147 Toten an der Spitze, die Vergleichszahl der nichtbelasteten Arbeiter liegt bei 58.
– Eine deutliche Krebsbildung gibt es im Bereich des Magen-Darm-Kanals, wobei an erster Stelle der Magenkrebs mit 50 Fällen steht, gefolgt vom Grimmdarm mit 30 und vom Enddarm mit 18 Fällen. Es sind somit 99 Krebstote bei den Strahlenarbeitern im Vergleich zu den anderen Arbeitern mit 45 Toten festzustellen.
– Auffallend ist die hohe Krebsrate im Bereich der Harn- und Geschlechtsorgane. So ist das Vorkommen des Vorsteherdrüsenkrebses bei den Atomarbeitern mit 19 Toten angegeben, während die Vergleichszahl bei den gewöhnlichen Arbeitern 4 beträgt; entsprechend wird das Verhältnis beim Harnblasenkrebs mit 14:3, beim Hodenkrebs mit 4:1 angeführt.
– Bei Nierenkrebs lautet es 6:1.
– Für vom Rückenmark ausgehende Krebsbildung ergibt sich ein Verhältnis von 7:2, was eine deutliche Bestätigung der schädigenden Wirkung von Strahlen auf das blutbildende System des Knochenmarkes ist.
– Bei Leukämie ist die Krebsrate der Strahlenarbeiter besonders hoch, es kommt zu 10 Fällen im Gegensatz zu einem einzigen Fall bei unbelasteten Arbeitern.
Dabei ist Sellafield keine Einzelerscheinung: Die Meldungen häufen sich, daß in der Nähe von Atomkraftwerken vermehrt Krebsfälle auftreten, besonders bei Kindern. So berichtet der Kinderarzt Matthias Demuth, daß seit 1980 in der Nähe von Kassel – im Umkreis von 20 Kilometern des Atomkraftwerkes Würgassen –, 14 Leukämiefälle bei Kindern registriert wurden. Statistisch »normal« wären höchstens 8 Leukämieerkrankungen in dieser Altersgruppe (Frankfurter Rundschau, 10. 3. 88).

143

WAS UNS KRANK MACHT – VON INNEN UND VON AUSSEN

Und Prof. Horst Kuni vom Zentrum für Radiologie der Universität Marburg bestätigt, daß auch die geplante und technisch kontrollierte Freisetzung von Plutonium bei einer Wiederaufarbeitung unvermeidlich mit einer Freisetzung in die Biosphäre verbunden ist, die nicht nur beruflich Exponierte, sondern auch Dritte gefährdet (Frankfurter Rundschau, 5. 8. 88).

Es ist ferner bekannt, daß z. B. nach Tschernobyl die Zahl mongoloid geborener Kinder angestiegen ist. Unfaßbar, daß es überhaupt noch Befürworter von Atomkraft- und Wiederaufbereitungsanlagen gibt. Geradezu grotesk mutet in diesem Zusammenhang ein Brief an, bei dem es sich nicht etwa um eine schrille Satire handelt, sondern um die (ausgesandte!) Werbebroschüre eines Hanauer Spielzeugfabrikanten an »seine Baby-Kundschaft«:

Theodor Jacob, Helly-Erzeugnisse, Postfach 1654, 6450 Hanau/Main

Mein liebes Baby!
Du bist in einer sehr schönen Zeit geboren worden, aber die schönste Zeit, Dein Leben, liegt noch vor Dir. Habe keine Angst, daß Deine Mutti im Supermarkt mit dem Geigerzähler nach Milch für Dich sucht, weil sie Angst hat, sie wäre verseucht, das ist alles halb so schlimm.
. . . Damals in Japan waren die Muttis und die Bevölkerung noch nicht an Strahlen gewöhnt, deswegen hatten die bei den Bomben eine so verheerende Wirkung.
Wir haben schon seit Jahrtausenden mit Erdstrahlen zu tun. In manchen Gebieten sind diese Erdstrahlen ganz stark und in manchen Gebieten sind sie schwächer, durch die Atombomben, die wir in der Atmosphäre gezündet haben, hat sich die Strahlung intensiviert.
Nun haben wir in unserem Körper Polizisten, die nach so einer Bestrahlung sofort darangehen und den wieder zusammensetzen, damit nichts geschieht. . . Wenn Du groß bist, wissen die Mediziner, wie man die Polizisten im Körper in Trab hält, vielleicht durch Rote Bete oder durch Knoblauch, man weiß es noch nicht.
. . . Heute halten wir viel größere Strahlen aus als früher. Alles strahlt, die Erde, der Fernseher und jetzt sogar der Himmel, aber daran gewöhnen

wir uns. *Deine Mama ernährt Dich gut und richtig, so daß Du genug Jod in Deinem Körper hast, Dir auch das Jod 131 nichts anhaben kann, denn Deine Schilddrüse ist gesättigt und nimmt kein neues Jod auf.*

… Dein Vati wird Dir erzählen, daß wir jetzt eine ganze Menge Menschen in Afrika durchfüttern, denen wir morgen Beschäftigung geben müssen. Wir werden chemische und technische Fabriken bauen müssen … Vielleicht finden wir eine Möglichkeit, daß wir der Dritten Welt ihre Kredite auf 100 Jahre stunden, in der Hoffnung, einen Markt zu finden. Um das alles zu realisieren, brauchen wir Kraft und neue Kraftquellen … Jetzt ist es wichtig, daß wir Atomkraftwerke haben, daß in der ganzen Welt Atomkraftwerke gebaut werden, daß die Völker Kraft bekommen, unsere Industrieprodukte aufzukaufen… Was wir brauchen, ist im Katastrophenfalle Katastrophenpläne zu haben, nach denen wir uns genau richten müssen und die Familien, die in der Nähe eines Reaktors wohnen, müssen wissen, wo sie hinfahren können, wenn sie vorübergehend ihr Haus räumen müssen.

. . .

Mach weiter so, Du bist in den besten Händen, immer Dein

Onkel Theo

Die Mutti soll mir treu bleiben

P.S. Wenn die Mama will, schicke ich ihr gerne meinen neuesten Katalog (über Kinderspielzeug, Anm. der Autorin. Die Firma Helly befindet sich in Hanau – der Stadt von Nukem-Alkem).

Ich finde, die Antwort auf diesen Brief kann nur noch das Gedicht der Theologin Dorothee Sölle sein:

> Fürchte Dich nicht …
> der Widerstand wächst.
> Die Herrschenden können
> die Schrift an der Wand
> nicht mehr übersehen!
> Die Beherrschten

145

kehren sich ab vom Kopfnicken,
die Waffenhändler wagen nicht mehr
über die am Boden Liegenden zu steigen.
Die Bischöfe geben
die schlüpfrigen Reden auf und sagen Nein.
Die Freunde Jesu blockieren
die Straßen des Overkill.
Die Schulkinder erfahren die Wahrheit.
Woran sollen wir einen Engel erkennen,
außer, daß er Mut macht, wo Angst war,
Freude, wo nicht mal mehr Trauer wuchs,
Einspruch, wo Sachzwang herrschte,
Abrüstung, wo Terror glaubwürdig drohte –
Fürchte Dich nicht – der Widerstand wächst!

Dorothee Sölle

Informationen zu allen Themen, die Lebens- und Umweltschutz betreffen,
erteilt der BBU, Bundesverband Bürgerinitiativen Umweltschutz (Adresse
im Anhang).

Sie müssen nicht unbedingt eine Katastrophe sein, die Wechseljahre

Die Crux ist wohl, daß diese gefürchtete Lebensphase in eine ohnehin
schwierige Zeit fällt: Viele Ehen und Partnerschaften haben die »Dreimal-
sieben-Jahre« hinter sich, die Gefühle zum Partner sind »abgenutzt« oder
zumindest arg strapaziert, die Kinder erwachsen und aus dem Haus. Wenn
frau zu all dem dann auch noch von ihrer Regel und damit der Fortpflan-
zungsfähigkeit verlassen wird, ist das für viele mit einem großen Maß an
Selbstwertverlust gekoppelt. Sie fühlen sich nur noch »wie eine leere
Hülse«, zu nichts mehr nutze, ohne Perspektive...
Ich habe festgestellt, daß bei Frauen mit Kindern, vor allem wenn sie nicht
berufstätig sind, dieser Einbruch in ihre Weiblichkeit eine größere Krise
auslöst als bei (eventuell sogar noch kinderlosen) Frauen, die sich im

WAS UNS KRANK MACHT – VON INNEN UND VON AUSSEN

Beruf durchkämpfen mußten und müssen. Irgendwie werden sie eher fertig mit Hitzewallungen, Stimmungsschwankungen und Depressionen. Schwer zu ermessen, wer in dieser Phase mehr – oder nur anders? – leidet. Die Frauen, deren erwachsene Kinder sich nun ablösen – nichts anderes war Ziel der Erziehung, aber trotzdem ist die Trennung schmerzlich –, oder jene, die sich jetzt die Endgültigkeit ihrer gewollten oder ungewollten Kinderlosigkeit total vor Augen führen müssen.

Jede Lebensphase hat ihre bestimmte Aufgabe, in jeder ist etwas anderes »dran«, das weiß jeder, der die Natur aufmerksam beobachtet oder sich mit Astrologie beschäftigt. Neue Aufgaben müssen gelöst werden, und da ist es gut, wenn die vorher anstehenden bewältigt worden sind.

Selbstfindung ist in dieser Lebensphase (endlich!) angezeigt. Wurde bisher im allgemeinen vornehmlich die weibliche Seite gelebt, so muß/darf nun die in jeder Frau ebenso vorhandene mehr oder weniger vernachlässigte »männliche« Seite entwickelt und verwirklicht werden. Glücklich, wer das schafft!

Haarefärben, Gesicht-liften-lassen oder der berühmte neue Hut bringen höchstens kurzfristige »Erleichterung«, aber nicht die erhoffte Rettung. Bei der Suche nach Selbstfindung hilft Meditation – aber auch eine befriedigende Aufgabe in einer Gemeinschaft; außerdem eine ausgewogene Mischung zwischen Produzieren und Konsumieren. Das gilt übrigens nicht nur für die Wechseljahre! Weitere Hilfen in dieser schwierigen Zeit sind auch sportliche Betätigungen jeder Art, Heilfasten, Kneipp-Anwendungen und Sauna sowie Umstellung auf vitalstoffreiche Ernährung. Jetzt ist auch eine gute Gelegenheit, endlich das Rauchen aufzugeben und den Kaffee- und Schwarzteegenuß zu streichen oder einzustellen.

Gegen Wallungen hilft übrigens Salbeitee und bei Kalziummangel, der sich in dieser Zeit aufgrund geringerer Östrogenproduktion z. B. in nächtlichen Wadenkrämpfen äußern kann, eventuell ein Kalziumpräparat. Letzteres benötigt jedoch zur Verwertung Vitamin D – also viel in der Sonne und an der frischen Luft bewegen! Dieser Umstand erklärt vielleicht, weshalb sportliche Frauen wie z. B. Tennisspielerinnen offenbar unter den Folgen der Wechseljahre weniger leiden.

Schließlich gibt es auch pflanzliche Arzneien, die bei allen Störungen der weiblichen Funktionen, nicht nur im Klimakterium, sondern z. B. auch bei

147

WAS UNS KRANK MACHT – VON INNEN UND VON AUSSEN

Menstruationsbeschwerden wirksam eingesetzt werden können, wie Extrakte der Traubensilberkerze. Allerdings sollte Sie darin Ihr/e hoffentlich ganzheitlich denkende/r Gynäkologin oder Gynäkologe beraten.

Auch hier sei wieder und noch einmal Yoga erwähnt. Spezielle Yogaübungen helfen, sexuelle Energie zu sublimieren, wichtig auch für alle Menschen, die ohne Partner leben wollen oder müssen. Eine der wichtigsten Übungen ist die Beherrschung des Atems, ferner alle, die das Blut aus den Beinen und dem Unterkörper in den Kopf, in die Gehirnzentren, in Hals und Schultern hineinbringen, wie die Kerzenstellung, der Schulterstand, der Kopfstand. (Mehr darüber im nächsten Kapitel.) Die sexuelle Energie (die Kundalini), Quell allen Lebens, wird so von den Geschlechtsorganen weggelenkt und in geistige Kraft umgewandelt.

»Denken wir (also) beim Yogaüben an Gesundheit, an Ruhe, an Gleichgewicht, besonders aber versuchen wir in uns das Gefühl der GANZHEIT zu erwecken, zu erleben und zu verwirklichen ... das Gefühl der vollkommenen Selbständigkeit. Erwecken wir in uns die Sicherheit, daß wir in keiner Hinsicht eine Ergänzung brauchen, keine Hilfe von außen her benötigen, keine Liebe von anderen erwarten, sondern geben, daß wir alles – alles – in uns selbst haben und selbst sind. Ich bin ein GANZES!«

Dieses Zitat stammt aus dem Buch »Sexuelle Kraft und Yoga« von Elisabeth Haich, das allen zu empfehlen ist, die sich mit diesem Problem auseinandersetzen wollen oder müssen.

Zähne gut – alles gut

Es war einmal ... ein Zahnarzt in einer Millionenstadt des US-Staates Ohio. Dr. Weston A. Price bohrte, wie Tausende seiner Kollegen, emsig in den Zähnen seiner Patienten und füllte die sich immer aufs neue bildenden Löcher – bis es ihm eines Tages zu bunt wurde.

Denn er hatte ein Gewissen, dieser Dr. Price, und sah nicht ein, daß die Kunst über die Natur triumphieren sollte, er wollte nicht länger immer neue Gebisse einsetzen, er wollte herauskriegen, woran es lag, daß sich da immer wieder neue Löcher in den Zähnen bildeten.

Also zog er aus, wie der im Märchen, um das Gruseln zu lernen – denn das Gruseln kann einen tatsächlich ankommen, wenn man liest, was Dr. Price

WAS UNS KRANK MACHT – VON INNEN UND VON AUSSEN

da herausfand. Daß nämlich der Zahnschmelz die härteste Substanz des ganzen Wirbeltierkörpers ist (wie die Zähne der vorgeschichtlichen Höhlenbären in unseren Museen ja auch sehr schön demonstrieren), daß auch das Gebiß und der menschliche Zahn zehntausend Jahre und mehr allen zersetzenden Einflüssen, Witterungsschwankungen und Bakterien widerstehen kann, wenn sich alle anderen Teile des Körpers schon längst aufgelöst haben – und daß daher die Ursache des heute allgemein verbreiteten Zahnverfalls nicht in einer Unvollkommenheit der Natur, sondern den Verhaltensgewohnheiten des modernen Menschen liegt: nämlich in der Fehlernährung.

Dr. Price erkannte, daß bei Menschen mit besonders stark von Karies befallenen Zähnen, sehr häufig auch Verengungen der Zahnbögen und Veränderungeren der Gesichtsbildung festzustellen waren; daß Tuberkulose und Zahnkaries den Menschen oft gleichzeitig heimsuchten; daß Kinder mit einer Herzentzündung fast ausnahmslos auch an akuter Zahnkaries leiden (95%). Mit Hilfe von Röntgenbildern konnte er eindeutig nachweisen, daß sich beim Verbrauch gewisser (vielgerühmter und vielbeworbener) Kindernährmittel – lange vor dem Durchbruch – bleibende Defekte an den Zähnen bilden.

Warum haben manche Menschen gesunde Zähne, warum andere nicht? Über das Wesen und die Voraussetzungen der Gesundheit wird nicht der Kranke, sondern der kerngesunde Mensch die überzeugende Antwort geben. Aber wer ist in den Vereinigten Staaten, wer ist in den Ländern der Zivilisation kerngesund?

Dr. Price beschließt zu reisen. Er widmet fortan sein Leben der einen Aufgabe: die vollkommene Gesundheit zu finden. Er untersucht Indianer und Ureinwohner Alaskas und Australiens genauso wie die Menschen in der Sierra Leone und in der Schweiz – und findet heraus: Da, wo die Zivilisationskost noch nicht Einzug gehalten hat, sind die Einwohner gesund und verfügen auch über gesunde Zähne – da, wo die denaturierte Nahrung mit Auszugsmehl und anderen Industrieprodukten gang und gäbe ist, verlieren die Menschen ihre gesunden Zähne und werden gleichzeitig auch wesentlich anfälliger für die bekannten Zivilisationskrankheiten.

Albert von Haller hat in seinem Buch »Gefährdete Menschheit« Price ein Denkmal gesetzt und seine Reisen und Studien nachvollzogen.

Es bestätigt sich wieder einmal: Sind die Zähne gesund, ist alles gesund – die ernährungsbedingten Krankheiten beginnen beim Zahn, mit Karies und Zahnfleischschwund. Wenn Sie diese Warnung beachten, ist noch vieles zu retten.

Und wie ist es mit den Amalgam-Plomben? Und was hat es mit der Fluor-Prophylaxe auf sich?

Wie die meisten von uns, hatte ich früher auch
Amalgam-Füllungen in den Zähnen,

diese Mischung aus Quecksilber, Zinn, Zink und Kupfer. Inzwischen weiß ich, wie brisant sie ist, die »Zeitbombe Plombe«. »Unsere Zähne sind mit hochgiftigen Amalgam-Plomben gefüllt, vor deren Anwendung bei Schwangeren sogar das Bundesgesundheitsamt warnt«, sagte Erika Seesemann, Chefärztin der Bertricus-Klinik in Bad Bertrich, bei einer Ärztetagung in Baden-Baden. Dort warnten vor über 4000 Teilnehmern Naturheilärzte eindringlich vor der »minderwertigen Legierung Amalgam« (»Der Vegetarier, 2/88).
Was ist denn nun so schlimm am Amalgam?
Neugierig geworden, fand ich hochinteressante Einzelheiten in einem ausführlichen Artikel von Dr. med. dent. Wolfgang H. Koch im »Gesundheitsberater«.

1. Es entsteht eine sogenannte Mundbatterie, die zu einer elektrostatischen Aufladung des umliegenden Gewebes führt und (vor allem bei mehreren Füllungen) zu Entgleisungen im Stoffwechsel, zu Störungen im vegetativen Nervensystem und auch zu psychischen Störungen führen kann, wie z. B. Nervosität, Gedächtnisschwäche, Depressionen, Schlaflosigkeit.
2. Atomare Kleinstteilchen des giftigen Quecksilbers lösen sich und wandern in die Kieferknochen (unmittelbar), Magen und Darm (geschluckt) und das Gehirn (eingeatmet). Der Speichel verliert seine entgiftende Wirkung, Abwehrkräfte werden geringer, es können so ziemlich alle (häufig unklaren!) Störungen auftreten, die von Kopfschmerz über

WAS UNS KRANK MACHT – VON INNEN UND VON AUSSEN

Herz-, Kreislauf-, Blutdruck- bis zu Verdauungsbeschwerden, Hautausschlägen, Bronchialasthma und allgemeiner Erkältungsanfälligkeit reichen.

3. Schon kleinste Spuren der verwendeten Metalle können durch ungewollte homöopathische Wirkung allergische Reaktionen hervorrufen.

Was tun? Den Zahnarzt fragen – er kann röntgen (um Zustand und Lage der Füllung zu überprüfen), eine Energiestrommessung vornehmen lassen und die Amalgam-Füllungen ersetzen durch Füllungen aus Zahnzement, Kunststoff, Guß (aus hochwertigen Edelmetall-Legierungen oder Porzellan) oder schließlich Kronen.

Immer mehr Menschen entschließen sich dazu oder sie wechseln kurzerhand den Zahnarzt, wenn »ihrer« sich sträubt, weil Amalgam-Füllungen wegen des geringeren Zeit- und Kostenaufwandes immer noch verteidigt werden.

Guten Rat finden Sie bei der Internationalen Gesellschaft für ganzheitliche Zahnmedizin, in der sich Zahnärzte organisiert haben, die für diese Problematik aufgeschlossen sind (die Adresse finden Sie im Anhang).

Vorsicht Fluor!

»Gefährliche Prophylaxe gegen Karies« lautet die Überschrift eines Informationsblattes der Gesellschaft für Gesundheitsberatung. Das hört sich an wie eine Warnung vor gefährlichen Giften. Und ein Gift ist Fluor in der Tat, ein Breitband-Enzymgift, das bei längerer Einnahme, auch in kleinen Dosen, infolge Speicherung Gesundheitsschäden hervorruft. Dennoch wird das Natriumfluorid immer noch als Prophylaxe gegen Zahnkaries empfohlen, es wird dem Trinkwasser beigemischt oder der Zahnpasta, in Kindergärten und Schulen in Form von Tabletten verabreicht (so wird das Kleinkind bereits zum Pillenschlucker von morgen erzogen). Warum? Weil die Industrie daran verdient. Zuckerindustrie und Fluorindustrie arbeiten eng zusammen, führen sogar – es ist nicht zu fassen! – gemeinsame Tagungen durch.

Zahnärzte berichten von ganz netten Bestechungssummen, die ihnen angeboten werden, wenn sie nur den Patienten raten: Eßt ruhig Süßes, das

151

WAS UNS KRANK MACHT – VON INNEN UND VON AUSSEN

macht gar nichts, wenn ihr nachher brav die Zähne mit Fluorzahnpasta putzt.

Einer der ersten, der das Problem frühzeitig erkannt und viel Energie in die Verbreitung der Wahrheit über Fluoride investiert hat, ist der Grazer Ingenieur Ziegelbecker. In der Steiermark und in Kärnten hat er seinen Feldzug gegen die Verwendung von Fluor zur Kariesverhütung bereits gewonnen, dort brauchen die Schulkinder keine Fluortabletten mehr zu schlucken.

Schützenhilfe hat er von einem Wiener Hygieniker namens Haider erhalten, der sich in einer Studie in erster Linie auf die Fluor-Emissionen einer österreichischen Metallfabrik konzentrierte. Fluoride seien ausgesprochene Gifte, schreibt Haider, »sie blockieren wichtige Enzymsysteme, die organspezifische Funktionen ausüben«. Auch sei in den USA im Gefolge der Trinkwasserfluoridierung eine erhöhte Krebssterblichkeit nachgewiesen worden. Andere Studien – eine davon aus der Sowjetunion – zeigten eine positive Korrelation zwischen dem Vorkommen von Fluoriden und dem Auftreten von Magenkarzinomen.

Nach der Studie Haiders wirken sich kleinere Dosen des Fluors am stärksten aus. So müsse man ferner mit den Folgen von Enzym- und Genschäden (in Form von Chromosomenbrüchen), Allergien und Stoffwechselstörungen in lebenswichtigen Organen rechnen. Als gravierend werden dabei Enzymblockaden in Herz, Leber, Niere bezeichnet.

Die Überdosierung von Fluoriden über Jahre (im Umkreis von Aluminiumwerken gilt das als erwiesen) führe zur chronischen Fluorvergiftung (Fluorose), heißt es im Haider-Gutachten. Bei einer Erscheinungsform der Zahnfluorose, die bei der Braunauer Bevölkerung (in der Nähe von Austria Metall AG Ranshofen) in deutlichem Ausmaß auftritt, wurden eigentümliche Zahnerkrankungen beobachtet, wie Schmelzflecken, gesprenkelte oder bebänderte Zähne bis zu grabenartigen Vertiefungen im Zahnschmelz. Mitunter sei auch die ganze Zahnoberfläche, besonders die der Schneidezähne, kreideweiß oder braun verfärbt. Die Schneidekanten würden sich frühzeitig abnutzen. In der Umgebung des Werkes sind so gut wie alle Nadelbäume krank, die noch lebenden Bäume wesentlich niedriger als anderswo. Auch die Tiere leiden an Fluorose.(*Empfohlene Literatur:* »Vorsicht Fluor« von Dr. M. O. Bruker.)

152

WAS UNS KRANK MACHT – VON INNEN UND VON AUSSEN

Prof. Dr. Frederic Vester erzählte mir vor Jahren, seit er seine Zähne nicht mehr mit Zahnpasta putze, sondern nur mit der Zahnbürste, habe sich die Gesundheit seiner Zähne gebessert.

In meiner Umgebung höre ich immer wieder von ähnlichen Erfahrungen.

Sehr gut für die Zahnpflege ist die Munddusche! Morgens und abends angewandt, stärkt sie das Zahnfleisch. Auch gegen Zahnseide ist nichts einzuwenden.

Mein Kind hat Zöliakie – es darf kein Getreide essen,

höre ich gelegentlich von jungen Müttern.

Die Zöliakie äußert sich in Durchfall, blutigem Stuhl und ist die Folge von denaturierter Kost. Der geschwächte Körper verträgt kein Gluten mehr (das in gewissen Getreidesorten wie z. B. im Weizen enthalten ist).

Der Ganzheitsmediziner rät zu Frischkost und wird dann – vorsichtig! – bei zunehmender Gesundung auch allmählich glutenfreie Getreidesorten wie Buchweizen (der streng genommen kein Getreide, sondern ein Knöterichgewächs ist), Hirse, Mais und in Maßen Reis zulassen, bis auch glutenhaltige Lebensmittel wieder vertragen werden. Daß die Zöliakie, eine ernährungsbedingte Krankheit, nicht durch Getreide, sondern – wen wundert es noch – durch Auszugsmehl, Fabrikzucker und das Eiweiß der Kuhmilch entsteht, und durch Umstellung auf Vollwertkost – wohlgemerkt zunächst glutenfrei! – heilbar ist, beschreibt Dr. Bruker in folgender Stellungnahme:

»Die Zöliakie ist eine ernährungsbedingte Zivilisationskrankheit, die durch die übliche Zivilisationskost entsteht, also durch den Verzehr von Auszugsmehlen, Fabrikzucker, artfremdem Eiweiß der Kuhmilch. Ein mit vitalstoffreicher Vollwertkost ernährtes Kind bekommt keine Zöliakie. Bei diesem Zivilisationsschaden handelt es sich nicht um Allergie, genausowenig wie bei allen anderen ernährungsbedingten Zivilisationsschäden wie Diabetes, Rheuma, Fettsucht, Steinbildung usw. Wenn allerdings

durch eine solche krankmachende Zivilisationskost eine Zöliakie entstanden ist, muß die Behandlung zunächst in einer glutenfreien Ernährung
bestehen. Wenn aber die Fehler der Ernährung abgestellt werden und
eine vitalstoffreiche Vollwerternährung durchgeführt wird unter Vermei-
dung von Fabriknahrungsmitteln, Auszugsmehlen und artfremdem tierischem Eiweiß, kommt es zu einer Heilung« (siehe auch Dr. M. O. Bruker
»Zöliakie« im Literaturnachweis).

Abschließend noch ein Wort zum meist ungesunden Haushalt, der zwar
glänzt, aber: Nicht alles was glänzt, ist Gold.

Waschen und Putzen – mit möglichst wenig Gift

Immer wenn ich von einer Reise zurückkomme und Freunde inzwischen
das Haus gehütet haben, entdecke ich mit Entsetzen unerwünschte che-
misch-umweltfeindliche Putzmittel oder gar Treibgas-Spraydosen in der
Waschkammer.
Nun habe ich dort eine Tafel angebracht, damit jede(r) weiß, wie umwelt-
schonend geputzt und gewaschen werden kann. Oft leichter gedacht als
getan, nicht nur wegen der Bequemlichkeit, sondern auch wegen »Glanz
und Schönheit«.
Als ich z. B. zum ersten Mal meine nougatfarbenen Bettlaken mit Seifenflocken wusch, waren sie nachher mit Seifenschlieren gesprenkelt. Und so
weiß wie im Fernseh-Werbespot sieht meine Weißwäsche ohnedies nicht
aus.
Sicher kennen Sie auch den Alltags-Umweltkonflikt: Natürlich wollen wir
so umweltbewußt wie möglich handeln – aber ist das wirklich so wichtig,
was ich als einzelne(r) da in den Kanal fließen lasse? Bei den Mengen, die
die Industrie einleitet...
Natürlich fallen große Mengen mehr auf. Aber auch Millionen Waschma-
schinen mit gewässerschädigenden Laugenmassen, nur aus einer Großstadt, bringen jeden Tag enorme Schädigungen für Wasser und Tiere,
verursachen Überdüngung, Vergiftung. Mit Duftstoffen aus Waschmitteln
oder Weichspülern z. B. ruinieren wir die Kommunikation vieler Wasser-

WAS UNS KRANK MACHT – VON INNEN UND VON AUSSEN

lebewesen. Sie können sich dann nicht mehr »riechen«, nicht mehr zur
Paarung finden, sich nicht mehr vermehren.

Das immer stärker belastete Wasser kann man längst nicht mehr überall
trinken. Wasch- und Spülmittel bedeuten eine weitere Gefährdung unse-
rer Gesundheit. Waschaktive Substanzen z. B. in Geschirrspülmitteln gelangen in winzigsten Spuren über Teller in die Speisen und so in die
Verdauung. Enzyme als Eiweißlöser können Allergien erzeugen, optische
Aufheller hellen auch die Haut auf, die mit der Wäsche Kontakt hat, lassen
Wunden schlechter heilen und stehen in Verdacht, Krebs zu erzeugen.
Duftstoffe können die Haut reizen und Allergien auslösen, Weichspülmit-
tel begünstigen nach Ansicht vieler Ärzte Haut- und Pilzkrankheiten.
Fazit: So überlegt wie möglich waschen – und dann am besten mit
umweltfreundlichen Waschmitteln, z. B. den guten alten Seifenflocken,
deren Fettsäuren leichter abbaubar sind als synthetische Waschsubstan-
zen.

Das ist nicht nur schonend für Haut, Wäsche und Umwelt, sondern auch
sparsam:

10 g pro Kilo Wäsche für den Vorwasch- oder einzigen Waschgang,

5 g pro Kilo Wäsche für den zweiten Waschgang.

Ob Sie außerdem Soda (dieses ebenso radikale wie gelegentlich sehr
brauchbare Einweich- und Waschhilfmittel gibt es immer noch in vielen
Drogerien!), Bleichmittel oder Enthärter brauchen – und in welchen
Mengen – hängt von Wäscheart, Verschmutzung und vor allem dem
Härtegrad des Wassers in Ihrem Wohnort ab (Auskunft: Wasserwerk oder
Verbraucherberatung).

Exakte Tips für das Waschen mit Seifenflocken enthält die handliche
kleine Broschüre »Ökologisches Waschen – wir steigen um auf
Seifenflocken«.

Ein paar wissenswerte Extrahinweise als Kostprobe gleich hier:
– Verzweifeln Sie nicht bei zuviel oder zu wenig Schaum, er ist abhängig
  von der Dosierung: bei zuviel Seife schäumt es über, bei zu wenig
  entsteht kein Schaum – wenn es leicht schäumt, stimmt die Menge.

WAS UNS KRANK MACHT – VON INNEN UND VON AUSSEN

– Die meisten Flecken gehen weg mit Gallseife (hergestellt aus Seife und
tierischer Galle, in Drogerien erhältlich) – vorher einreiben, einwirken
lassen, ausspülen.
– Bleichmittel nur bei hartnäckigen Flecken in Weiß- oder heller Buntwä-
sche im Hauptwaschgang dazu tun – Kochprogramm wählen, da das
Bleichmittel erst bei Temperaturen über 80 Grad voll zur Wirkung
kommt.

Tips, die ich gesammelt und ausprobiert habe

– Weiße Schlieren in farbiger Wäsche nach dem Waschen mit Seifenflok-
ken vermeide ich, indem ich die Flocken zunächst in warmem Wasser
auflöse und erst dann in die Waschmaschine gebe. Dem letzten Spül-
gang etwas Essig zugeben oder von Hand mit Essigwasser nachspülen.
Oder einen Extra-Waschgang einlegen (40 Grad), dem etwas Essig
beigegeben wird.
– Vorsicht bei flüssigen Waschmitteln: Sie verführen zum Überdosieren
und enthalten als waschaktive Substanzen oft reichlich Tenside. Bei
deren Abbau bildet sich sehr viel Klärschlamm, dessen Entsorgung
immer mehr zum Problem wird. In Flüssen und Seen sorgen Tenside
für Sauerstoffverknappung bis zum »Umkippen« der Gewässer…
– Schmierseife, in warmem Wasser gelöst, putzt alles, was man abwaschen kann. Gleich gut wie die allerneuesten Chemiereiniger und
außerdem billiger!
– Essig macht vieles blank: Fliesen, Badewannen, Armaturen, gleichzeitig
ist er ein guter Weichspüler und Entkalker, auch von Kaffee- und
Teemaschinen.
– Petroleum sorgt für dauerhaften Glanz von Fliesen und allem, was aus
Chrom ist. Der Geruch verschwindet nach einigen Stunden, der Glanz
bleibt, weil Spritzwasser abperlt.
– Salmiakgeist macht Fenster klar (und alles andere aus Glas). Nachpolie-
ren mit Zeitungspapier vermeidet das Verschmieren.
– Reinigungsbenzin, Seifenflocken und Spiritus entfernen Flecken aus
Leder- und Wildledersachen. (Fast alle industriellen Fleckentferner und
Sprays sind hochgiftig und daher gesundheitsschädigend!)

WAS UNS KRANK MACHT – VON INNEN UND VON AUSSEN

Weitere Tips für den gesunden und umweltbewußten Haushalt:

Filtertüten aus Papier können Dioxine enthalten, Chlorverbindungen, die durch die Chlorbleiche bei der Zellstoffherstellung entstehen. Sie schädigen insbesondere Haut und Leber und sind hochgradig krebsverdächtig. Trotz Unschädlichkeitshinweisen der Hersteller: Dauerkaffeefilter aus Stoff oder Metall sind sicherer!

Nichts in Plastik einfrieren, riet mir Ingeborg Malz vom ehemaligen Deutschen Verbraucher-Schutzbund. Sie schreibt: »Petersilie z. B. hat ätherische Öle, die Weichmacher und andere chemische Zusatzstoffe, die bei Fertigung der Becher zugesetzt werden, aus dem Plastik herauslösen. Dies gilt für alle in Plastik verpackten Lebensmittel und auch Kosmetik, besonders für fette, saure und alkoholische Waren. Ich finde es unverantwortlich, daß Reform- und Biohäuser immer mehr Waren in Plastikverpackungen anbieten. Allein damit ist das schadstoffarme Produkt völlig entwertet.«
Was tun? Für meine Kräuter nehme ich jetzt Aluschälchen zum Wiederverwenden, wenn ich sie überhaupt einfriere.

Ausgediente Kühlschränke müssen unter die Kategorie Sondermüll fallen: Das Kühlmittel Frigen R 12 zählt zu den Substanzen, die für die Zerstörung der Ozonschicht verantwortlich sind.

Bei Spraydosen darauf achten (wenn sie überhaupt noch verwendet werden), daß sie mit dem »Blauen Umweltengel« oder als »FCKW-frei« gekennzeichnet sind.

Holzasche aus Herd oder Kamin ist kein Abfall, sondern kann vielseitig verwendet werden: Im Garten als Biodünger – im März dünn über die Beete gestreut, gut für Kartoffeln, Sellerie und Kompost. Außerdem ist sie seit alters her ein gutes Putzmittel für Pfannen, Töpfe, Spültische sowie Bügeleisensohlen.

Rosmarinnadeln oder eine Wacholderbeere auf die heiße Kochplatte geben – duftet angenehm und tötet Bakterien ab.

WAS UNS KRANK MACHT – VON INNEN UND VON AUSSEN

Kunststoff-Flaschen für Mineralwässer und andere (Cola- oder Limonaden-)Getränke sind nach dem Willen vieler Getränkehersteller auf dem Vormarsch. Die Folge wäre ein noch stärker anwachsender Müllberg, praktikable Mehrwegflaschen-Systeme (Pfandflaschen) würden aus Bequemlichkeit vernachlässigt. Bitte beim Einkauf auch an die Umwelt denken – jede Mehrproduktion von Kunststoff kostet Energie, und die Entsorgung bedeutet auch wieder Umweltbelastung!

Kunststoffbeschichtung – nicht überhitzen: Haben Sie Pfannen oder Töpfe, in denen laut Werbung nichts mehr anhängen oder festkochen soll, weil sie mit Teflon beschichtet sind?
Teflon mit dem chemischen Namen Polytetrafluoräthylen (PTFE) ist ein Fluorkohlenwasserstoff-Kunststoff, der nur begrenzt hitzebeständig ist. Bei starkem Erhitzen des Gefäßes über 400 Grad entstehen gefährliche, giftige Dämpfe. Nicht gefährlich ist die übliche Erwärmung beim Backen und Braten auf ca. 200 Grad. Aber Vorsicht: Beim Erhitzen leerer Teflongefäße auf großer Gasflamme sind sie rasch bei 500 Grad, bei Elektrohaushaltsherden dauert das etwa vier Minuten. Die Gase, die dann entstehen, sollten nicht eingeatmet werden: es können regelrechte grippeähnliche Zustände auftreten.
Wer sich mit vitalstoffreicher Vollwertkost ernährt, kommt im übrigen mit Edelstahltöpfen und -pfannen für alle Zwecke tadellos aus – also ohne jede Beschichtung! Und wo keine Beschichtung ist, fällt auch das Risiko weg, daß Sie trotz schonendster Holzspatel-Betätigung Kunststoffpartikelchen abkratzen und »mitessen« . . .

Mikrowellengeräte sind ebenfalls auf dem Vormarsch: Die Arbeitsgemeinschaft Ökologischer Forschungsinstitute warnt jedoch davor – »sie können zu Verhaltensänderungen bei Menschen und Tieren, Veränderungen des Abwehrsystems, der Durchlässigkeit der Gehirnschranke gegenüber Molekülen aus dem Blut und zu Eingriffen in die Erbinformation führen und das Krebswachstum fördern . . .«

Und das kommt nicht in die (normale) Mülltonne: Batterien, Altöl, Medikamente, Haushalts- und Reinigungs-Chemikalien, Reste von Farben, Lacken, Leimen und Lösungsmitteln . . .

WAS UNS KRANK MACHT – VON INNEN UND VON AUSSEN

Lieber gesund als chemisch rein!

In einem meiner früheren Filme hatte ich laut Drehbuch in einem Autounfall »umzukommen«. Realistisch genug ausgefallen, lief die Szene dann in den Kinos. Als ich danach irgendwann wieder in »meine« Chemischreinigung kam, atmete die Inhaberin hörbar auf: »Bin ich froh, daß Sie lebendig vor mir stehen – hab' ich doch schon gefürchtet, ich hätte meine beste Kundin verloren...!«

Heute würde kein Chemischreiniger mehr hinter mir herweinen: Die Gesundheitsgefahren durch das dort verwendete giftige PER (Perchlorethylen) als Fettlöser sind für die dort Beschäftigten wie Anlieger wie letzten Endes wohl auch Träger(innen) der chemisch-reinen, aber doch irgendwie leicht PER-duftenden Kleidung zu hoch, als daß sie noch tolerierbar wären.

Inzwischen haben PER-Initiativen den Bundesumweltminister aufgefordert, umgehend scharfe gesetzliche Grenzwerte für die PER-Belastung von Raumluft und Lebensmitteln (Obststand neben Reinigungsbetrieb!!!) aufzustellen; erste Erfolge: Chemische Münzreinigungen sollen geschlossen werden, die Auflagen für die chemischen Reinigungen werden verschärft. PER muß, so die Forderungen, in der MAK-Liste (Maximale Arbeitsplatz-Konzentration) als krebserregender Stoff in die Gruppe A 2 eingeordnet werden. Und darf nicht etwa durch einen anderen, nicht minder giftigen Stoff ersetzt werden.

Wie sagte doch eine Chemischreinigerin auf Anfrage in Köln: »Ach, PER, das finden Sie doch immer weniger, das wird doch schon immer mehr durch Fluor ersetzt, das wirkt auch fettlösend.«

Alles oder nichts

Morgens Frischkornbrei mit geschnippeltem Obst zubereiten, dann die Brennesseljauche umrühren, zwischendurch die Pilzkultur begießen, dem fiebernden Gatten die homöopathischen Tropfen einträufeln, einen Stapel ökologisch gewaschener Wäsche bügeln, nicht ohne daneben noch den verlockenden Rohkostteller für die heimkehrenden Kinder anzurichten – sieht so das sogenannte gesunde Leben aus?

WAS UNS KRANK MACHT – VON INNEN UND VON AUSSEN

Ich höre schon Einwände: Wir Frauen, vor allem die So-gern-und-wieder-Berufstätigen, sollen wohl zurückgescheucht werden an den Herd?
Ein klares Nein. Aber keinesfalls ein Ja zum Sparen am verkehrten Ende, nämlich da, wo es um das Lebensnotwendige geht. Ich fürchte, wer sich dafür nicht die Zeit nimmt, dem wird sie eines Tages genommen: Durch Rückfälle aufgrund von Krankheiten, die auszukurieren keine Zeit war – der Arbeitsplatz geht verloren, wenn die Grippe nicht auf die Schnelle ausgeschwitzt wird, die Kinder dürfen die Schule nicht versäumen; auch für die Nahrungszubereitung keine Zeit, Fast-food geht fixer – und dergleichen kurzsichtige Argumente mehr ... Aber langfristig kann es sehr viel Zeit kosten, die durch denaturierte Industrienahrung angerichteten Schäden zu kurieren.
Ökologisches Putzen gar kostet mehr Zeit als Sprayen und Ruck-zuck-Wienern, Waschen mehr Zeit als chemisch Reinigen; Laufen oder Radeln mehr als Autofahren. Übrigens, die gewonnene Zeit, wo bleibt die? Vorm Fernseher?
Die Verantwortung und Mühe für die Gesundheit der Familie darf natürlich nicht nur den Frauen zugeschoben, sondern muß von der ganzen Familie getragen werden.
Es gilt sich zu entscheiden, frei nach Schopenhauer:
Gesundheit ist nicht alles, aber ohne Gesundheit ist alles nichts.

Worauf kann man beim Bauen bauen?

Nicht jeder hat das Glück, in einem Altbau oder wie ich in einem alten Bauernhaus zu wohnen. Lehm, Holz, Steinfußböden – da weiß man, was man hat oder besser: hatte. Denn mittlerweile ist eine »hochmoderne« Bauweise die Ursache für einen nicht geringen Anteil der Zivilisationskrankheiten.
Die Bauwirtschaft gilt als der größte Abnehmer der chemischen Industrie, und leider sind – wie bei der Ernährung – die durch Gifte in der Wohnung verursachten Schäden unter Umständen, wenn überhaupt, erst nach zehn bis zwanzig Jahren erkennbar.

WAS UNS KRANK MACHT – VON INNEN UND VON AUSSEN

Hier seien einige Giftstoffe genannt, die in einer gesunden Wohnung nichts zu suchen haben:

– Formaldehyd, das u. a. Kopfschmerzen, Brechreiz, Nasenbluten und Augenschmerzen, langfristig sogar Krebs verursachen kann (in Spanplatten, Isolierschäumen, verschiedenen Lacken, Leimen, Kunststoffen).

– Chlorierte Kohlenwasserstoffe (PCP, PCB, HCH) verursachen genetische Schäden. Sie finden sich in Holzschutzmitteln, Kunststoffen, Reinigungs- und Lösungsmitteln.

– Radon, ein radioaktives Gas, das sich an Staubpartikeln anlagert und so in die Lungen gelangt, wo es Krebs, Leukämie, Genmutationen und ähnliches hervorruft. Es entweicht aus Beton, Chemiegipsplatten, Produkten aus Hochofenschlacke und vulkanischem Gestein.

– Asbeste. Sie verursachen Asbestose, Krebs, Mesotheliome und kommen u. a. im Asbestzement, in Feuerschutzmatten, gelegentlich immer noch in Fußbodenbelägen, Spachtel- und Dichtungsmassen vor.

– Kohlenmonoxyd und -dioxyd, Stickstoffoxyd, Schwefeloxyd. Sie bewirken Ermüdung, Kopfschmerzen, Übelkeit und Störung der Gehirnzellenfunktionen. Sie entstehen meist bei Verbrennung von Heizöl und Feststoffen bzw. bei ungenügender Frischluftversorgung bewohnter Räume.

Wenn auch die Abgabe toxischer Dämpfe bei den vielen heute in der Wohnung vorhandenen Kunststoffen und Chemikalien hoffentlich eher gering ist, so weiß man doch so gut wie gar nichts über die Kombinationswirkung der in der konkreten Wohnsituation zusammenwirkenden toxischen Abdampfungen bzw. unphysiologischen Strahlungsqualitäten. Bis die volle, nachweisbare gesundheitliche Auswirkung – wahrscheinlich erst in zwanzig oder dreißig Jahren (nach der sogenannten Inkubationszeit) – erkannt wird, ist aber bereits ein großer, auch für kommende Generationen programmierter Schaden entstanden.

Zu einem gesunden Wohnklima gehört die optimale Luftfeuchtigkeit mit rund 50% relativer Feuchte (zur gegebenen Raumlufttemperatur). Sie sollte nicht unter 40% und nicht über 70% liegen. In den meisten Wohnungen werden jedoch nur 20 bis 40% erreicht. Ausgetrocknete Luft enthält mehr Krankheitskeime, erhöht die elektrostatische Aufladung im

WAS UNS KRANK MACHT – VON INNEN UND VON AUSSEN

Raum, mindert den wichtigen Gehalt an negativen Sauerstoff-Ionen. Die Schleimhäute trocknen aus und werden gereizt und die Selbstreinigung blockiert. Folgen dieser trockenen Raumluft sind erhöhte Anfälligkeit für Infektionskrankheiten, nervöse Beschwerden, Kopfschmerzen, Ermüdung, Leistungsabfall, Augenschmerzen, allgemeines Unwohlsein. Empfohlene Materialien für die Innenwandbekleidung sind Holz, Kork, Gips- oder Kalkputz.

Und so kann eine bestehende Wohnsituation baubiologisch verbessert werden:

- durch Entfernen großflächiger Verkleidungen aus Spanplatten
- Behandlung imprägnierter Holzteile mit einem Bienenwachspräparat und strikter Verzicht auf PCP- und lindanhaltige Holzschutzmittel
- Verzicht auf elektrostatische Synthetikteppiche und -vorhänge
- Erhöhung der Raumluftfeuchtigkeit und häufiges Lüften
- Entfernung von dampfdichten Folien oder Anstrichen
- Einbau von Netzfreischaltungen und abgeschirmten Kabeln
- Ersatz von PVC-Belägen durch Holz, Linoleum, Kork, Naturfaserteppiche
- auch die reinigende und *harmonisierende* Wirkung von Blumen, Pflanzen und natürlichen ätherischen Ölen kann das baubiologische Klima einer Wohnung verbessern.

Wer heilt, hat recht

Viele Heilmittel und -methoden, denen ich vertraue, sind so alt, daß sie schon wieder »neu« sind... Ich meine nicht nur die von den Großmüttern überlieferten, sondern auch jene, die seit Tausenden von Jahren zum Erfahrungsschatz unserer Vorfahren, aber auch anderer Völker gehören – wie z. B. die Kenntnis von der fließenden Energie und der Akupunktur als harmonisierender Methode bei Blockierungen eben dieser Lebensenergie.

Daß die meisten dieser Mittel und Methoden auch einen beträchtlichen Beitrag zur Kostendämpfung im Gesundheitswesen darstellen – da sie vor allem auch vorbeugend anzuwenden sind – sei nur nebenbei erwähnt. Und dazu auch gleich die Frage: Wann bekommen wir sie endlich, die Gesundheitskasse? Im alten China wurde der Arzt bekanntlich bezahlt, solange die Leute gesund waren. Heute dagegen verdient der Arzt an der Krankheit. Wären wir plötzlich alle gesund, wäre er arbeitslos (und die Pharmaindustrie bankrott). Nicht auszudenken! Vielleicht sind deshalb alle Bemühungen, statt einer Krankenkasse eine Gesundheitskasse zu gründen, immer wieder gescheitert! Dazu ein Zitat von Prof. Kollath:

»Man soll nicht die Vorsorge dem Staate, die Fürsorge dem Arzt und das Alter der Rente überlassen, sondern muß schon selbst etwas tun, um gesund zu bleiben. Staat, Arzt und Geld können bestenfalls helfen.«

Da wir hier im Westen mehr dem analytischen Denken zuneigen und ich selbst in den letzten Jahren eine immer stärkere Sehnsucht nach der anderen – östlichen – Hälfte gespürt habe, der Ergänzung, die wohl gefunden werden muß, damit wir wieder ganz heil werden, habe ich diesen östlichen Gedankengängen und Praktiken in diesem Kapitel einen

163

WER HEILT, HAT RECHT

größeren Raum gegeben. So sind die Yogaübung und die Meditation besonders ausführlich beschrieben. Sie werden feststellen, daß sie mit jeder westlichen Glaubensrichtung durchaus vereinbar sind.

Der gute alte Aderlaß ist wieder im Kommen!

Prof. Dr. med Lothar Wendt, der sich speziell mit dem Thema der Eiweißspeicherkrankheiten und deren Abbau befaßt hat, empfiehlt außer einer Kost, die total auf jedes tierische Eiweiß verzichtet, auch den inzwischen fast »aus der Mode« gekommenen Aderlaß.

Durch jahrzehntelange Eiweißmast entstandene Krankheiten sind natürlich nicht über Nacht zu beheben. So erscheinen manche seiner Patienten über längere Zeit monatlich zum Blutabzapfen. Besonders bei Frauen in den Wechseljahren hat sich der Aderlaß laut Professor Wendt bewährt: »Solange die Frauen ihre monatlichen Blutungen haben, bleiben sie gesund. Mit dem Verlust der Monatsblutung erkranken im Klimakterium etwa 30% der Frauen an Risikofaktoren (also etwa an zu hohem Blutzukker, Cholesterin, Harnsäure etc.). Wenn man sie dann mit monatlichen Aderlässen behandelt, senken sich die Risikofaktoren wieder zur Norm.«

Nadeln für die Harmonie: Akupunktur

Mit Akupunktur habe ich bereits vor längerer Zeit eine interessante Erfahrung gemacht:

Eines Tages konnte ich den Arm kaum noch heben. Überanstrengung, dachte ich, vom Reiten oder Stallausmisten oder Schneeschaufeln. Weder Massagen noch Moorbäder halfen – bis der Naturheilarzt herausfand: die Gallenblase war schuld! Er ertastete an der Schulter den schmerzempfindlichen Gallenblasenpunkt! Akupunktur dieses Punktes sowie eine Gabe Procain beeinflußte die Gallenblase und führte, bei Wiederholung der Prozedur, zum Verschwinden der Schmerzen. Ich hatte einen großen Kummer zwar seelisch gerade einigermaßen bewältigt – aber nun meldete sich eben der Körper mit Rücken- und Schulterschmerzen. Mir war ja auch »eine Laus über die Leber«, »die Galle übergelaufen«, der Kummer hatte mich »geknickt«, mir den »Rücken gekrümmt«. Der Volksmund kennt viele solcher Sprüche, die die Realität von Erkrankungen in exakten Wort-Bildern wiedergeben.

Sogar Schulmediziner, die sie jahrelang für einen »ausgemachten Schwindel« hielten, stehen heute positiv zur Akupunktur. Seit sie auch noch von der Weltgesundheitsorganisation (WHO) anerkannt wurde, ist sie sogar hochschulreif geworden.

Das Wort »Akupunktur« heißt im Chinesischen »Zhen-Jiu«, was »Nadeln und Erwärmen« bedeutet. Die chinesische Medizin kann auf die ältesten therapeutischen Erfahrungen mit der Akupunktur verweisen und verfügt wohl über eine längere Tradition als irgendein anderes Medizinsystem. In einem Grab, das aus dem zweiten vorchristlichen Jahrhundert stammt, wurden goldene und silberne Akupunkturnadeln gefunden. Die ersten schriftlichen Unterlagen, die ihrerseits schon auf einer langen mündlichen Überlieferung basieren, stammen aus dem 5. Jahrhundert v. Chr. und beruhen auf Aufzeichnungen von Dialogen zwischen dem sagenhaften Kaiser Huang Ti und seinen Hofärzten.

Im Gegensatz zur kausalanalytischen Medizin des Westens ist Akupunktur eine Methode der Erfahrungsheilkunde. Die Akupunktur kann in vielen Fällen unsere Medizin gerade dort ergänzen, wo wir therapeutisch nicht recht weiterkommen. Sie kann eingesetzt werden, wo es gilt, Nebenwirkungen zu vermeiden oder bereits eingetretene zu beseitigen. Mit ihrer Hilfe gelingt es oft, Heilungen durch Reizung anzuregen und sogar hartnäckige chronische Krankheiten zu bessern oder zumindest Zahl und Dosis der Medikamente zu reduzieren. Die Akupunktur wurde in China vor allem aber auch vorbeugend angewandt, da der Arzt vom Patienten nur so lange Honorar erhielt, als dieser gesund war, nach dem Motto: »Ein Gesunder wird nicht krank«.

Und darauf beruht die Wirkungsweise der Akupunktur: Nach uraltem fernöstlichem Wissen ist der Körper in sogenannte Meridiane (siehe Zeichnung Seite 222) unterteilt. Kanäle, in denen die menschliche Energie durch den Körper fließt, ähnlich den Blutgefäßen. Es gibt eine große Anzahl solcher Energiebahnen – am bekanntesten und in der Akupunktur am wichtigsten sind zwölf Meridiane. Jeder Meridian steht mit einem bestimmten Organ oder einer psychophysischen Funktion in Verbindung. Fließt die Energie gleichmäßig durch alle Meridiane, herrscht Harmonie im Körper, fühlt man sich wohl. Ist der Energiefluß dagegen gestört, kommt es zu Blockaden und dadurch zu Störungen im Wohlbefinden bis hin zu Krankheiten. Es gibt nun bestimmte Punkte auf diesen Meridianen, an denen die Lebensenergie am leichtesten erreicht und beeinflußt werden kann. Sie haben einen niedrigeren elektrischen Widerstand als die übrigen Bereiche der Energiebahn. Man kann sie sich als eine Art Verstärker vorstellen, die die Energie weiterleiten. Es sind diese Punkte, in die der Akupunkteur seine Nadeln sticht, je nach Krankheitssymptom Nadeln aus Gold oder Silber, neuerdings auch aus Stahl. Ziel der Akupunktur ist es, die gestörte Energie wieder zum harmonischen Fließen zu bringen.

Dabei ergeben sich erstaunliche Wirkungen. Wird z. B. eine Nadel in einen bestimmten Punkt des Handgelenks gestochen, wird dadurch eine bessere Durchblutung des Stirn- und Gesichtsbereichs erzielt; ein anderer Punkt, ebenfalls am Handgelenk, regt die Durchblutung der Lungen an usw.

Die Akupunktur hilft bei Kreislauf- und Erkrankungen der Atemwege, Durchblutungs-, Verdauungs- und Schlafstörungen, Migräne, Neuralgien, vegetativen Störungen, depressiven Erscheinungen, Gelenkschmerzen und rheumatischen Erscheinungsformen, Wirbelsäulenschäden, Angina pectoris, chronischer Bronchitis; allergische Reaktionen lassen sich durch Akupunktur abschwächen und die Immunabwehr wird verbessert. Sie wird aber – wie gesagt – auch und vor allem prophylaktisch angewandt. Man kann getrost behaupten, es gibt kaum eine Krankheit, bei der die Akupunktur nicht hilft! In manchen Fällen verstärkt der Arzt die Wirkung der Nadeln, indem er in den bestimmten Akupunkturpunkt z. B. Procain spritzt.

Eine geglückte Verschmelzung von traditioneller chinesischer Akupunktur und westlicher Technik: die Elektroakupunktur

Zudem bietet sie eine hervorragende Diagnosemethode. Ausgehend von der Tatsache, daß an den Akupunkturpunkten der Hautwiderstand verändert ist und daraus Rückschlüsse auf die spezifischen, mit dem jeweiligen Akupunkturpunkt in Zusammenhang stehenden Organe gezogen werden

WER HEILT, HAT RECHT

können, gelang es einem Dr. Voll, nicht nur weitere Akupunkturpunkte zu entdecken, sondern auch mit einem dafür entwickelten Meßgerät den Hautwiderstand zu bestimmen und daraus auf den Funktionszustand der entsprechenden Organe zu schließen. Der Patient nimmt in eine Hand eine Handelektrode, über die er mit dem Meßgerät verbunden ist. Der Arzt berührt mit einer Punktelektrode den Akupunkturpunkt und schließt so den Stromkreis. Bei Entzündung eines Organs ist der Hautwiderstand am entsprechenden Akupunkturpunkt verändert. Bringt der Arzt nun in den geschlossenen Stromkreis ein Medikament, verändern sich die Meßwerte. Der Hautwiderstand normalisiert sich, wenn das optimale Medikament gefunden ist. Eine hervorragende Diagnosemöglichkeit, für die etwa 850 Meßpunkte zur Verfügung stehen. Es muß weder Blut abgezapft noch geröntgt werden, es tut nicht weh, in 30 Minuten weiß der Arzt, daß jemand weder AIDS noch Krebs noch Gicht noch Zucker hat.

Ich habe mich mit diesem Elektroakupunkturgerät auf Herz und Nieren prüfen lassen. Alles Wesentliche war ok – nur der siebente Zahn oben links entzündet, ebenso bildeten meine Narben Störfelder, es lag ein Kalziummangel vor, und der Kreislauf war etwas matt. Alle diese »Fehlerquellen« wurden innerhalb dieser einen Untersuchung festgestellt – so konnte auch sofort und unmittelbar reagiert werden.

Bauchweh vom Ohrring?

Zwei Jahre lang trug eine junge Frau aus Neuss einen Ohrring, den ihr der Ex-Freund als Geschenk hinterlassen hatte. Zwei Jahre lang hatte sie ständig wiederkehrende Bauchschmerzen. Ein Radiästhesist riet ihr: »Laß doch mal den Ohrring weg!« Ebenso verblüfft wie gehorsam tat sie's. Erfolg: Schluß war mit den Bauchschmerzen.

Das Rätsel löste sich nach einem Blick auf die Akupunkturkarte des Ohres auf: Hier liegen so viele Akupunkturpunkte auf engstem Raum dicht beieinander, daß man schon Glück haben muß, wenn keiner davon getroffen werden soll... In unserem Fall war der »Dünndarm-Punkt« erwischt worden, und das bedeutete einen Dauerreiz auf dieses Organ, das entsprechend rebellierte...

Akupressur

Bei der Akupressur werden die Akupunkturpunkte nicht mit Nadeln gestochen, sondern mit den Fingerkuppen bzw. dem Daumen gedrückt, und das kann jeder bei sich oder dem Partner tun, auch vorbeugend. In China üben die Kinder Akupressur bereits in der Schule.

Selbstakupressur und auch Akupressur am Partner kann man in Kursen lernen, die von vielen Yogazentren und auch von einigen Volkshochschulen angeboten werden.

Wer sich gründlicher mit dem Thema auseinandersetzen möchte, dem seien folgende Bücher empfohlen: »Akupressur – erfolgreiche Selbstbehandlung bei Schmerzen und Beschwerden« von Dr. med. Frank R. Bahr, und »Massage – Partnermassage, Shiatsu, Reflexzonenmassage«.

Auf den folgenden Seiten finden Sie einige der wichtigsten Akupressurpunkte, die Sie drücken müssen, wenn Sie Herzbeschwerden, Kopfschmerzen und Migräne, Angstzustände haben, an Nervosität oder an Schlaflosigkeit leiden; ferner die Notfall-Akupressurpunkte für eventuelle Notfälle.

Eine wichtige Akupressur-Übung, um die Kontaktfreudigkeit zu den Mitmenschen zu verbessern: Mit dem Daumen der einen Hand die Stellen zwischen den Fingern der anderen Hand kräftig akupressieren. Dann die Hände ausschütteln.

Bei Krankheit sollte auch die Selbstakupressur unbedingt mit dem Arzt abgesprochen werden. Am besten läßt man sich aber auch als Gesunder anfangs das richtige Akupressieren von einem Akupressur-Arzt zeigen, denn die Akupressur soll ja auch vorbeugend angewendet werden und möglichst Krankheiten gar nicht erst entstehen lassen.

Zum Akupressieren wird entweder ein Akupressurstab benützt (ein solcher liegt dem Buch von Dr. Bahr bei), oder auch Daumen- und Zeigefingerkuppen.

Wie findet man genau den richtigen Punkt? Denn darauf kommt es an! Wenn Sie sich entsprechend der Zeichnung an den Punkt in der angegebenen Richtung – vom Punkt aus in Pfeilrichtung – mit dem Akupressurstab oder Daumen- bzw. Fingerkuppen sanft drückend-knetend herantasten, werden Sie spüren, daß eine bestimmte Stelle empfindlicher reagiert als die übrigen. Sie haben den Punkt! Nun wird – immer in Pfeilrichtung – weiter sanft gedrückt, geknetet, massiert.

Ein paar Grundregeln:

– Dauer der Akupressur etwa 5 Minuten pro Tag vorbeugend und in akuten Fällen, bei Abklingen der Beschwerden einmal pro Woche.

– Körper- und Ohrakupressur werden in tageweisem Wechsel durchgeführt. Bei der Körperakupressur werden grundsätzlich beide Körperseiten behandelt.

– Linkshänder führen keine Ohr-, sondern nur Körperakupressur durch.

Ich halte mich allerdings nicht an die starren Regeln, sondern akupressiere ganz nach Bedürfnis und Gefühl am gleichen Abend Körper- und Ohrpunkte, z. B. als Einschlafhilfe, solange es mir Spaß macht, und fahre sehr gut dabei.

Auf alle Fälle sollten Sie sich die wichtigsten Punkte für die Notfallakupressur merken, um gewappnet zu sein, wenn Sie aus heiterem Himmel von Herz- oder Zahnschmerzen, einer Gallen- oder Nierenkolik, oder einem Asthma-Anfall heimgesucht werden. Die Akupressur bringt hier zumindest vorübergehend meist erstaunlich rasche Änderung. Und nicht zu vergessen: die Notfalltropfen von Dr. Bach.

Ohr- und Handakupressur-Punkte

Herzkräftigung

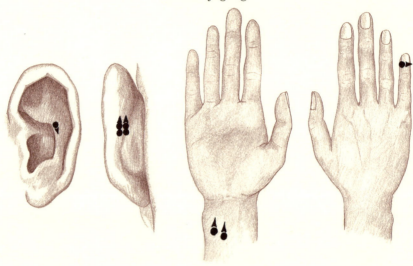

Kopfschmerzen und Migräne

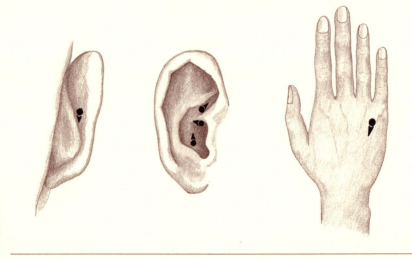

WER HEILT, HAT RECHT

Angstzustände

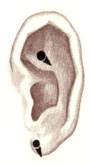 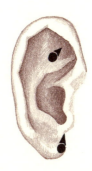

Depression

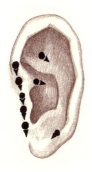 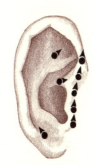 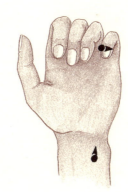

Nervosität   *Schlafstörung*

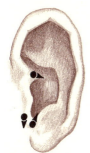 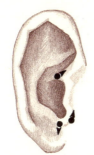 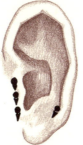 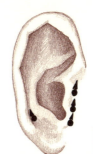

WER HEILT, HAT RECHT

Notfallakupressur

Asthma *Blinddarm*

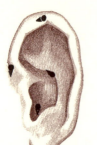 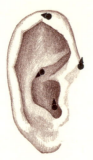 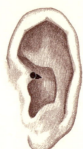 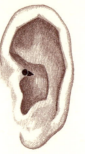

Herzschmerzen *Gallenkolik*

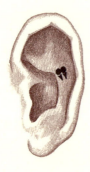 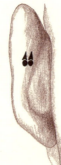 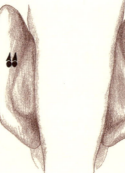 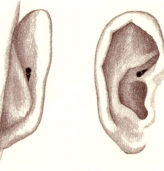

Nierenkolik *Zahnschmerzen*

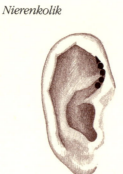 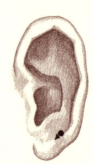 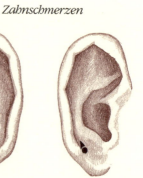

Augenübungen stärken die Augen – jedenfalls bei Ausdauer!

In meinem ersten Kochbuch stehen zwischen »Reis mit Eiern« und »Käse und Reis orientalisch« wunderbare Augenübungen. Jeder kann sie zwischendurch machen, z.B. während die Eier in der Pfanne stocken. Aus unerfindlichen Gründen schaffe ich es einfach nicht, diese Übungen regelmäßig durchzuführen! (Während ich sonst nämlich alle Ratschläge, die ich weitergebe, selbst beherzige...). Vielleicht hätte ich bei mehr Konsequenz meine Brille, die ich zum Lesen brauche, schon weglegen können. Da mir immer wieder von guten Erfolgen berichtet wird, will ich Ihnen diese Übungen noch einmal vorstellen. Bei allen Übungen bewegen Sie übrigens nur die Augen, nichts sonst. Jede wird dreimal gemacht, danach Augen schließen und ausruhen:

1. Augen in einer Linie so weit wie möglich nach oben bewegen, dann in einer Linie so weit wie möglich nach unten bewegen.
2. Augen in einer Linie so weit wie möglich nach rechts, dann ebenso nach links bewegen.
3. Augen diagonal nach links oben, anschließend ebenso in einer Linie nach rechts unten bewegen – und dann umgekehrt: nach rechts oben, später nach links unten.
4. Mit den Augen Kreise drehen: nach oben, rechts, nach rechts unten, nach links unten, nach links oben, bis zur Mitte – und dasselbe umgekehrt.
5. Mit beiden Augen auf die Nasenspitze schauen, dann auf einen entfernten Punkt, wieder auf die Nasenspitze, wieder auf den entfernten Punkt, insgesamt viermal.

Augen – wie nach jeder Übung – schließen, ausruhen. Zum Schluß dieser Übungsfolge die geschlossenen Augendeckel zart massieren. Fertig!
Übrigens: Auch Augenleiden können Ausdruck einer seelischen Konfliktsituation sein. Wer eine Lebenskrise in ihrem vollen Umfang nicht »sehen« will, bekommt unter Umständen Augenprobleme, die auf einen notwendigen Lernprozeß aufmerksam machen sollen.
Darfs zur Abwechslung einmal etwas Lustiges sein? Zwei alternde Schauspielerinnen sitzen im Café. Die eine sieht schlecht, die andere hört

WER HEILT, HAT RECHT

schlecht. Sagt die erste zur zweiten: »Wenn du mir erzählst, wer rein-
kommt, erzähl ich dir, was sie reden!«

Olive bei Erschöpfung, Pinie gegen Schuldgefühle: Die Bachsche Blütentherapie

Ich habe immer ein Fläschchen mit Dr. Bachs »Notfalltropfen« in der
Handtasche. Im Falle eines Falles lindern diese Tropfen alles, helfen bei
Schwächezuständen und Herzflattern, Kreislaufbeschwerden, Kopf- und
Gliederschmerzen u. v. a. Unannehmlichkeiten. (Bei Fleischessern versa-
gen sie angeblich, wie auch alle anderen Bach-Blüten-Tropfen!)
Die Notfalltropfen, aus fünf Essenzen zusammengesetzt, zur »Ersten Hilfe
bei panischer Angst, Trauer, Schock, seelischem Schmerz und Unglück«,
wende ich auch bei meinen Tieren an.
Heilpraktikerin Mechthild Scheffer, Leiterin des deutschen Dr. Edward-
Bach-Centers in Hamburg, schreibt zu den Bach-Blüten-Essenzen folgendes:
»Es handelt sich um wäßrige Auszüge von 38 wild wachsenden, nicht
giftigen Pflanzen, die an speziellen Fundorten traditionell gesammelt
werden. Die wäßrigen Blütenauszüge werden mit Alkohol versetzt und als
Konzentrate in sogenannte Stockbottles (Vorratsflaschen) abgefüllt, die
jede(r) später selbst auf Einnahmestärke verdünnt. In Konzentrat wie
Verdünnung sind keine mikroskopisch nachweisbaren Wirkstoffe mehr
vorhanden, trotzdem wirken sie, und zwar ganz spezifisch, je nach
Blütenart, für eine bestimmte Art von Gemütsverstimmung, die gelegentlich auch bis zu psychosomatischen Störungen führen kann.«

So erstaunlich es klingt: Blütenextrakte aus Olivenblüten z. B. helfen bei
Erschöpfung und Ausgelaugtsein, die der Pinie gegen quälende Selbstvor-
würfe und Schuldgefühle, und das Springkraut – wen wundert's – (Impa-
tiens) bei Ungeduld, Reizbarkeit und überschießenden Reaktionen.
Es ist eben tatsächlich gegen alles ein Kraut gewachsen...

Tut mehr gut als weh: Das Baunscheidt-Verfahren

Baunscheidt hat einen Apparat entwickelt, mit dem winzige gebündelte Einstiche an einem bestimmten Körperteil vorgenommen und diese mit einem Reizöl, dem Baunscheidt-Öl, eingerieben werden.

Die Baunscheidt-Methode hilft bei allen Stauungen, sei es am Rücken, den Armen, den Beinen, Ischias sowie Hexenschuß. Ein wundervoller Salzburger Masseur wendet sie bei mir an, wenn ich Verspannungen im Kreuz oder Nacken habe. Vorher packt er beide Füße in kochendheiße ausgewrungene Frotteetücher ein. Dieses wahre Labsal sei anderen Masseuren zur Nachahmung empfohlen!

Mehr als nur Chiropraktik

Als ich in den sechziger Jahren in Hamburg Theater spielte, sprach mich im Postamt ein Mann an: »Wissen Sie, daß Sie schief sind? Ich habe Sie gestern abend auf der Bühne gesehen. Ihre linke Hüfte ist mindestens einen Zentimeter höher als die rechte!« Ich wußte es. Deformation professionelle – alles Folgen zwanzigjährigen Theaterspielens. 250 Ohrfeigen, die ich als »Ehrbare Dirne« erhielt – aus voller Kraft, versteht sich, wir wollten echt spielen! – haben ihre Spuren hinterlassen. Bei der 200. Vorstellung sah ich Sterne wie ein Boxer, und wir mußten von nun an »markieren«, d. h. so tun, als ob. Zu dieser Zeit mußte ich mich alle vier Wochen von einem Chiropraktiker einrenken lassen. Ich hatte solche Beschwerden, daß ich manchmal nur noch zum Telefon kroch.

Wider alle Hoffnung ließ ich mich also auch von Dr. med. Udo Derbolowsky behandeln, der mich auf dem Postamt angesprochen hatte. Und diese Behandlung war besser als alle vorher. (Nach ihm heißt übrigens ein besonderer Griff, der »Derbolowsky-Griff«, allen Chiropraktikern wohlbekannt.)

Mit 60 Jahren gab Udo Derbolowsky, inzwischen ein Freund, seine gutgehende Hamburger Praxis als Psychiater und Orthopäde auf und wurde Vater eines Dorfes für körperlich und seelisch Behinderte. Er ist eben nicht nur ein »Einrenker«, sondern auch und vor allem Seelenarzt. Und hat in dieser Ganzheitlichkeit manchem Verzweifelten buchstäblich auf die Beine geholfen.

In seiner Schrift »Kränkung, Krankheit und Heilung in leiblicher, seelischer und geistiger Sicht« definiert Dr. Derbolowsky den Begriff »Gesundheit« durchaus nicht wie die WHO, die Weltgesundheitsorganisation, als gleichbedeutend mit »Wohlbefinden«, sondern schreibt: »... Ist die liebende Bezogenheit aller Leibesfunktionen zum Leibe intakt und sind die Funktionen naturgemäß, dann ist der Leib gesund, selbst dann, wenn er vielleicht im Sterben liegt ... Unsere Leibnatur hat ein Recht auf Bedrängnis und nicht nur auf Wohlbefinden. Die Versagung dieses Rechts wird von Konrad Lorenz bekanntlich zu den Todsünden gerechnet.«

Die Seele wird krank durch Kränkungen – Kränkungen, die andere ihr antun, aber auch durch Kränkungen, die jeder sich selbst antut. Wenn ich sage: ich ärgere mich, ich rege mich auf, ich kränke mich usw., mache ich mich selbst krank.

Wenn ich ausrufe: ich Idiot, ich Hornochse usw., kränke ich mich selbst, mache ich mich krank. Das gleiche bewirken Entmutigungen wie: das schaffe ich nie, das lerne ich nie, das werde ich nie können usw.

So ist denn, nach Dr. Derbolowsky, ein ganz wesentlicher Schritt zur seelischen und damit auch zur körperlichen Gesundung das Sich-selbst-annehmen, das Sich-selbst-lieben und besonders das Sich-selbst-verzeihen. In dem Maße, da ich das schaffe, gesundet meine Seele, gesundet mein Körper.

Diät

»In den USA wird für wertlose Abmagerungskuren mehr Geld ausgegeben als für die gesamte medizinische Forschung – während die Amerikaner immer dicker werden«, so Dr. Philip White, Direktor des Ernährungsdepartements der Amerikanischen Ärztegesellschaft.

Das Wort Diät, vom griechischen »diaita« abgeleitet, bedeutete ursprünglich »Lebensweise«, ging also weit über das hinaus, was wir heute darunter verstehen, nämlich eine zeitlich begrenzte Ernährungsform, die beendet wird, wenn das therapeutische Ziel erreicht ist. Eine Diät ist dann angebracht, wenn ein bestimmtes überfordertes Organ (auch vorbeu-

WER HEILT, HAT RECHT

gend) entlastet und regeneriert werden soll; sie kann deshalb nie eine Dauerlösung sein – im Gegensatz zu einer gesunden Ernährungsform, deren Aufgabe es ja sein muß, alle Organe des gesamten Körpers gleichermaßen zu fordern und zu stärken. Eine solche Ernährungsform verlangt allerdings eine dauerhafte Umstellung der »Lebensweise«.

Der englische Dichter Huxley hat vor Jahrzehnten bereits geschrieben: »Die Medizin hat so große Fortschritte gemacht, daß praktisch kein Mensch mehr gesund ist.« Und tatsächlich nehmen die Zivilisationskrankheiten in erschreckendem Maße zu. Immer mehr Menschen suchen ratlos nach Ernährungsformen, die ihnen helfen sollen, ihr Rheuma, ihre Gicht, ihren Zucker wieder loszuwerden, keinen Krebs zu bekommen. Fast täglich liest man von neuen »todsicheren« Diäten. Sie locken vor allem diejenigen an, die schlank werden oder bleiben wollen – möglichst ohne sich anzustrengen. Und da diese »Kuren« wegen ihrer Einseitigkeit nur vorübergehende Erfolge bringen – wenn überhaupt – und oft mit großen Nachteilen verbunden sind, werden pausenlos neue Diäten auf den Markt geworfen. Am beliebtesten sind die, bei denen man nicht das Geringste in seinem Leben nachhaltig ändern muß. Ebenso wie die Ärzte am beliebtesten sind, die einem erlauben weiterzumachen wie bisher – selbst zu dick sind, selbst rauchen.

Da hat einer seit Jahren ein offenes Bein. Auf den geräucherten Speck mag er nicht verzichten, und gar fasten will er erst recht nicht. Endlich hat er den idealen Arzt gefunden. »Ich kann weiterleben wie bisher! Essen, was ich will, auch Schweinebraten! Alkohol trinken wie bisher, rauchen, alles! Ein toller Arzt! Ich brauche bloß diese Pillen hier zu schlucken!« Und freudestrahlend führt er eine ganze Batterie von Medikamenten vor, die der »tolle Arzt« ihm verschrieben hat (dessen Frau übrigens die örtliche Apotheke betreibt).

In den fünfziger Jahren war die *»Punkte-Diät«* ein Renner. Von Gänseleberpastete bis Whisky in rauhen Mengen, alles durfte konsumiert werden nach einem obskuren Punktesystem, dessen Erfinderin übrigens dick war wie eine Tonne. Auf diesen Widerspruch angesprochen, soll sie geantwortet haben, sie könne doch nicht Maximen aufstellen und auch noch danach leben! *Die Punkte-Diät* hat angeblich Leute ins Grab gebracht. Gottlob bin ich auf sie nicht hereingefallen; dafür aber auf einige andere, wie leider auch auf die *»Harte-Eier-Diät«*. Auch sie hat bewirkt, daß ihre Anhänger teilweise mit Blaulicht ins Krankenhaus eingeliefert werden mußten und dort Wochen mit lebensbedrohender Gelbsucht zubrachten. Daß man bei dieser Horror-Diät auch noch stank wie ein faules Ei, war dagegen eine geradezu harmlose Nebenerscheinung.

Natürlich habe ich auch die *FDH*-(Friß-die-Hälfte)Diät ausprobiert und die »*Hollywood-Diät*«. Christine Kaufmann und ich drehten gemeinsam mit Kirk Douglas den Film »Stadt ohne Mitleid«. Noch schlanker und schöner wollten wir werden – die Hollywood-Diät schien uns dazu bestens geeignet.

Und so sieht sie aus: Morgens gibts ein Steak, in der Pfanne ohne Fett und ohne Salz gegrillt, dazu 1 Apfel und 1 Tasse schwarzen Kaffee. Mittags: Steak ohne Fett und Salz, 1 Apfel, 1 Tasse schwarzen Kaffee. Abends: Steak ohne Fett und Salz, 1 Apfel, 1 Tasse schwarzen Kaffee.

Am 2. Tag dasselbe, am 3. Tag die Variante Huhn statt Steak, ebenfalls ohne Fett und Salz zubereitet, dazu der obligate Apfel und die Tasse schwarzen Kaffees.

Am 4. Tag waren wir weder schlanker noch schöner, sondern grau im Gesicht, total verstopft und übelster Stimmung. Wen wunderts?

Ich möchte im folgenden kurz meine Erfahrungen mit den gebräuchlichsten Diäten beschreiben, durch meine ganz subjektive Brille betrachtet. Aber – um es vorwegzunehmen: Am überzeugendsten zum Entschlacken und Abnehmen finde ich das *Heilfasten* oder die reine *Frischkost*.

Eiweiß-Abbau-Diät nach Prof. Dr. med. Lothar Wendt

Bei dieser Kur muß auf jedes tierische Eiweiß verzichtet werden, also nicht nur auf Fleisch, Fisch und Eier, sondern auch auf Milch, Quark, Käse. Nach Prof. Wendt entsteht ein großer Teil von Krankheiten durch Übersäuerung, und diese wiederum ist die Folge unserer heutigen Eiweißmast. Prof. Wendt kommt zu dem Schluß, daß ähnlich dem Sterben unserer Bäume (das ja auch aufgrund von Übersäuerung erfolgt) ebenfalls die Menschen durch Übersäuerung des Gewebes krank werden:

»In der Bevölkerung der Industriestaaten wächst die Angst über das Waldsterben durch den sauren Regen, weil man befürchtet, daß dem Waldsterben das Menschensterben bald folgen wird. Aber die Wirklichkeit

WER HEILT, HAT RECHT

ist viel schlimmer. Die menschlichen Zellen sterben in ständig steigender Zahl durch Versäuerung ihres Nährbodens ... schon seit 1950, der Wald erst seit etwa 1970. Am Herzmuskel des Menschen ist dieser Säure-Tod der Herzinfarkt ... Er verursacht mehr als 50% aller Todesfälle, doppelt soviel wie der Krebs. Wenn die an saurem Tod sterbenden Menschen stehen bleiben würden, wie die sterbenden Bäume, dann würde eine Menschenmenge noch trauriger aussehen als der am sauren Regen sterbende Wald.«

Die Ursachen des Waldsterbens lassen also auch die Menschen sterben: Kohlekraftwerk-, Fabrik- und Autoabgase ... Kommt zu diesen Gefährdungen aus der Umwelt – die der einzelne zunächst nur schwer beeinflussen kann – noch die durch eine zu eiweißreiche Ernährung verursachte Übersäuerung (Azidose), verschlimmert sich die Situation. Wie immer müßten die Ursachen abgestellt werden. Prof. Wendt schlägt allerdings auch eine Symptombehandlung vor, um die Faktoren, die zu Übersäuerung führen, möglichst niedrig zu halten: Bei einer Smog-Situation z. B. die Einnahme von etwa 3–4 Tabletten Kaiser-Natron täglich. Die schwersten Eiweißspeicherkrankheiten entstehen dann, wenn gleichzeitig mehrere krankmachende Ursachen zusammenwirken, also jemand Eiweißmast betreibt, starker Raucher ist und zudem noch Umweltschäden ausgesetzt ist.

Eiweißspeicherkrankheiten sind nach Prof. Wendt Arthrose, Rheuma, Gicht, Angina pectoris – praktisch liegt jedem Muskelschmerz eine Übersäuerung zugrunde, d. h. konkret: auch jeder Herzinfarkt ist ein Säure-Tod.

Wie können nun diese Eiweißspeicherkrankheiten verhindert werden? Auch Prof. Wendt empfiehlt die moderne vitalstoffreiche Vollwerternährung.

Hat jedoch eine Übersäuerung bereits stattgefunden, ist die *Eiweiß-Abbau-Diät* angezeigt, das bedeutet für 1–3 Monate:

das Weglassen tierischen Eiweißes, kombiniert mit Aderlässen und reichlicher Flüssigkeitszufuhr, denn: »Wasser ist das einzige natürliche Blutreinigungsmittel.«

Weitere geeignete Maßnahmen: Gymnastik, Massagen, Einreibungen, Bäder, Kneipp-Kuren, Sauna.

Daß tierisches Eiweiß und vor allem Milchprodukte nicht so gut sind wie

179

ihr wohlgepflegter Ruf, belegt auch die Aussage von Dr. Errington: »Milch ist an viel mehr Krankheiten schuld als Fleisch!« Noch verblüffender äußert sich der Mediziner Dr. Rotondi: »Milch hat schon mehr Leute umgebracht als Kriege, Pest und Hunger zusammengenommen.«
Untersuchungen haben schließlich auch ergeben, daß Krebs in den Gegenden der Erde am weitesten verbreitet ist, wo am meisten Milch getrunken wird.
Ich habe mich bei der »tierisch-eiweißfreien« Diät so lange aufgehalten, weil sie leider noch viel zu unbekannt ist.

Hier nun noch einige weitere von mir ausprobierte Diätformen:

Die Reis-Diät

200 Gramm Vollreis wird ohne Salz in Wasser gegart und über den Tag verteilt gegessen. Zusätze von frischen Kräutern sind – wie bei der Kartoffel-Diät – möglich. Die Reiskur bewirkt eine sehr starke Entwässerung und hat eine blutdrucksenkende Wirkung. Sie eignet sich deshalb für Leute mit hohem Blutdruck, sollte jedoch nur kurzfristig durchgeführt werden, z. B. an einem Wochenende oder in Absprache mit dem Arzt. Mich macht diese Diät aufgrund meines niedrigen Blutdrucks zu »schlapp«.

Die Milch-Semmel-Kur nach F. X. Mayer

Es wird nicht verwundern, daß ich von dieser Diät nicht übermäßig begeistert bin. Man knabbert harte Semmeln und »kaut« dazu schluckweise Milch. Ursprünglich waren die Semmeln aus Auszugsmehl, heute geben manche Sanatorien Vollkornsemmeln, einige sogar mitunter eine Gemüsebrühe. Die tägliche Verabreichung eines Abführmittels und Bauchmassagen sollen eine Reinigung des Darmes fördern und ihm helfen, alte Rückstände aufzuarbeiten und auszuscheiden. Ich habe die Milch-Semmel-Diät vor Jahren in einem Kurheim unter Anleitung eines Arztes durchgeführt, um Rückenschmerzen loszuwerden, und zwar zu

WER HEILT, HAT RECHT

einer Zeit, als ich mich bereits vollwertig ernährte. Ich muß sagen, daß mir die Mayer-Kur nicht geholfen hat, im Gegenteil. Das Abführmittel brachte meinen vorher gut funktionierenden Darm total durcheinander, die Rückenschmerzen blieben.

Für Menschen, die sich mit reichlich Fleisch ernähren, ist diese Kur sicher eher empfehlenswert. Ein »fleischfressender« Freund schwört darauf und absolviert sie jährlich. Er fühlt sich danach auch topfit – kehrt dann jedoch zu seinen Fleischtöpfen zurück und schwups! hat er seinen Speck wieder drauf, ist verschlackt und tritt ein Jahr später zur nächsten Kur an.

Die Kartoffel-Diät

Sie ist mein persönlicher Favorit. Antroposophen dürfen Sie damit allerdings nicht kommen, da sie der Ansicht sind – etwas vergröbert ausgedrückt –, Kartoffeln machten dumm.

Dabei ist meine geliebte Kartoffel wirklich eine tolle Knolle! Enthält unwahrscheinlich viel Kalium, durchschnittlich ein halbes Gramm pro Kilo Kartoffeln, das den Körper entwässert. Außerdem liefert uns die Kartoffel Calcium und Magnesium, Eisen und Kupfer, Vitamin C und verschiedene B-Vitamine. Es gibt Versuche, in denen Testpersonen über Wochen nur Kartoffeln gegessen haben und dennoch keine Mangelerscheinungen aufgetreten sind.

Ich koche die Kartoffeln – mit der Gemüsebürste saubergeschrubbt – in der Schale, die ich bei jungen, natürlich organisch-biologisch gedüngten Kartoffeln mitesse. Bei alten oder mineraldünger-gedüngten Kartoffeln pelle ich sie ab. Sie können mit kleingehackten Zwiebeln, Knoblauch, Petersilie, Dill, Basilikum und Thymian würzen, auch Gurken- oder Tomatenscheiben dazuessen. Selbstverständlich alles ungesalzen (Salz würde wieder Flüssigkeit im Körper binden). Eine andere Zubereitungsart: Die gut gebürsteten rohen Kartoffeln leicht mit Öl einpinseln, Rosmarin oder Kümmel drüberstreuen und sie auf dem Blech im Ofen backen (ca. 1 Stunde Backzeit, je nach Größe). Schmeckt super!

Die Kartoffel-Diät ist meine Lieblings-Diät, wenn ich mich nicht von vornherein zum *Heilfasten* entschließe. Ich fühle mich dabei fit und in keiner Weise schlapp (wie bei der Reiskur).

WER HEILT, HAT RECHT

> Bei allen Diäten ist es äußerst wichtig, daß genügend Flüssigkeit getrunken wird – Wasser, Kräutertee, eventuell auch Obst- oder Gemüsesäfte –, damit alle Schlacken abgebaut und abtransportiert werden können.

Die (Dr. Dr.) Kuhlsche-Diät

ist als Heil-Diät bekannt, die sogar krebsvorbeugend wirken soll.
Dr. Kuhl empfiehlt folgende Mahlzeiten als tägliche Heilnahrung:
– rohes Sauerkraut, auf 3 Mahlzeiten verteilt
– gesäuerte Milchprodukte wie Joghurt, auch 3mal täglich, Schafs- und Ziegenkäse, eventuell Schimmelkäse wie Roquefort, Camembert oder Gorgonzola
– Getreidegerichte (Vollkornbrot, Getreidesuppen und gekeimte Körner)
– alle milchsauer eingelegten und vergorenen Lebensmittel.

Eine Zeitlang war das Kuhlsche »Schimmelmüsli« sehr en vogue. Um das zu gewinnen, läßt man Frischkornbrei so lange stehen, bis Schimmelbildung einsetzt. Wegen der sich bildenden Aflatoxine ist dieses »Schimmelmüsli« umstritten.

Den Excelsior-Trank

hat der Ernährungswissenschaftler Are Waerland kreiert. Abends eine Handvoll Kartoffeln und eine Handvoll Gemüse – Sellerie, Möhren, Petersilienwurzel etc. – kleinschneiden und in ½ Liter Wasser ohne Salz weichkochen. Abseihen und in dem Sud je 1–2 Eßlöffel Weizenkleie und geschroteten Leinsamen einweichen.
Den Trank morgens leicht erwärmen und mit den eingeweichten Körnern langsam trinken, eventuell auch über den Vormittag verteilt.
Dieses basische Getränk ist nach Aussagen seines Erfinders ein Giftaus-

WER HEILT, HAT RECHT

schwemmer bester Güte und besonders günstig gegen alle Krankheiten, die auf *Übersäuerung* zurückzuführen sind, wie Rheuma, Gicht, Magen-, Darm- sowie Leber-, Galle-Erkrankungen.

»Darum sucht einen großen Rankkürbis mit einer Ranke von der Länge eines Mannes; nehmt sein Mark aus und füllt ihn mit Wasser des Flusses, das die Sonne erwärmte. Hängt ihn an den Ast eines Baumes und kniet auf dem Boden vor dem Engel des Wassers und führt das Ende der Ranke in euer Hinterteil ein, damit das Wasser durch alle eure Eingeweide fließen kann. Ruht euch hinterher kniend auf dem Boden vor dem Engel des Wassers aus und betet zum lebendigen Gott, daß er eure alten Sünden vergibt, und betet zum Engel des Wassers, daß er euren Körper von jeder Unreinheit und Krankheit befreit. Laßt das Wasser aus eurem Körper fließen, damit es aus dem Inneren alle unreinen und stinkenden Stoffe des Satans wegspült. Und ihr werdet mit euren Augen sehen und mit eurer Nase all die Abscheulichkeiten und Unreinheiten riechen, die den Tempel eures Körpers beschmutzten, und sogar all die Sünden, die in eurem Körper wohnen und euch mit allen möglichen Leiden foltern. Wahrlich, ich sage euch, die Taufe mit Wasser befreit euch von alldem. Erneuert eure Taufe mit Wasser an jedem Fasttag, bis zu dem Tag, an dem ihr seht, daß das Wasser, das aus euch hinausfließt, so rein ist wie das Sprudelwasser des Flusses.«

Mit diesen poetischen Worten wird im »Friedensevangelium der Essener« etwas so Prosaisches wie der Einlauf beschrieben.

Der Einlauf

Ach ja, sag mir, wo die Flüsse sind . . . das waren noch Zeiten, in denen man Flußwasser für einen Einlauf benutzen konnte! Aber Sch(m)erz beiseite. Einen Kürbis wird man kaum auftreiben, schon gar nicht mit einer Ranke von der Länge eines Mannes. Ein entsprechendes Gerät aus der Apotheke tuts aber auch. Nicht nur in Fastenzeiten ist der Einlauf unentbehrlich, sondern auch – wie bereits beschrieben –, wenn eine »Erkältung« droht.

183

WER HEILT, HAT RECHT

Sie werden staunen, wieviel Kotreste sich sogar nach einer Woche Fasten durch den Einlauf noch lösen. Fastenärzte bestätigen, daß solch »Satanszeug« noch nach 28tägigem Fasten abgehen kann. Ist der Darm aber weniger »verschmutzt«, ist die Säuberung im allgemeinen nach 7 Tagen abgeschlossen und das wieder herausfließende Wasser so gut wie klar.

Das Einlaufgerät faßt einen Liter Flüssigkeit, der Hahn am Schlauch kann auf- und zugedreht werden. Entweder nehmen Sie abgekochtes und danach auf Handwärme abgekühltes Leitungswasser – manche fügen einen Teelöffel Salz und einen Teelöffel Speisesoda hinzu – oder, noch besser, aufgebrühten, abgeseihten und auf Handwärme abgekühlten Kamillentee.

Auf die rechte Seite legen (am besten im Badezimmer auf den Fußboden) und das eventuell mit etwas Vaseline eingefettete Einlaufrohr in das »Hinterteil« einführen. Im allgemeinen nimmt der Darm den ganzen Liter auf, sollte es zuviel sein, den Hahn rechtzeitig schließen.

Nun kann man entweder 2–3 Minuten liegen bleiben, so lange wie möglich, oder sich auf allen Vieren auf den Boden hocken oder sogar auf die linke Seite legen. Probieren Sie aus, wie es am besten geht. (Ein guter Rat: Wenn jetzt das Telefon klingelt, gehen Sie nicht hin!!!!)

Sie können den Einlauf nach Belieben bis zu dreimal hintereinander wiederholen. Bei akuten Krankheiten verordnen manche Ärzte bis zu 4 Einläufen täglich, und das über 4 bis 6 Tage hinweg. Ganz wichtig ist es, mit den Einläufen schon zu beginnen, wenn die ersten Krankheitserscheinungen auftreten. So werden am besten Gifte und Krankheitserreger aus dem Darm herausgespült. Ein ungeahntes Wohlbefinden ist die Folge.

Nach der Entleerung sollte man 20 Minuten ruhen und danach eine Tasse warmen Kräutertee trinken.

Meine Hausapotheke

Für meine Hausapotheke haben mehr Tier- als Humanmediziner zum Rezeptblock gegriffen. Kein Wunder bei drei Pferden, vier Hunden, zwei Katzen und nur einem Zweibeiner. Und es ist nur die Homöopathie vertreten, wobei im Gegensatz zur Allopathie das jeweilige Mittel merkwürdigerweise(?) von Mensch wie Tier gleich gut vertragen wird und

WER HEILT, HAT RECHT

wirkt. (Mehr darüber unter dem Stichwort *Homöopathie*.) Neben den homöopathischen Mitteln gibt es einige Standardmixturen und Salben, mit denen ich Blessuren beim Pferd, Hundebisse, Bienenstiche, Verzerrungen und allerlei eigene Wehwehchen kuriere.

Bei allen Erkältungskrankheiten des Menschen sind die verschiedenen Kneipp-Anwendungen hilfreich, verbunden mit einem Fastentag plus Einlauf. Darüber hinaus natürlich viele Heilkräutertees. Außerdem Salben und Öle zum Einreiben bzw. Inhalieren, und schließlich die homöopathischen Arzneien, besonders die Salze von Dr. Schüßler, die ich Ihnen ausführlich vorstellen will. Haben Sie diese Dinge im Haus, so können Sie nach einiger Erfahrung – vor allem vorbeugend – sehr gut selbst therapieren. Besser natürlich – und wenn Sie noch unerfahren sind mit der Heilkraft der Natur, sogar unentbehrlich – ist es jedoch, die Behandlung mit einem Ganzheitsmediziner abzusprechen. Denn auch die Heilpflanzen sind nicht so harmlos, wie manche meinen! Und ein Zuviel kann oft mehr schaden, als das Ganze nützt.

Ein großer Teil meiner Heilpflanzen wächst im Garten und ums Haus herum. Allein beim Zubereiten meiner Speisen betreibe ich also eine regelrechte Phytotherapie, zu der auch die Wildkräuter wie Brennessel, Brunnenkresse, Löwenzahnblätter und Sauerampfer beitragen, die übrigens in einigen Städten bereits auf dem Gemüsemarkt angeboten werden. Bitte verlangen Sie danach! Denn die Nachfrage schafft das Angebot!

Aus Ringelblumen-, Johanniskraut- und Arnikablüten bereite ich Öle, Alkoholauszüge und Salben. Die Ringelblume wächst im Garten, das Johanniskraut fast überall an Weg- und Wiesenrändern. Die Arnika könnte ich Glückspilz, da mein Haus 750 Meter hoch liegt, zwar auf der eigenen Almwiese pflücken, da sie aber unter Naturschutz steht, kaufe ich sie lieber in der Apotheke, im Reformhaus oder im Bioladen. Meine entsprechenden Rezepte finden Sie am Ende dieses Stichwortes.

Fertig gekauft habe ich auch immer vorrätig:
- *die Notfalltropfen* von BACH (siehe auch Bachsche Blütentherapie).
- *Schwedenbitter* gegen Magenunpäßlichkeiten (den ich aber so gut wie gar nicht mehr benötige, seit ich mich vollwertig ernähre; höchstens mal nach einem Restaurantbesuch oder wenn ich irgendwo eingeladen war und die Gastgeberin [noch] mit Zucker süßt).

WER HEILT, HAT RECHT

- *Echinacea* – bei nahender Erkältung *die* Wunderwaffe. Die Echinacea angustifolia, die schmalblättrige Kegelblume, stärkt die körpereigenen Abwehrkräfte enorm. Diese Arznei ist daher besonders in Grippezeiten oder bei Überanstrengung zu empfehlen. Die genaue Anwendung ist aus dem Beipackzettel ersichtlich.
- *Cocculus* (Kockelskörner) beugen allen Reisekrankheiten vor. Auch Katzen und Hunde vertragen Cocculus sehr gut. 5 Globuli vorbeugend, nach Bedarf wiederholen (siehe auch *Homöopathie*).
- *Ansata-Niespulver (mit Menthol)* wird wie Schnupfpulver in beide Nasenlöcher eingezogen, zur Reinigung von Nase und Nebenhöhlen.
- *Heilerde* für inneren und äußeren Gebrauch.

Die Salze von Dr. Schüßler

Der Arzt Dr. Wilhelm H. Schüßler stellte 1874 fest, daß Erkrankungen mit Störungen im Mineralhaushalt der Zellen einhergehen. Im Verlaufe seiner praktischen Studien entdeckte er 12 Mineralsalze, die er als wichtigste Nährstoffe der lebenden Zellen bezeichnete. Bei Mangel oder auch Überschuß einer dieser Substanzen treten bestimmte Symptome auf, die klar erkennen lassen, welches Mineralsalz gebraucht wird. Die Einnahme dieser Salze in homöopathischen Dosen unterstützt und stimuliert die körpereigenen Heilkräfte (siehe auch *Homöopathie*).

Die 12 Schüßlerschen Salze sind:

- *Nr. 1 Calcium fluoratum*
  Das Gefäßmittel. Bei Bindegewebsschwäche, schlaffen Geweben, mangelhaftem Zahnschmelz.
- *Nr. 2 Calcium phosphoricum*
  Das Aufbaumittel. Bei Verdauungsschwäche, Beschwerden beim Zahnen, Frostbeulen.
- *Nr. 3 Ferrum phosphoricum*
  Das Fiebermittel. Bei Erkältungssymptomen, Husten, Fieber, Frösteln.
- *Nr. 4 Kalium chloratum*
  Das Entzündungsmittel. Bei Husten, Erkältungen, leichten Atembeschwerden.
- *Nr. 5 Kalium phosphoricum*
  Das Nervenmittel. Bei nervösen Beschwerden, Schwächezuständen, Kopfweh, Streß.

WER HEILT, HAT RECHT

– *Nr. 6 Kalium sulfuricum*
Das Stoffwechselmittel. Bei leichten Hautausschlägen, brüchigen Nägeln, Schnupfen.
– *Nr. 7 Magnesium phosphoricum*
Das Blitzmittel. Bei Krampfbeschwerden, Blähungen, plötzlich einschießenden Schmerzen.
– *Nr. 8 Natrium muriaticum*
Das Blutmittel. Bei Blutarmut, unreiner Haut, Fließschnupfen und Schweißausbrüchen.
– *Nr. 9 Natrium phosphoricum*
Das Neutralisationsmittel. Bei Magenverstimmung, Sodbrennen, Tendenz zu rheumatischen Beschwerden.
– *Nr. 10 Natrium sulfuricum*
Das Entschlackungsmittel. Bei Verdauungsbeschwerden, Übelkeit, Grippesymptomen.
– *Nr. 11 Silicea*
Das Hautmittel. Bei allen Hautkrankheiten, Erkrankungen der Haare und Nägel und Rachitis.
– *Nr. 12 Calcium sulfuricum*
Das Schleimhautmittel. Bei chronischer Bronchitis, Hals-, Mandel- und Zahnfleischentzündungen.

Und hier ein paar Beispiele aus der häuslichen Praxis!

Ein Herbstkätzchen sah elend und struppig aus, putzte sich nicht, wirkte schmuddelig und unsauber – Mayoli roch nach Schwefel wie ein kleiner Satan. Ich gab ihr Schwefel, und zwar Kaliumsulphat – die Besserung erfolgte nach kurzer Zeit. Airdale-Terrier Calderon neigt zu Magengrimmen – Heilerde wirkt Wunder. Hirtenhund Mirto fraß gierig Papiertaschentücher, in diesem Fall war Calc. Phos. angezeigt, ein Mittel, das den gestörten Kalkhaushalt normalisierte.
Wenn meine Nägel brüchig werden, was bei meinem stressigen Leben leider öfter der Fall ist, nehme ich Silica (Kieselsäure) ein, die übrigens sehr stark in der Hirse vorkommt.
Wenn zwar Hände oder Beine »einschlafen«, man selbst aber nicht, obwohl man sehnlichst möchte, ist Magnesium angebracht.

WER HEILT, HAT RECHT

Bei Bettnässen der Kinder leisten Johanniskrautpräparate, innerlich eingenommen, gute Dienste, ebenso bei Hemmungen wie Stottern und allgemeinen Entwicklungsstörungen (Tee oder Tropfen).

Über die Schüßlerschen Salze hinaus weist meine Hausapotheke noch alle möglichen homöopathischen Arzneien auf, die mir im Laufe der Jahre von den diversen Tierärzten für meine Lieblinge verordnet wurden:
Aconitum, den blauen Eisenhut – gegen Bronchitis, Schnupfen aber auch »Kreuzverschlag« der Pferde, *Apis mellifica,* das Bienengift – gegen Insekten- und Bienenstiche, Mandelentzündung und geschwollene Lider nach dem Aufwachen. (Dieses Bienengift habe ich während meiner Filmzeit immer dann genommen, wenn ich morgens in irgendeinem Betonhotel mit verquollenem Gesicht aufwachte und dennoch möglichst schnell möglichst gut aussehen wollte, weil ich vor die Kamera mußte.)
Ferner *Arnica montana,* die Arnika, gegen Quetschungen, Muskelschmerzen, Verstauchungen, Heiserkeit, Rückenschmerzen, steifen Hals, Ischias. Übrigens wird durch die innerliche Einnahme von Arnika in homöopathischen Dosen, die äußerliche Anwendung durch Einreibung mit Arnikatinktur, -öl oder -salbe wirkungsvoll unterstützt.
Belladonna, die Tollkirsche, kann eine beginnende Erkältung mit entzündeten Mandeln und Bronchitis womöglich noch im Keim ersticken und *Carbo vegetalis,* Holzkohle, stoppt den Durchfall nicht nur bei Hunden und Pferden.
Auch *Abrotanum* darf nicht unerwähnt bleiben, zum Entwurmen von Hund, Katze, Pferd. Bei der homöopathischen Art der Entwurmung werden nicht, wie bei der allopathischen, die Parasiten mit schweren Geschützen aus dem Körper getrieben, sondern es wird auf schonende Weise ein so gesundes Darmklima hergestellt, daß die Störenfriede, die sich ja im gesunden Darm absolut nicht wohlfühlen, freiwillig abmarschieren. Gegen Würmer helfen übrigens auch zerdrückter Knoblauch im Futter und geriebene Möhren. Meine Pferde fressen den Knoblauch gleich knollenweise.
Bei allen Hunden, die wir aus Tierversuchen oder anderen Unglückssituationen retten und die natürlich meistens sehr verstört sind, mache ich mit den *Notfalltropfen von Dr. Bach* die besten Erfahrungen (s. Bachblüten-Therapie). Mein kleiner behinderter Assisi-Hund Francesco, der so ver-

WER HEILT, HAT RECHT

hungert war, daß er nicht mehr stehen, sondern nur noch auf dem Bauch robben konnte, schrie monatelang vor Hysterie auf, sobald er mit dem Kopf an einen Grashalm stieß. Die Notfalltropfen taten auch in diesem Fall gute Dienste, dazu das Nervenmittel Kaliumphosphat.

Und so werden die Öle, Alkoholauszüge und Salben von Arnika, Johanniskraut und Ringelblume zubereitet:
Die Hälfte der Blütenblätter, frisch oder getrocknet, lege ich in Öl ein, die andere Hälfte in Alkohol (Kornschnaps). Aus dem Öl können Sie dann mit Hilfe von Bienenwachs die entsprechende Salbe rühren, wenn Sie diese lieber mögen.
Dabei rechne ich auf einen Teil Blütenblätter ca. vier Teile kaltgepreßtes Olivenöl. Bei Alkohol nehme ich so viel, daß die Blütenblätter gut bedeckt sind. In Gläser füllen, diese verschlossen vier Wochen in die – nicht zu starke – Sonne stellen. Zwischendurch öfter einmal schütteln. Nach einem Monat abseihen und die gewonnene Flüssigkeit, Öl oder Alkoholauszug, in einer dunklen Flasche kühl aufbewahren.
Vorsicht bei den Gläsern mit Alkohol! Zu heiß darfs nicht werden, mir ist einmal ein Glas in der prallen Sonne geplatzt!
Salben werden auf dem Land üblicherweise mit Schweineschmalz angerührt. Ich verwende statt dessen das ungebleichte Bienenwachs aus der Apotheke.

Arnika-, Johanniskraut- oder Ringelblumensalbe
1 Teil ungebleichtes Bienenwachs mit 4 Teilen des gewählten, wie oben hergestellten Öls im Wasserbad unter Rühren vorsichtig erwärmen, bis sich beides gut vermischt hat. Mit dem Handrührgerät auf Stufe 1 rühren, bis die Masse zu erkalten beginnt. In Porzellantöpfchen füllen und im Kühlschrank aufbewahren. Plastikdosen sind ungünstig, da unter Umständen eine chemische Reaktion zwischen Salbe und Plastikmaterial entstehen kann.

Anwendungsbereiche
Arnikaöl und -salbe: Bei allen Wunden und Entzündungen, Insektenstichen, Verstauchungen, Prellungen, Glieder- und Muskelschmerzen.
Fördert die Durchblutung.
Den Alkoholauszug nehme ich zum Auswaschen von Wunden.

189

WER HEILT, HAT RECHT

Johanniskrautöl und -salbe: Bei Verbrennungen, Abszessen, Hämorrhoiden, Blutergüssen, Rückenschmerzen. Der Saft aus dem frischen Kraut hilft bei Depressionen und Überempfindlichkeit, Wetterfühligkeit, Kopfschmerzen, Nervosität, Schlaflosigkeit. Den Alkoholauszug wende ich zur Verstärkung der äußeren Wirkung innerlich an: 5 Tropfen, mit Wasser verdünnt; vor dem Hinunterschlucken eine Zeitlang im Mund behalten.

Ringelblumenöl und -salbe: Bei Wunden, Geschwüren, Zerrungen, Entzündungen, Brandwunden, Blutergüssen, und außerdem zur Schönheitspflege.
Innerlich, zur Verstärkung der äußeren Wirkung: 5 Tropfen, mit Wasser verdünnt; vor dem Hinunterschlucken eine Zeitlang im Mund behalten.

Über die Zubereitung meiner Tees erfahren Sie Einzelheiten unter der Rubrik »Heilpflanzen«.

Schon meine Mutter hat mich erfolgreich mit Heilerde behandelt,

als ich ein Kind war und der Arzt einem Furunkel am Mund mit dem Messer zu Leibe rücken wollte. Bei Kriegsende wurde mein Bruder ins Bein geschossen – unsere unerschütterliche Mutter machte ihm einen Umschlag aus Heilerde, und die Wunde verheilte ohne Komplikationen.
Heilerde ist eines der ältesten Naturmittel, das wir kennen. Ihre Wirkung beruht darauf, daß sie Gift- und Schadstoffe über die Haut- oder Schleimhaut-Oberfläche aus dem Körper abzieht. Sie enthält eine natürliche (und daher harmonische) Zusammensetzung von Mineralstoffen und Spurenelementen.
Innerlich eingegeben (in Wasser oder Kräutertee verrührt) hilft Heilerde bei Magen- und Darmstörungen und Entzündungen im Mund und Rachen (z. B. auch bei Zahnfleischentzündungen). Äußerlich angewandt wirkt sie gegen sämtliche Schwellungen und Entzündungen, als Sofortmaßnahme bei Insektenstichen und Sonnenbrand, bei Geschwüren, Furunkeln, Nagelbettentzündungen, Hautallergien. Gute Erfolge kann man auch bei Pickeln, Akne und anderen Hautunreinheiten erzielen, weshalb Heilerde

von vielen auch zur Schönheitspflege (Gesichtspackungen) verwendet wird. Genauere Anwendungsweisen entnehmen Sie am besten dem Beipackzettel.

Seit meiner Ernährungsumstellung benötige ich Heilerde nur mehr für Gesichtsmasken und verwende sie vorwiegend für die Behandlung meiner Tiere (einfach unters Futter mischen). Gute Dienste tut sie vor allem bei Gelenkerkrankungen der Pferde.

Einer meiner Hunde war verschwunden, zehn Tage lang. Es war ein Wunder, daß ich ihn überhaupt wiederfand; der heilige Franziskus muß mich geführt haben, denn außer mir hat es niemand vernommen, das leise Jammern. Fünf Stunden bin ich durchs Unterholz gekrochen, bei glühender Sommerhitze, bis ich ein Loch fand, aus dem ein Stück Schwanz ragte. Calderon steckte in einem Dachsbau, hatte offensichtlich zehn Tage darin zugebracht, konnte weder vor noch zurück, nur mit äußerster Mühe gelang es mir, ihn herauszuziehen, nachdem meine Hilferufe im dichten Wald ungehört verklungen waren. Der arme Kerl war total abgemagert, sein Fell abgewetzt, der Unterkiefer vom Dachs zerbissen, so daß er genäht werden mußte – die Wunde war nur geringfügig entzündet, dank der lehmigen (Heilerde) Beschaffenheit des Dachsbaues, meinte auch der Tierarzt.

Ich brauche einfach regelmäßig meine Heilfasten-Kur

> »Beten bringt die Menschen den halben Weg zu Gott voran.
> Das Fasten aber führt sie bis an die Pforten des Himmels.«
> (Mohammed)

Fasten wird von vielen Menschen mit Hungern verwechselt. Der Unterschied aber ist gewaltig. Wenn ich faste, enthalte ich mich freiwillig der Nahrung, um Körper und Geist zu reinigen, zu »entrümpeln«. Fasten ist eine geistige Leistung – sie war und ist in allen Hochkulturen selbstverständlich. Unter »Heilfasten« versteht man das strikte Weglassen fester Nahrung.

Zunächst zum medizinischen Teil des Fastens: Der Körper wird gezwungen, die bisher durch die Nahrung zugeführten Energien aus sich selbst zu beziehen, seine Depots anzuzapfen. Dadurch werden verschiedene Prozesse in Gang gebracht: Muskelverhärtungen und Blockaden von Körperenergie aufgelöst, über Monate oder gar Jahre abgelagerter Ballast abtransportiert. Das Großreinemachen ist so enorm, daß alte, nicht ausgeheilte Krankheiten wieder aufflammen können, um dann endgültig zu verschwinden. Genauso wichtig ist jedoch der seelische und geistige Aspekt des Fastens. Da mit dem Fasten oft oder meistens eine physische Schwächung einhergeht, wird der Geist meditativer, reger. Ich versuche deshalb, meine Fastentage in eine Zeit zu legen, in der ich möglichst wenige »weltliche« Verpflichtungen habe. Allerdings sind die Fastenerfahrungen sehr unterschiedlich – bei manchen Menschen nimmt die Spannkraft und Lebensenergie sogar zu. Längeres Fasten sollte jedoch unbedingt unter Aufsicht eines Arztes durchgeführt werden. Menschen, die von Fastenzeiten bis zu 40 Tagen berichten, schildern ungeahnte Euphorie- und Glückszustände – soweit habe ich es nicht annähernd gebracht, meine Fastenerfahrung begrenzt sich auf je eine Woche im Frühling und eine Woche im Herbst. Lasse ich diesen Hausputz für Körper und Seele einmal aus, weil ich meine, keine Zeit zu haben, ist besonders im Winter meine Abwehrkraft geringer und ich »erkälte« mich leichter.

Denn, ich kann es nicht oft genug betonen, der Tod sitzt im Darm – also gehört der Darm gelegentlich gründlich ausgeputzt. Ein Spezialist in Sachen Heilfasten, Dr. Otto Buchinger, schreibt in seinem Heilfasten-Buch (das sich jeder, der richtig Fasten will, unbedingt zulegen sollte):

»Wenn man bei einem gesunden Menschen mit dessen Zustimmung und bei ausreichender Pflege aufhört, ihm weitere Nahrung zu geben, so werden beträchtliche Energiemengen ›arbeitslos‹, die vorher in der Verdauung und in der Assimilation gebunden waren. Sie stehen zur Verfügung. Der Abbau und die Umsetzung überflüssigen Körpermaterials stellen aber ganz offenbar eine geringere Arbeit dar als die Verarbeitung der von außen kommenden Stoffe. Denn wir beobachten nicht selten unter dem Fasten ein Wachsen der Leistungsfähigkeit des Muskel- und Nervenapparates, welches ganz überraschend wirkt. Und wir können uns dieses Plus an Kräften nur aus dem Vorhandensein vorher gebundener und nunmehr freier Energien erklären.«

Was wieder einmal besagt, daß wir durch unser überreichliches Essen den

Körper ungeheuer belasten – wie ein Sprichwort sagt: »Der Mensch lebt nur von einem Drittel dessen, was er ißt – von den beiden anderen Dritteln leben die Ärzte.«

Ich habe alle möglichen Fastenarten probiert: nur Wasser getrunken – am dritten Tag wurde ich ohnmächtig; die Mayer-Kur mit alten Semmeln und Milch, ich habe nur Gemüsebrühe getrunken oder nur Obstsäfte. Am besten geht es mir bei einer Mischung aus Gemüsebrühe und Obstsäften, dazu Kräutertee, alles schluckweise über den Tag verteilt, nach Appetit getrunken. Dennoch fühle ich mich auch bei dieser Fastenart schlapp und habe das Bedürfnis, mich zwischendurch hinzulegen.

(Haben Sie übrigens gewußt, daß man eine Fastenkur möglichst bei abnehmendem Mond durchführen sollte?)

Noch ein Hinweis auf einige unangenehme Begleiterscheinungen beim Fasten: Durch die gründliche Reinigung können sich Hautbeschaffenheit, Stuhl und Urin verändern, es kann Mund- und Schweißgeruch auftreten. Die Zunge kann morgens millimeterdick weißlich belegt sein. (Eventuell die Zunge mit einer Extra-Zahnbürste abbürsten oder mit einem Yoga-Zungenreiniger, den Sie in einschlägigen Geschäften bekommen, »abschaben«.) Ist die Zunge eines Morgens wieder appetitlich rosa – im allgemeinen nach 7, in anderen Fällen aber auch nach 12 oder mehr Tagen –, können Sie mit dem Fasten aufhören. Das Fastenbrechen geschieht bei mir mit Frischkost total – die sich möglichst über eine Woche hinzieht. Andere schwören auf gedünstetes Gemüse, Kartoffeln und Getreide. Am besten ausprobieren. Und – auch beim Fasten gilt: nichts mit Gewalt, nicht übertreiben!

> »Da verließ ihn der Teufel und siehe,
> da traten Engel zu ihm und dienten ihm.«
> (So endet die Fastengeschichte aus dem Matthäus-Evangelium.)

Eine Heilfastenkur sei noch erwähnt, die wohl zu den härtesten gehört, die ich auch noch nicht ausprobiert habe; sie soll aber große Erfolge aufweisen (wie es heißt auch bei Krebs):

WER HEILT, HAT RECHT

Die Rudolf-Breuß-Kur

1 Liter roher Gemüsesaft wird über den Tag verteilt getrunken. Dazu nur Kräutertees, die die Ausscheidung anregen, also Tees aus frischen Brennnesseln oder aus der Löwenzahnwurzel. Der Gemüsesaft wird jeden Tag frisch zubereitet aus
300 Gramm roten Rüben (Rote Bete, Randen, Ronen)
100 Gramm Möhren
100 Gramm Sellerieknolle
30 Gramm Rettich
Saft einer mittelgroßen Kartoffel.
Dieses Getränk wird in kleinen Schlucken über den Tag verteilt getrunken, und zwar 42 Tage lang.

Rudolf Breuß, über 90 Jahre alt, lebt in Vorarlberg, Österreich. Er hat immer wieder für Aufregung unter der Ärzteschaft gesorgt, weil er heilerisch arbeitet, obwohl er kein Arzt ist. (In Österreich ist nämlich der Beruf des Heilpraktikers nicht gesetzlich zugelassen.)
Rudolf Breuß stellt Krankheiten seiner Patienten mittels der Irisdiagnose fest – und bekämpft sie mit diesem rigorosen Fastenplan über 42 Tage, kombiniert mit entgiftenden Tees. 22 000 – zweiundzwanzigtausend! Briefe von ehemaligen Patienten bestätigen, daß Rudolf Breuß ihnen die Krankheit regelrecht »ausgehungert« hat. Wer heilt – hat recht...

Dazu ein paar Tips aus der Volksheilkunde:

Zum *Entwässern* im Frühling eignet sich hervorragend roher Spargel. 14 Tage lang täglich eine Stange Spargel, roh gegessen, ist eine Idealkur. Spargel besteht zwar zu 93% aus Wasser, aber die restlichen 7% haben es in sich – eine Fundgrube an Mineralsalzen!
Gut entwässern soll ebenfalls die Wacholderbeerenkur, die auch gegen zuviel Cholesterin empfohlen wird:
Am 1. Tag 3 Beeren kauen, am 2. Tag 4 usw., bis 20 täglich, dann rückwärts, bis Sie wieder bei 3 Beeren ankommen. Sollten Sie es nur bis 5 Beeren täglich schaffen, ebenfalls mit der Anzahl wieder zurückgehen bis zu 3 Beeren täglich. (Ich habe diese Kur noch nie durchgehalten, halte diese

WER HEILT, HAT RECHT

Wacholder-Orgie sogar für gefährlich, es gibt Berichte, daß Patienten Nierenschmerzen davon bekamen. Ich meine, täglich 1 Beere, dafür 14 Tage lang, tut ebenfalls gute Dienste.

Gegen Bienen- und Insektenstiche helfen Einreibungen mit durchgeschnittenen Zwiebeln oder Knoblauch; auch als heilende (antiseptische) Auflage bei beginnenden Fieberbläschen (Herpes).

Zur Blutdruck-Regulierung und Kreislauf-Anregung eignen sich hervorragend Paprika und Chilis – sie steigern den Kreislauf und die Herztätigkeit.
Anregend auf Speichelfluß und *Verdauung* wirken Paprika, Pfeffer, Senf, Curry und Ingwer.
Ein frisches Eigelb mit etwas Rotwein verquirlt, ist ein wunderbares *Stärkungsmittel* (auch für Katzenrekonvaleszenten).
In die Gänge von *Wühlmäusen* im Garten stecke ich Holunderzweige und -blätter, die ich zwischen den Händen etwas zerreibe. Die Mäuse mögen den Duft nicht und flüchten. Walnußblätter haben die gleiche Wirkung. Ich kenne eine Bäuerin, die sich Walnußblätter gegen lästige Bremsen in die Haare bindet, wenn sie »in die Himbeeren« geht.
Wenn Sie Holunderblätter in Wasser aufkochen, die Flüssigkeit erkalten lassen, abseihen und sich damit einreiben, hält das die *Mücken fern.*
Bei *Zahnschmerzen* beruhigt es den Zahn, wenn man eine Gewürznelke kaut. Ist der Zahn entzündet, kann unter Umständen sogar regelmäßiges Einreiben mit Schwedenbitter ihn retten. (Auf einen Wattebausch träufeln, diesen an den schmerzenden Zahn legen und so lange wie möglich im Mund behalten, am besten über Nacht.)
Die *Zähne werden weiß,* auch ohne Zahnpasta, durch Putzen mit einem selbstgemachten Zahnpulver aus Meersalz und Holzkohle. 1 Teil Meersalz, 10 Teile Holzkohle (beides ist in der Apotheke erhältlich).
3 Kastanien in irgendeiner Kleider- oder Jackentasche getragen, sollen gegen *Rheuma* schützen.
Heublumensäcke sind unter dem Kneipp-Stichwort erwähnt. Die gleichen Säckchen können Sie aber auch mit anderen feinen Sachen füllen: mit getrockneten Farnblättern (gegen Hexenschuß), mit Hopfenblüten (zum besseren Schlafen), mit im Wasserbad erhitzten, feingeschnittenen Zwie-

beln (bei Ohrenschmerzen der Kinder wird das Säckchen auf das schmerzende Ohr gebunden).

Achtung, Hundeliebhaber! Eine Tierfreundin verriet mir das Rezept für ein »naturbelassenes« *Flohhalsband:*

Olivenöl erwärmen und mit Eukalyptusöl und Poleiminzöl mischen. Eine dicke Baumwollschnur von etwa 70 cm Länge in diese Mischung legen. Inzwischen etwas Bienenwachs erwärmen, die ölgetränkte Schnur hindurchziehen, herausnehmen und das Ganze erkalten und festwerden lassen.

Die Wirkung läßt natürlich nach einer gewissen Zeit nach, dann muß das Ganze wiederholt werden. Der lateinische Name der Poleiminze ist übrigens »menta pulegium« und soll mit pulex (= der Floh) zu tun haben. Ich habe dieses Flohhalsband allerdings noch nicht selbst ausprobiert.

Gegen Motten helfen getrocknete Orangenschalen oder Pfefferkörner unter den Teppich gelegt. Auch den Geruch von Zedernholz können Motten nicht leiden: Zedernöl kaufen und damit die Schränke etc. einreiben.

Heilpflanzen

Bereits 400 Jahre vor Christus beschrieb der griechische Arzt Hippokrates die Wirkung verschiedener Heilpflanzen. Seit es Menschen gibt, haben sie die Heilkräfte der Natur erforscht und sich zunutze gemacht. Zunächst mündlich überlieferte, von Generation zu Generation weitergegebene Erfahrungen wurden später aufgezeichnet und führten zu einer regelrechten Wissenschaft, der Phytotherapie (Pflanzenheilkunde). Zu Unrecht verdrängt durch chemische und synthetische Arzneimittel, sind die Naturheilmittel heute wieder auf dem Vormarsch und erfreuen sich bei immer größeren Teilen der Bevölkerung wachsender Beliebtheit.

Auch die Wissenschaftler beschäftigen sich zunehmend (wieder) mit der Wirkung der Heilpflanzen. Ein zweischneidiges Schwert. Denn Wissenschaftler neigen dazu, nur anzuerkennen, was sie im Labor nachweisen, was sie messen, wiegen und sichtbar machen können. Die »Wissenschaftler« wissen genau, woraus ein Apfel besteht. Warum ist keiner von ihnen in der Lage, einen Apfel herzustellen? Virchow soll gesagt haben, er habe

WER HEILT, HAT RECHT

soundso viele Leichen seziert, aber nie eine Seele angetroffen. Womit bewiesen werden sollte, daß es eben keine Seele gäbe. Ich denke, dazu erübrigt sich jeder Kommentar! Leider, muß man fast sagen, werden sämtliche, seit Jahrhunderten bewährten Heilpflanzen nun im Labor getestet. Dabei wird manche wegen nicht meß- und wägbarer Heileigenschaften auf der Strecke bleiben.

So darf die gute alte Brennessel nicht länger, wie Hippokrates es tat, zur Leib- und Blutreinigung angepriesen werden. Ähnlich ergeht es der *Rauwolfia serpentina,* einer in Indien heimischen und seit Jahrhunderten beliebten Heilpflanze, die unter anderem das blutdrucksenkende Reserpin und das herzregulierende Ajmalin enthält. Sie verfügt über zahlreiche Spurenelemente, Salze und womöglich noch gar nicht bekannte Stoffe, die eine chemische Analyse einfach nicht erfassen und deshalb auch nicht wiedergeben kann. Man begann nämlich, das Reserpin zu isolieren und im Labor synthetisch herzustellen. Nach zwanzig Jahren stellte sich dann heraus, daß diese chemische Nachahmung offenbar eine »schlechte Kopie« war und beim Menschen Brustkrebs und schwere Depressionen auslöste. Wirkungen, die die natürliche Pflanze nicht verursacht. Ähnlich verhält es sich mit dem natürlichen, aus der Weidenrinde gewonnenen Salicin und den synthetischen Salicylaten, die man gern in der Rheumabehandlung anwendet.

Ich habe die Heilpflanzen zusammengestellt, die bei mir in Küche und Hausapotheke ihren festen Platz haben – getreu dem Leitsatz des Hippokrates, daß die Kunst, mit Pflanzen zu heilen, ja bereits beim Zubereiten der täglichen Mahlzeiten beginnt. Der Garten liefert uns Gesundheit für Bauch, Kopf und Herz in Hülle und Fülle: Liebstöckel, Majoran, Pimpinelle, Rosmarin und Thymian würzen nicht nur die Speisen, sie entwässern auch (Liebstöckel), wirken krampflösend (Majoran), regen den Kreislauf an (Rosmarin), lindern Husten und Bronchitis (Thymian).

Dazu kommen die Wildkräuter Brennessel und Löwenzahn, Brunnenkresse und Sauerampfer – sie veredeln unseren Frühlingssalat auf delikate Weise und reinigen so ganz nebenbei unseren Organismus von angesammelten Winterschlacken.

Da Wildkräuter häufig einen etwas bitteren Geschmack haben, ein Vorschlag von Freund Friedrich, wie sie zu einer Gaumenfreude ohne

WER HEILT, HAT RECHT

Bitternis werden können: Er macht ganze Händevoll reiner Wildkräuter wie Bärentatzen (Bärenklau), Brunnenkresse, Brennesselblätter, Spitzwegerich, Bärlauch und Giersch mit Zitronensaft, Kräutersalz und viel Sauerrahm an und vermischt diesen Salat mit grob zerdrückten, noch heißen Pellkartoffeln. Schmeckt super!

Meine liebsten Küchen- und Wildkräuter von A bis Z

Basilikumkraut
für Suppen und Saucen, Salat. Appetitanregend, verdauungsfördernd. Als Tee: 1 Teelöffel auf 1 Tasse mit kochendem Wasser überbrühen. Täglich 1 Tasse trinken.

Kaum ein Tag vergeht, ohne daß mir ein Brief ins Haus flattert: »Sie schwärmen in Ihrem Kochbuch vom
Beinwell
als *der* Wunderdroge. Nun hat mir aber mein Apotheker vom innerlichen Gebrauch der Beinwellblätter dringend abgeraten, weil sie, ebenso wie die Blüten, Alkaloide enthalten, die Leberschäden hervorrufen und zur Lähmung des zentralen Nervensystems führen können.«
Also: Bei Kräutern und Arzneipflanzen beziehe ich mich natürlich auf alte Kochbücher, Rezepte, die seit Jahrhunderten von Generation zu Generation weitergegeben worden sind. Und da wird nun mal der Beinwell über den grünen Klee gelobt. Besonders das Buch »Comfrey – Wiedergeburt einer Heilpflanze« gibt über ihn Auskunft. In den letzten 100 Jahren hat sich nun allerdings immer mehr das bereits erwähnte Labordenken breit gemacht. In Tierversuchen vornehmlich werden den armen Opfern ungeheure Mengen einer Substanz eingetrichtert, und dann wird gemessen, bei wieviel Gramm oder Kilo der betreffenden Substanz die Ratte oder die Maus oder der Hund oder die Katze Krebs bekommt.
Wenn es Sie beruhigt, hören Sie auf Ihren Apotheker – verwenden Sie von Beinwell nur die Wurzel. Ich allerdings schnipple mir weiterhin mein Blättchen Beinwell in den Salat.
Als Tee hilft der Beinwell bei Hals- und Rachenbeschwerden. 1 Eßlöffel der kleingehackten Wurzel auf einen Viertelliter Wasser. 3 bis 4 Minuten

kochen. Täglich 2 bis 3 Tassen. Oder kalt ansetzen (siehe auch Heilkräu-
tertee-Kur).

Birkenblätter
wassertreibend, entschlackend, wirkt gegen Rheuma. Als Tee: 1 Teelöffel
auf 1 Tasse, mit kochendem Wasser überbrühen. Täglich 1 bis 3 Tassen.

Bohnenkraut
appetitanregend, harn- und schweißtreibend; Gewürz zu grünen Bohnen
und Salat. Als Tee: 1 Teelöffel auf 1 Tasse, mit kochendem Wasser überbrühen. Täglich 1 Tasse.

Brennessel
entwässernd, blutreinigend, wirkt gegen Rheuma. Als Tee: 1 Teelöffel auf
1 Tasse, mit kochendem Wasser überbrühen. Täglich 2 bis 3 Tassen.

Brunnenkresse
entwässernd, blutreinigend, wirkt gegen Rheuma; schmeckt wunderbar
im Salat und enthält viel Vitamin C! Darf in der Frühjahrskur nicht fehlen!
Eigentlich für Tee zu schade.

Dillkraut
appetitanregend, verdauungsfördernd, harntreibend; als Gewürz an Salat,
Gurken, Tomaten etc. Als Tee: 1 Teelöffel auf 1 Tasse, mit kochendem
Wasser überbrühen. Täglich 1 Tasse.

Eibischwurzel
bei Katarrhen der oberen Luftwege. Als Tee: 1 Teelöffel zerschnittene
Wurzel auf 1 Tasse. Kalt ansetzen, 1 bis 2 Stunden ziehen lassen, auf
Trinktemperatur erwärmen. Täglich 2 bis 3 Tassen.

Estragon
appetitanregend; als Gewürz zu Salaten, für Essig. Als Tee: 1 Teelöffel auf
1 Tasse, mit kochendem Wasser überbrühen. Täglich 1 Tasse.

WER HEILT, HAT RECHT

Fenchel

bei Husten, Magen- und Darmstörungen; als Gewürz für Brot. Als Tee: 1 Teelöffel auf 1 Tasse, mit kochendem Wasser überbrühen. Täglich 1 bis 3 Tassen. Man kann Fenchelkörner auch nach dem Essen knabbern, ebenso wie Kümmel – zur besseren Verdauung.

Frauenmantel

blutreinigend, stärkt die weiblichen Organe; ganze Blättchen im Salat. Als Tee: 1 Teelöffel auf 1 Tasse, mit kochendem Wasser überbrühen. Täglich 2 bis 3 Tassen.
In den Blättern des Frauenmantels halten sich die Tautropfen, wie Diamanten glitzernd. Wer damit die Gesichtshaut benetzt, wird wunderschön – sagen alte Kräuterbücher. Ich möchte mich dafür aber nicht verbürgen – anno dazumal gab es noch keinen sauren Regen ...

Hagebutte

gegen Frühjahrsmüdigkeit – Hagebutte enthält besonders viel Vitamin C! Als Tee: 1 Teelöffel auf 1 Tasse, kurz aufkochen. Täglich 2 bis 3 Tassen.

Heidelbeeren

bei Durchfall (stopfende Wirkung); täglich 2 bis 3 Teelöffel voll Beeren gut kauen. Als Tee: 1 Teelöffel auf 1 Tasse, kurz aufkochen. Täglich 2 bis 3 Tassen.

Hirtentäschelkraut

fördert die Blutgerinnung. Als Tee: 1 Teelöffel auf 1 Tasse, mit kochendem Wasser überbrühen. Täglich 1 bis 3 Tassen.

Holunderblüten

schweißtreibend, gegen Erkältungen. Als Tee: 1 Teelöffel auf 1 Tasse, mit kochendem Wasser überbrühen. Täglich 2 bis 3 Tassen.
Im Sommer ergibt es ein sehr erfrischendes Getränk, wenn Sie frische Holunderblüten in kaltem Wasser über Nacht ansetzen, am nächsten Tag mit Honig und Zitronensaft abschmecken. In einer Glaskaraffe gekühlt angerichtet, mit einigen frischen Melisseblättchen garniert, ist dieser Holunderblütentrank auch noch ein optischer Genuß.

WER HEILT, HAT RECHT

Hopfenblüten
wirken beruhigend. Als Tee: 1 Teelöffel auf 1 Tasse, mit kochendem Wasser überbrühen. Vor dem Schlafengehen 1 Tasse trinken – oder etwas mehr aufbrühen und den Rest ins Badewasser gießen. Dieses Bad hat eine herrlich entspannende Wirkung.

Huflattichblätter
gegen Rachenkatarrhe und Entzündungen der oberen Luftwege. Als Tee: 1 Teelöffel auf 1 Tasse, mit kochendem Wasser überbrühen. Täglich 2 bis 3 Tassen. Verstärkende Wirkung erzielt die Kombination mit Spitzwegerichblättern und/oder Huflattichblüten.

Isländisches Moos
bei Rachenkatarrhen und Entzündungen der Luftwege. Als Tee: 1 Teelöffel auf 1 Tasse. Kalt ansetzen, 1 bis 2 Stunden ziehen lassen. Auf Trinktemperatur anwärmen. Täglich 2 bis 3 Tassen.

Johanniskraut
gegen Nervosität, Depressionen, bei Bettnässen, Stottern und anderen Entwicklungsstörungen der Kinder, Schlafstörungen. Äußerliche Anwendung: zur Wundheilung, bei Prellungen und Quetschungen. Als Tee: 1 Teelöffel auf 1 Tasse, mit kochendem Wasser überbrühen. Täglich 1 bis 2 Tassen. (Auch für Umschläge geeignet.)
Eine wichtige Anmerkung zum Johanniskraut: Diese Wunderdroge, auch Christi Wunderkraut, Herrgottsblut, Johannisblut genannt, lateinisch *Hypericum perforatum,* wegen seiner durchlöcherten Blättchen, ist normalerweise am 24. Juni voll aufgeblüht. Zerreibt man eine Blüte zwischen den Fingern, so tritt ein blutroter Saft heraus, der früher als das Blut Christi bezeichnet wurde, dem man große Heilkräfte zuschrieb. Der ihm innewohnende Stoff »Hypericin« kann, vor allem bei innerer Anwendung, durch starke Sonnenbestrahlung zu Entzündungen auf der Haut führen. Bei Einnehmen von Johanniskraut-Extrakten oder -Tee also bitte die Sonne meiden!

Kamillenblüten
bei Magen- und Darmstörungen, Blähungen; auch zum Inhalieren bei

allen Beschwerden der Atemwege (den Teedampf inhalieren). Als Tee: 1 Teelöffel auf 1 Tasse, mit kochendem Wasser überbrühen. Täglich 2 bis 3 Tassen.

Koriander

bei Magen- und Darmstörungen; als Brot-, Suppen- und Saucen-Gewürz. Als Tee: 1 Teelöffel auf 1 Tasse, mit kochendem Wasser überbrühen. Täglich 2 bis 3 Tassen.

Kümmel

verdauungsfördernd, gegen Blähungen; als Brotgewürz. Kümmel macht Kohl verträglicher. In Indien ißt man die Kümmelsamen auch nach dem Essen zur Verdauungsförderung. Als Tee: 1 Teelöffel auf 1 Tasse, mit kochendem Wasser überbrühen. Täglich 2 bis 3 Tassen.

Kürbissamen

stärkt die Harnorgane, gut für die Prostata; über den Salat streuen. 1 bis 2 Eßlöffel gut kauen.

Leinsamen

hat eine leicht abführende Wirkung. Innerlich: bei Reizungen der Magen- und Darmschleimhaut (geschrotet und eingeweicht). Äußerlich für Umschläge: mit kochendem Wasser übergießen und quellen lassen. So heiß wie möglich auflegen. Hilft bei Entzündungen, Prellungen etc.

Lindenblüten

schweißtreibend, gegen Erkältungen. Als Tee: 1 Teelöffel auf 1 Tasse, mit kochendem Wasser überbrühen. Täglich 2 bis 3 Tassen.

Löwenzahnblätter

blutreinigend, galletreibend, entwässernd; unentbehrlich bei der Frühjahrskur, am besten im Salat. Als Tee: 1 Teelöffel auf 1 Tasse, mit kochendem Wasser überbrühen. Täglich 2 bis 3 Tassen.

Lorbeerblätter

appetitanregendes Gewürz; für Suppen, Saucen, Gemüse.

WER HEILT, HAT RECHT

Majoran

gegen Blähungen; als Gewürz im Salat, auf Pizza etc. Als Tee: ½ Teelöffel auf 1 Tasse, mit kochendem Wasser überbrühen. Täglich 1 bis 2 Tassen.

Pfefferminze

bei Magen- und Darmstörungen, Blähungen; fördert die Gallebildung. Als Tee: 1 Teelöffel auf 1 Tasse, mit kochendem Wasser überbrühen. Täglich 1 bis 2 Tassen.

Ringelblumenblüten

regen die Gallebildung an, harntreibend; äußerlich angewandt fördern sie die Wundheilung. Als Tee: 1 Teelöffel auf 1 Tasse, mit kochendem Wasser überbrühen. Täglich 2 bis 3 Tassen.

Rosmarin

stärkt Herz und Kreislauf und die Nerven; Gewürz für Suppen, Saucen, überbackene Kartoffeln. Als Tee: 1 Teelöffel auf 1 Tasse, mit kochendem Wasser überbrühen. Täglich 1 bis 3 Tassen.

Salbei

verhindert Schwitzen, angezeigt bei Wallungen in den Wechseljahren; magenstärkend, gegen Blähungen. Als Gurgelmittel bei Halsschmerzen; stärkt das Zahnfleisch. Als Gewürz für Suppen und Saucen, in Butter gebraten. Als Tee: 1 Teelöffel auf 1 Tasse, mit kochendem Wasser überbrühen. Täglich 1 bis 2 Tassen.

Schafgarbe

gegen verdorbenen Magen, appetitanregend. Als Tee: 1 Teelöffel auf 1 Tasse, mit kochendem Wasser überbrühen. Täglich 2 bis 3 Tassen.

Spitzwegerich

gegen Schnupfen, Husten, Asthma, Magenverstimmungen. Als Tee: 1 Teelöffel auf 1 Tasse, mit kochendem Wasser überbrühen. Täglich 2 bis 3 Tassen.

WER HEILT, HAT RECHT

Tausendgüldenkraut
gegen Magenverstimmung, leberstärkend, stoffwechselanregend. Als Tee: ½ Teelöffel auf 1 Tasse, mit kochendem Wasser überbrühen. Täglich 1 bis 3 Tassen.

Thymian
gegen Bronchitis, Husten, Blähungen; als Gewürz auf Pizza, im Salat, in Suppen. Als Tee: 1 Teelöffel auf 1 Tasse, mit kochendem Wasser überbrühen. Täglich 2 bis 3 Tassen (mit dem Tee auch gurgeln).

Wacholderbeeren
regen die Harnbildung an, stärken den Magen, entwässern; als Gewürz in Sauerkraut und allem milchsauer Eingelegten. Als Tee: 1 Teelöffel auf 1 Tasse, mit kochendem Wasser überbrühen. Täglich 2 bis 3 Tassen.

Weißdorn
zur allgemeinen Herzstärkung, besonders bei älteren Menschen, zur besseren Sauerstoffversorgung des Herzens, vorbeugend gegen Arterienverkalkung. Als Tee: 1 Teelöffel auf 1 Tasse, mit kochendem Wasser überbrühen. Täglich 2 bis 3 Tassen.

Zinnkraut oder Schachtelhalm
kräftigt das Bindegewebe und regt die Harnausscheidung an. Als Tee: 1 Teelöffel auf 1 Tasse, kurz aufkochen. Täglich 1 bis 2 Tassen.

Zitronenmelisse
beruhigende und nervenstärkende Wirkung; gemütserheiternd. Ganze Blättchen gebe ich an den Salat. Übriggebliebenen Tee schütte ich abends ins Badewasser – wirkt schlaffördernd. Als Tee: 1 Teelöffel auf 1 Tasse, mit kochendem Wasser überbrühen. Täglich 2 bis 3 Tassen.

Heilkräuter sammeln – keine Hexerei!

Kräuter trockne ich, indem ich sie gebündelt an einem schattigen, luftigen Ort aufhänge. Ich bewahre sie dann in dunklen Gläsern auf, die Christel

WER HEILT, HAT RECHT

Langer, Malerin und seit Jahrzehnten kräuterkundig, bemalt hat. Auf meinem grünen Küchenbord sehen die Gläser mit den bunten Blüten von Löwenzahn und Rosmarin, Schafgarbe und Hagebutte zauberhaft aus. Alles ist übersichtlich angeordnet und leicht zu erkennen.

Leider bin ich (noch) nicht annähernd so eine »Kräuterhexe« wie Christel. Ihre Kräutervorträge und -wanderungen sind berühmt, wobei sie die Pflanzen nur erklärt – gepflückt wird nichts. Es ist ja schließlich auch eine schauerliche Vorstellung, daß eine Horde von Kräuterfans, mit Körben bewaffnet, über eine Almwiese herfällt und mit Stumpf und Stiel all die Wunderkräutlein ausrottet, die womöglich sogar unter Naturschutz stehen. Auch aus einem anderen Grund ist es empfehlenswert, wenigstens die Tees in Bioladen, Reformhaus oder Apotheke zu erstehen: Es spielt eine große Rolle, zu welcher Tageszeit die Heilpflanze gepflückt wird, sogar die Mondkonstellation ist von Bedeutung. Wenn Sie aber unbedingt selbst auf Kräutersuche gehen wollen, dann bitte mit einem kräuterkundigen Menschen – oder mit Hilfe eines guten Pflanzenbuches.

Heilkräuter-Tee-Kur

Noch einige weitere Regeln sind zu beachten:
Eine Kräuter-Tee-Kur sollte auf jeden Fall mit dem Arzt abgesprochen werden. Und ein Kräutertee sollte nie länger als höchstens 14 Tage hintereinander getrunken werden. Am wirksamsten sind die Kräuter in der Jahreszeit, in der sie wachsen. Nach diesen Regeln hat Christel ihre Heilkräuter-Tee-Kur für das ganze Jahr zusammengestellt, die sie mit großem Erfolg praktiziert.

Zwei Tees für den Frühling, zwei für den Sommer, zwei für den Herbst und zwei für den Winter. Jeder Tee wird 14 Tage lang getrunken, und zwar immer vor 9 Uhr morgens.

Frühlingskur Beginn: 6. März mit

Brennesseltee:
1 Teelöffel frische oder getrocknete Kräuter mit 1 Liter kochendem Was-

ser überbrühen. 10 Minuten ziehen lassen. Abseihen. Bis 9 Uhr vormittags schluckweise trinken.

Wirkung: Die Schlacken der Wintermonate werden abgebaut und ausgeschwemmt. Reinigung des ganzen Körpers.

Am 21. März Wechsel zu

Beinwelltee:
1 Teelöffel frische oder getrocknete Wurzel mit 1 Liter Wasser kalt ansetzen und zum Sieden bringen. 10 Minuten ziehen lassen. Abseihen. Bis 9 Uhr vormittags schluckweise trinken.

Wirkung: Wirkt regenerierend und wundheilungsfördernd. Tut insbesondere dem Knochensystem, dem Binde- und Nervengewebe gut. Wirkt geistig anregend und fördert die Konzentrationsfähigkeit.
Beendet wird die Frühlingskur am 6. April.

Sommerkur   Beginn: 6. Juni mit

Pfefferminztee:
1 Teelöffel frische oder getrocknete Blätter mit 1 Liter kochendem Wasser überbrühen. 10 Minuten ziehen lassen. Abseihen. Bis 9 Uhr vormittags schluckweise trinken.

Wirkung: Die Pfefferminze wirkt insbesondere auf Leber und Bauchspeicheldrüse sowie den Magen-Darm-Bereich. Befreit den Körper von giftigen Stoffen.

Am 21. Juni Wechsel zu

Löwenzahntee:
1 Teelöffel gehackte Wurzel kalt in ¼ Liter Wasser ansetzen und zum Sieden bringen. 10 Minuten ziehen lassen. Abseihen. Bis 9 Uhr vormittags schluckweise trinken.

Wirkung: Der Löwenzahn baut auf, wo die Minze gereinigt hat. Das

WER HEILT, HAT RECHT

Bindegewebe wird besser durchblutet, die Giftstoffe können abgeleitet werden.

Beendigung der Sommerkur am 6. Juli.

Herbstkur Beginn: 6. September mit

Schafgarbentee:
1 Teelöffel frische oder getrocknete Blüten mit 1 Liter kochendem Wasser überbrühen. 10 Minuten ziehen lassen. Abseihen. Bis 9 Uhr vormittags schluckweise trinken.
Wirkung: Reinigung der Blut- und Lymphbahnen. Insbesondere entzündende Stoffe werden dabei ausgeschwemmt.

Am 23. September Wechsel zu

Baldriantee:
1 Teelöffel gehackte Baldrianwurzel in ¼ Liter Wasser kalt ansetzen, über Nacht stehen lassen. Abseihen und erwärmen. Bis 9 Uhr vormittags schluckweise trinken.
Wirkung: Stärkt das Nervensystem und wirkt dadurch gegen nervöse Reizzustände, Herzklopfen und Schlaflosigkeit. Wirkt insgesamt harmonisierend.
Beendigung der Herbstkur am 6. Oktober.

Winterkur Beginn: 6. Dezember mit

Tausendgüldenkrauttee:
1 Teelöffel frische oder getrocknete Blätter mit 1 Liter kochendem Wasser überbrühen. 10 Minuten ziehen lassen. Abseihen. Bis 9 Uhr vormittags schluckweise trinken.
Wirkung: Transportiert Stoffwechselschlacken ab, was besonders die Leber dankt. Das Blut wird »geschmeidiger«. Besonders geeignet für den alternden Menschen (Klimakterium). Wirkt auch gegen Fettsucht.

207

WER HEILT, HAT RECHT

Am 21. Dezember Wechsel zu

Eibischtee:
1–2 Teelöffel Eibischwurzel in ¼ Liter kaltem Wasser ansetzen. ½ Stunde
unter mehrmaligem Umrühren stehen lassen. Abseihen. Auf Trinktemperatur erwärmen. Bis 9 Uhr vormittags schluckweise trinken.
Wirkung: Eibisch schützt den Menschen gegen allerlei Unwohlsein und
Erkrankungen, wie sie im Winter auftreten: Die Schleimstoffe der Eibischwurzel legen sich wie ein Schutzfilm auf die Schleimhäute.
Beendigung der Winterkur am 4. Januar.

Na, ist das ein Programm? Sie können einen das ganze Jahr in Atem halten,
die Kräuter! Aber Christel hat noch ein paar Spezialitäten in petto:

– Odermennig und Enzian: gegen Zukunftsängste.
– Ringelblume, Taubnessel und Thymian: vorwiegend stabilisierend.
– Sauerdorn und Dost: gegen körperliche Tiefs.
– Andorn und Beifuß: vorwiegend gegen psychische Tiefs.
– Gänsefingerkraut: vorwiegend gegen intellektuelle Tiefs.

Eine Faustregel: Blüten und Blätter werden immer aufgebrüht, die
Wurzeln kalt angesetzt und erwärmt.
Für diejenigen, die sich für Makrobiotik interessieren: Blüten und Blätter
der Heilpflanzen sind Yin (weiblich) und haben eine reinigende
Wirkung, die Wurzeln sind Yang (männlich) und bauen auf.

> Eine Bekannte erzählte mir, sie habe eine Kräuterwanderung mitge-
> macht, die ein Kräuterkundler, ein Arzt, mit seiner Ziege anführte.
> Jedes Kräutlein, das die Ziege rupfte, wurde von den eifrigen
> Sammlern als »gesund« für die Hausapotheke gepflückt.
> Ahmen Sie dieses Beispiel bitte nicht nach! Was Tiere vertragen,
> kann Menschen umbringen und umgekehrt. Ich habe meine eigene
> Ziege mit größtem Appetit einen Fliegenpilz verspeisen sehen. Sie
> ist nicht daran gestorben, aber ich wäre es!

Sanft, sicher und dauerhaft heilen mit Homöopathie

Als mir vor Jahrzehnten ein junger Arzt gegen irgendwelche Leiden eine ganze Palette von hübschen bunten Pillen verordnete, dachte ich: So ein toller Arzt! So eine Menge Medikamente! Leider denken viele so. Je mehr ein Arzt verschreibt, desto angesehener ist er. Schon deshalb, weil man als Patient auf diese Weise ja nichts an seiner Lebenshaltung zu ändern braucht. Die Pillen werdens schon richten, daß die überanstrengte Gallenblase nicht weiter streikt, die erschöpfte Bauchspeicheldrüse in ihrem verzweifelten Kampf mit den Süßigkeiten nicht nachläßt.

Glücklicherweise wenden sich aber inzwischen doch immer mehr Menschen einer sanfteren Medizin zu, die nicht gleich mit der Keule zuschlägt. Besonders die Homöopathie feiert da Triumphe. In vielen Apotheken sieht man bereits die Aufschrift »Allopathie« und »Homöopathie«. Eine erfreuliche Entwicklung ...

Was ist der Unterschied zwischen Allopathie und Homöopathie?

In der Allopathie arbeitet man mit »entgegenwirkenden Mitteln« (contraria contrariis curantur), z. B. Antibiotica, Antipyretica (fiebersenkenden Mitteln), Antihypertonica (blutdrucksenkenden Mitteln). Es geht also wieder vordergründig um die Symptombekämpfung. Damit kann man zwar Effekte erzielen, es kommt aber selten zu einer echten Heilung, weil die Ursachen unberücksichtigt bleiben. Und es gibt meist Nebenwirkungen der Behandlung.

In der Homöopathie arbeitet man nach einem ganz anderen Prinzip: »similia similibus curantur« – Ähnliches möge mit Ähnlichem geheilt werden. Daher auch das Wort Homöo-pathie vom griechischen homoios = ähnlich und pathos = das Leiden. Ein kranker Mensch mit all seinen Symptomen wird also durch eine Arznei geheilt, die in sich die Kraft hat, beim gesunden sensiblen Menschen in der Arzneimittelprüfung ähnliche Symptome hervorzurufen, wie sie der kranke Mensch (als Ausdruck seiner Krankheit) zeigt. Die Arznei kann also keine Symptome wie Schmerz, Fieber usw. unterdrücken, sie kann aber die Regulationskräfte und Selbstheilungskräfte des kranken Menschen spezifisch anregen und dadurch zu einer Heilung führen.

Dieses Prinzip der Homöopathie ist schon in den Schriften von Hippokrates und Paracelsus erwähnt; formuliert und für die Praxis verwertbar

WER HEILT, HAT RECHT

gemacht wurde es aber erst durch den deutschen Arzt Dr. Samuel Hahnemann (1755–1844). Er wollte einfach wissen, welche Reaktionen die verschiedenen Heilpflanzen am gesunden Menschen auslösen können und machte daher, wie viele große Ärzte, Selbstversuche. Er nahm z. B. einige Quäntchen Chinarinde ein und beobachtete an sich selbst, was sich danach »tat«: Er führte Protokoll – daß er einen heißen Kopf, kalte Füße, Schüttelfrost und Schweißausbrüche bekam. Diese Symptome verschwanden nach einigen Stunden wieder, ließen sich bei erneuter Gabe der Arznei aber wiederholen. Ähnliche Symptome zeigten kranke Menschen, die unter Malaria (damals Sumpfwechselfieber genannt) litten. So lag der Schluß nahe, daß Chinarinde ein Heilmittel für Malaria sein müßte, und dieser Schluß bestätigte sich dann auch in der Erfahrung. Hahnemann und seine Mitarbeiter prüften nach diesem Prinzip pflanzliche, tierische und mineralische Substanzen, und diese Arbeit wird auch heute noch fortgesetzt. Es gibt ca. 2500 verschiedene »Arzneimittelbilder«, d. h., Beschreibungen der Arzneiwirkung auf den Menschen. Es ist also sehr wahrscheinlich, daß man für den jeweiligen Zustand eines kranken Menschen auch eine Arznei findet, die ihm helfen kann.

Für Hahnemann gab es noch ein Problem zu lösen: das Dosisproblem. Die Pflanzentinkturen waren ja teilweise giftig, also konnte man sie in purem Zustand weder an Gesunden prüfen und schon gar nicht Kranken verordnen.

Hahnemann fand jedoch einen Weg: 1 Tropfen der sogenannten Ur-Tinktur wird mit 99 Teilen Alkohol verdünnt und dann kräftig verschüttelt (bei festen Substanzen wird statt Alkohol zur »Verdünnung« Milchzucker verwendet). Diesen Verdünnungs- und Verschüttelungsvorgang nennt man *Potenzieren*. Er kann so lange wiederholt werden, bis in den hohen Potenzen rein rechnerisch kein Molekül der Ursubstanz mehr nachweisbar ist. Dennoch ist die »Information« der Ausgangssubstanz enthalten – und darauf kommt es an.

Die Wirkung von homöopathischen Arzneien hat nichts mit Einbildung zu tun, denn sie ist auch bei kleinen Kindern und Tieren zu finden. »Eine Medizin, die mengenmäßig einem Tropfen im Bodensee entspricht, was soll die schon bewirken?«, so wird oft über die Homöopathie gespöttelt. Ungeahnte Schützenhilfe erhielt diese Heilkunst jedoch gerade in jüngster Zeit durch die moderne Physik. Nach den Erkenntnissen über Elementarteilchen, Strahlungen, elektrische Schwingungen hört sich das Verschüttelungsprinzip gar nicht mehr so verrückt an. Selbst wenn kein einziges Molekül der Ursubstanz mehr im Arzneimittel vorhanden ist, könnte die durch die Verschüttelung übertragene Energie der Ursubstanz wirksam werden. Der Körper erhält sozusagen die »Information« von Arnika, die Information von Schlangengift etc. Und diese Information bewirkt die Heilung. Esoterisch denkende Menschen werden mit diesen Gedankengängen ohnedies keine Probleme haben.

Wer diese Zusammenhänge kennt, wird sich nicht wundern, daß in der Homöopathie ein und dasselbe Mittel die gleiche Wirkung bei Mensch und Tier hat.

Wenn ich meine »Oettinger Tabelle« über homöopathische Mittel für den Menschen gerade nicht zur Hand habe, schlage ich einfach das Buch des homöopathischen Tierarztes Dr. Wolf auf und komme ebenfalls zu den richtigen Informationen. Meine Hunde kriegen zwar nicht *meinen* Schnupfen, und ich habe nicht *ihre* Verdauungsprobleme. Dennoch ist Belladonna *die* Arznei bei akuten fieberhaften Entzündungen, sowohl beim Tier wie auch beim Menschen. Und selbst meine Apothekerin hat mit einer homöopathischen Potenzierung von Schierling, der bei Brustkrebs in der Humanmedizin eingesetzt wird, den beginnenden Brustkrebs ihrer Hündin geheilt. Mit Schierling, der bekanntlich giftig ist! Aber hier zeigt sich wieder einmal: die Dosis bestimmt, was giftig ist!

Ein Paradoxon am Rand:

Ausgerechnet die homöopathische Medizin, die also für beide, Mensch und Tier, heilsam ist, wurde nicht im Tierversuch entdeckt, sondern im Selbstversuch am gesunden Menschen. Die allopathischen Mittel dagegen, die nicht unbedingt gleichermaßen für beide Spezies anwendbar sind und dazu noch häufig dem Menschen schaden, werden nach wie vor ausnahmslos ausgerechnet an Tieren im Labor getestet.

Wieder ein Beweis dafür, daß Tierversuche unwissenschaftlich sind und in die Irre führen. Kein Wunder, daß in der Vereinigung »Ärzte gegen Tierversuche« besonders viele Homöopathen vertreten sind.

Um beim Schierling zu bleiben: Er ist auch ein gutes Beispiel dafür, wie unterschiedlich *außerhalb* der Homöopathie Substanzen auf Mensch und Tier wirken. Während Ziege, Schaf und Pferd besagten Schierling fressen können, ohne Schaden zu nehmen, bringt er den Menschen um – Sokrates starb an dem berühmten Schierlingsbecher. (Mehr über die unterschiedlichen Reaktionen von Tier und Mensch finden Sie unter dem Stichwort »Krank durch Medikamente?«.)

Wie findet man das passende homöopathische Arzneimittel?

Im Gespräch werden die subjektiven Empfindungen des Patienten erfragt und die objektive Veränderung festgestellt. Dabei ist es entscheidend, daß alle Bereiche des Menschen beachtet werden, der Geist, die Seele und der Körper, denn sie sind ja praktisch nicht zu trennen. Psychische Symptome wie Angst, Unruhe sind für die Arzneifindung oft wichtiger als z. B. die Größe eines Magengeschwürs. Auch im Fortschritt der Heilung muß es zuerst zu einer Verbesserung des psychischen Zustandes kommen, die organischen Veränderungen heilen in der Folge. Jede Erkrankung ist eben eine Störung des ganzen Menschen, nicht nur seiner Körperfunktionen und jede homöopathische Arznei wirkt in diesem Sinne auch auf den ganzen Menschen.

Homöopathische Arzneien sind in flüssiger Form, als Pulver und Tabletten erhältlich und als winzige Milchzucker-Streukügelchen (Globuli). Diese sind besonders beliebt bei Kindern und Tieren.

Als Faustregel für die Einnahme homöopathischer Arzneien gilt: Akute Leiden verlangen niedrige, chronische hohe Potenzen. Wobei es sich von selbst versteht, daß bei chronischen Krankheiten immer ein Arzt zu Rate gezogen werden sollte. Akute Beschwerden lassen sich nach einiger Erfahrung und Kenntnis der individuellen Körperreaktionen meist gut selbst behandeln.

In akuten Fällen nimmt mn im allgemeinen ein- bis dreistündlich 3 bis 5 Tropfen in 1 Teelöffel Wasser oder eine kleine Messerspitze (erbsengroß) des Pulvers oder eine Tablette oder fünf Streukügelchen. Pulver, Tabletten und Streukügelchen läßt man im Mund zergehen. Die Mittel wirken am besten, wenn sie morgens auf nüchternen Magen, vor den

WER HEILT, HAT RECHT

Mahlzeiten und abends vor dem Schlafengehen eingenommen werden. Bei chronischen Leiden genügt meistens ein- bis dreimaliges tägliches Einnehmen.

Weitere Regeln für die Anwendung homöopathischer Arzneien

Wenn ein Mittel bei akuten Fällen nach einigen Stunden noch keine Besserung gebracht hat, ist es das falsche und hilft auch bei längerer Einnahme nicht.

Das richtige Mittel kann zunächst eine Verschlimmerung herbeiführen. In diesem Fall eventuell nach Absprache mit dem Arzt eine höhere Potenz des gleichen Mittels probieren.

Nicht mehrere Mittel gleichzeitig oder im Wechsel nehmen.

Während der Einnahme homöopathischer Mittel Kaffee, schwarzen Tee, Kräutertee mit medizinischer Wirkung wie Kamillentee, Abführ- und Nierentee meiden; ebenso chininhaltige Getränke, Kräuterliköre, andere Medikamente, es sei denn, sie sind ausdrücklich und in Kenntnis der Einnahme des homöopathischen Mittels verordnet; ferner Hustensirup und -bonbons, Schlaf- und Beruhigungsmittel, Aufputsch- und Abführmittel (auch pflanzliche); ebenso Salben und Bäder mit starken ätherischen Ölen (Kampfer, Eukalyptus, Menthol usw.).

Natürlich können auch homöopathische Mittel schaden. Sie sollten deshalb niemals unkontrolliert und unbedacht genommen werden. Auch nicht über zu lange Zeit, schon um eine Abstumpfung auf feine Reize zu vermeiden. Allerdings werden sie nie so gefährliche Nebenwirkungen auslösen, wie dies häufig bei allopathischen Mitteln der Fall ist.

Eine Tatsache, die den berühmten Maler Zille zu folgendem Witz inspiriert hat:

Eine Frau kommt aufgeregt mit ihrer Tochter an der Hand in die Praxis des Doktors gelaufen. Ihr Kind hat die ganze homöopathische Arznei auf einmal gegessen. »Mit oder ohne Verpackung?« fragt der Arzt. »Ohne!« ist die Antwort. Darauf der Arzt: »Na denn is et ja jut!«

Ein paar Beispiele über den Einsatz von homöopathischen Arzneimitteln:
– Die *Rinde des Seidelbastes* ruft bei einem gesunden Menschen Haut-

ausschläge hervor, die der Gürtelrose ähneln. Also findet eine Tinktur von Seidelbast in homöopathischer Potenzierung bei Gürtelrose Verwendung.

– Jemand leidet an Schlaflosigkeit, die der nach dem Genuß von Kaffee ähnelt. Ihm wird *Coffea* helfen. Gerade bei Schlaflosigkeit gibt es allerfeinste Nuancierungen. *Nux vomica,* die Brechnuß, wird z. B. demjenigen verordnet, der nach 3 Uhr morgens nicht mehr schlafen kann, weil er sich geärgert oder zuviel Wein getrunken hat. Eisenhut dagegen einem Menschen, den der Schlaf als Folge eines heftigen Schrecks flieht und so fort.

– *Cocculus,* die Kockelskörner, verursachen Müdigkeit, Schwindel, Übelkeit. Sie bewähren sich entsprechend dem homöopathischen Prinzip also folgerichtig bei Reisekrankheiten sowie bei Übermüdungserscheinungen nach Nacht- und Schichtarbeit (speziell von Krankenschwestern).

– *Natrium muriaticum* bringt einen gesunden Menschen zum Grübeln und folglich kommt dieses Mittel zum Einsatz, wenn einem ständig die gleichen unangenehmen Gedanken an die Vergangenheit den Kopf zermartern.

– Bei Herzmuskelschwäche älterer Menschen empfiehlt sich *Crataegus.*

– Bei akutem Muskel- oder Gelenkrheumatismus, Ischias etc. *Rhus toxicondendron.*

– Bei Entzündungen *Aconitum,* das übrigens auch Pferden hilft, die aufgrund von zu viel Hafer und zu wenig Bewegung zu »Kreuzverschlag« neigen, wie das bei uns auf dem Lande heißt.

Wenn ich hier der Homöopathie einen so großen Stellenwert einräume, so nicht etwa, um die Allopathie zu verteufeln, die ja durchaus ihre Berechtigung hat – sondern weil ich meine, daß man zunächst einmal versuchen sollte, die Abwehrkräfte des Körpers zu stärken und mit sanften Mitteln zu heilen, statt gleich mit Kanonen auf Spatzen zu schießen, sprich allopathische Mittel zum Einsatz zu bringen, wie dies in der Schulmedizin gang und gäbe geworden ist.

WER HEILT, HAT RECHT

Homöopathie – auch für Tiere

Neuerdings gibt es auch Heilpraktiker für Tiere, zumindest in der Bundesrepublik. Immer mehr sensible Medizinstudenten weigern sich, die während des Studiums vorgeschriebenen Tierversuche zu absolvieren und sich statt zu einem Heiler zu einem zynischen »Sachverwalter« brutalisieren zu lassen. Unter Berufung auf die »Proklamation der Welt-CHARTA der Studenten für eine gewaltlose Wissenschaft und Biologie« (Adresse im Anhang) haben einige Studenten es erreicht, daß ihnen die Tierversuche erlassen wurden. Viele aber steigen schon aus, wenn die Studienzeit ihnen die Arbeit im Schlachthof aufzwingt und lassen sich stattdessen zum Heilpraktiker ausbilden. Warum sie und ihr Mann das taten, schilderte mir Frau Carmen Weltersbach. Die beiden betreiben heute in Inul an der Ahr eine naturheilkundliche Tierpraxis und Kleintierklinik und erzielen große Erfolge mit ihren homöopathischen Mitteln (für Interessierte: die Adresse steht im Anhang).

Meine Kindheit war von Kneippianern geprägt. Statt mit Kaffee erfrischte sich Tante Frieda mit einem Armbad, das seine belebende Wirkung gerade bei den Leistungstiefpunkten um 11 Uhr vormittags und um 15 Uhr nachmittags entfaltet. Aber

Kneipp – das heißt nicht nur kaltes Wasser!

War eins von uns fünf Kindern erkältet, machte Mutter uns Hals- oder Wadenwickel. Mein geliebter Vater, dessen empfindsame Seele ich wohl geerbt habe, hat halbe Nächte »kneippend« in der Badewanne zugebracht – genau wie ich später in schlaflosen Zeiten. Sie sind nicht mehr wegzudenken aus meinem Leben, die morgendliche kalte Dusche anschließend an die warme, ebensowenig die kalten Güsse, das heiße Fußbad nach der Sauna. Tau- und Wassertreten wurden eine liebe Gewohnheit; vor allem wenn Sie das Glück haben, daß Kuckuck, Lerche oder sonst ein Vögelchen Ihre hydrotherapeutischen Versuche musikalisch begleitet.
Pfarrer Kneipp war übrigens nicht Entdecker, sondern Wiederentdecker der Wasserheilkunst oder Hydrotherapie: Dem aus ärmlichen Verhältnis-

215

sen stammenden jungen, lungenkranken Studiosus Sebastian Kneipp, geboren am 17. Mai 1821 in dem Dorf Stephansried im Allgäu, fiel ein medizinisches Werk mit dem Titel »Unterricht über die Kraft und Wirkung des frischen Wassers in die Leiber der Menschen« von 1738, verfaßt von Dr. med. Sigmund Hahn, Arzt in Schweidnitz an der Oder, in die Hände. Kneipp nahm daraufhin Bäder in der eiskalten Donau, und zwar nachts, damit ihn niemand dabei beobachten konnte. Seine Gesundheit veränderte sich derartig zum Guten, daß sich bald die ersten Patienten meldeten, nämlich seine Mitstudenten, und um Güsse aus der Gießkanne baten. Trotz des Widerstandes von ärztlicher und kirchlicher Seite (!) errichtete Kneipp dann später in Wörishofen einen regelrechten Sprechstundenbetrieb. Die Kneipp-Therapie war geboren – heute ist sie in der ganzen Welt anerkannt.

Kneipp hat immer den Menschen als Ganzes gesehen und eine Krankheit immer als eine Erkrankung von Körper, Seele und Geist behandelt – ganz im Sinne eines modernen Psychosomatikers. Die Kneipp-Therapie hat sich von Anfang an um die Anregung der körpereigenen Abwehrkräfte bemüht und befindet sich auch in diesem Punkt im Einklang mit heutigen Erkenntnissen. Sie kann von jedermann und jederfrau angewendet werden und wird häufig verhindern, daß man zu Medikamenten greifen muß. Viele verbinden mit dem Wort Kneipp-Anwendung lediglich die unangenehme Vorstellung von kaltem Wasser. Das Kaltwasser ist aber nur eine der heute ungefähr insgesamt hundert praktizierten Anwendungsformen, die von kaltem, warmem, wechselwarmem bis zu heißem Wasser und sogar Dampf reichen. Sie alle setzen Reize über Waschungen, Güsse, Teilbäder, Wickel, Packungen und eben Dämpfe.

Als die fünf Säulen der Kneipp-Therapie gelten die
– *Wasser- oder Hydrotherapie;*
– *Bewegungstherapie* – täglich mindestens eine Stunde Bewegung in frischer Luft;
– *Phytotherapie* – also die Behandlung mit naturbelassenen Pflanzen;
– *Ernährung* – im Sinne unserer vitalstoffreichen Vollwertkost;
– *Ordnungstherapie,* was soviel wie die Führung eines sinnvollen Lebens im Einklang mit der Natur bedeutet.

WER HEILT, HAT RECHT

Ein paar Kneipp'sche Grundregeln
– Der Körper sollte bei Beginn und auch am Schluß der Anwendungen warm sein! Der Leitsatz lautet dementsprechend: warm-kalt-warm.
– Das warme Wasser wirkt minutenlang ein, das kalte nur Sekunden.
– Mit dem kalten Guß wird immer an den Körperteilen begonnen, die am weitesten vom Herzen entfernt sind.

Der klassische Kneippianer gießt immer dem Herzen zu, beginnt also am rechten Fuß, gießt von unten nach oben das Bein hoch (entsprechend am linken Bein), am rechten Arm von der Hand aus nach oben, am linken Arm von der Hand nach oben, Bauch, Rücken, Brust – immer dem Herzen zu.
Seit ich mich mit den Yin-Yang-Meridianen befasse, folge ich auch mit meinen Güssen diesen Meridianen, d. h., an den Yin-Meridianen gieße ich nach oben, an den Yang-Meridianen gieße ich nach unten (siehe Zeichnungen auf Seite 222).
Am besten probieren Sie aus, was Ihnen am wohlsten tut.

Und hier meine Güsse nach den Yin-Yang-Meridianen:
Von den Fußspitzen aus die Fußsohle entlang zur Ferse gießen, dann am inneren Bein hoch, am äußeren wieder hinunter. Ebenso am anderen Bein. Am Arm von den Fingerspitzen ausgehend außen hoch bis zur Schulter – am inneren Arm von der Achselhöhle bis zu den Fingerspitzen. Ebenso am anderen Arm. Die Körpervorderseite gießen Sie vom Schambein ausgehend hoch bis zum Hals, am Rücken lassen Sie das Wasser dann zu beiden Seiten des Halses wieder hinunterlaufen. Alles klar? Das hört sich hier in der Theorie vielleicht komplizierter an, als es wirklich ist.
Was bewirken sie aber nun, die verschiedenen Güsse und Bäder?

Das Armbad
erfrischt und stärkt das Herz und verbessert gleichzeitig die Hirndurchblutung. Tauchen Sie dabei beide Arme bis über die Ellenbogen in kaltes Wasser. Sie müssen dazu keine Armbadewanne haben, das geht auch prima im Waschbecken. Bewegen Sie die Arme dabei leicht hin und her und atmen Sie tief durch. Das Ganze sollte nicht länger als 30 Sekunden dauern – dann die Arme herausnehmen und die Tropfen leicht abstreifen – nicht abtrocknen!

217

WER HEILT, HAT RECHT

Beim Wassertreten

steigen Sie in knietiefes kaltes Wasser und stolzieren darin herum wie ein Storch. Dabei immer etwa 20 bis 30 Sekunden lang abwechselnd ein Bein aus dem Wasser heben. Die Wassertropfen abstreifen, aber nicht abtrocknen. Mit nassen Füßen warme Strümpfe anziehen und sich warmlaufen. Eine gute Abhärtung!

Für das Wechselfußbad

brauchen Sie zwei Gefäße. Eines füllen Sie mit heißem, eines mit kaltem Wasser. Die Beine 5 Minuten ins heiße Wasser stellen, dann 10 Sekunden ins kalte. Das Ganze wiederholen. Tropfen abstreifen, nicht abtrocknen. Strümpfe anziehen und warmlaufen. Auch das Wechselfußbad härtet ab. Es regt die Blutzirkulation an und wirkt vorbeugend gegen Erkältungen.

Das ansteigende Arm- oder Fußbad

Arm- oder Fußbadewanne wird mit warmem Wasser gefüllt und die Arme bzw. Beine hineingehalten. Eine Viertelstunde lang heißes Wasser nachlaufen lassen, damit die Temperatur steigt. Dann noch 5 Minuten im heißen Wasser bleiben.

Bei diesen Bädern – im Gegensatz zu den bisherigen – gut abtrocknen und anschließend möglichst eine halbe Stunde ins Bett gehen; da hier eine künstliche Überwärmung erfolgte, muß langsam eine normale Temperatur zurückgewonnen werden, und das geht am besten in Ruhestellung.

Das ansteigende Armbad bewirkt eine bessere Durchblutung der Herzkranzgefäße. Als ich noch rauchte und auch noch lange, nachdem ich damit aufgehört hatte, litt ich bei Aufregungen gelegentlich an nervöser Angina pectoris. Ein gräßliches Gefühl, etwa so, als würde eine brennende Faust einem die Brust zusammendrücken. Das ansteigende Armbad brachte, verbunden mit tiefem Durchatmen, fast umgehend Besserung. In einem solchen Fall wird natürlich auch der Herzpunkt am kleinen Finger und der Herzpunkt unter der Nase gedrückt. (Mehr darüber können Sie im Stichwort »Akupressur« nachlesen.)

Das ansteigende Fußbad bewirkt eine Überwärmung nicht nur der Beine, sondern auch des Hals-/Nasen-Rachenraumes; also wunderbar anzuwenden, wenn eine Erkältung oder ein Schnupfen im Anmarsch oder Ihr vegetatives Nervensystem gestört ist. In diesem Fall setze ich dem Wasser

WER HEILT, HAT RECHT

eine Handvoll Meersalz zu. Das ansteigende Fußbad wirkt auch bei Migräne.

Bitte beachten:
Wenn Sie bereits Medikamente nehmen müssen, sollten Sie ein ansteigendes Armbad nur nach Absprache mit Ihrem Arzt vornehmen!
Die Wirkung sämtlicher Bäder können Sie durch Zugabe von Kräuterauszügen unterstützen. Ein Rosmarin-Absud wirkt z. B. kreislaufanregend, Thymian bakterientötend, Melisse oder Hopfen beruhigend etc. (Unter dem Stichwort »Heilpflanzen« erfahren Sie mehr darüber.)

Omas Heublumensack
gehört ebenfalls zu den Kneipp-Anwendungen. Unsere Omas haben die Dinger natürlich noch selbst genäht – aus Leinen, ca. 30 mal 40 Zentimeter groß. Da die Zeit dieser Omas leider vorbei ist, können fertige Säcke inzwischen in Drogerien oder Reformhäusern gekauft werden.
Den Sack zu drei Viertel mit Heublumen füllen. (Heublumen nennt man die feinen Reste, die bei der Heuernte zu Boden fallen.) Der Sack wird oben zugebunden, leicht angefeuchtet und im Dampftopf erhitzt. Haben Sie keinen Dampf-, sondern nur einen Kochtopf, legen Sie einen Rost auf den Boden des Topfes. Der Sack darf nicht im Wasser liegen, sondern nur im Dampf erhitzt werden! Nach etwa einer halben Stunde nehmen Sie den Heublumensack heraus (eventuell Gummihandschuhe anziehen, damit Sie sich nicht die Finger verbrennen) und legen ihn so heiß, wie Sie es gerade noch ertragen können, auf die schmerzende Stelle, die Sie vorher mit einem Wolltuch bedeckt haben. (Aber wie gesagt – Vorsicht, damit keine Verbrennungen entstehen!) Obendrauf wieder ein Wolltuch. Der Heusack soll eine dreiviertel Stunde einwirken. Dann abnehmen und unbedingt Bettruhe einhalten.
Der Heublumensack hat eine wundervoll wohltuende Wirkung bei Husten (auf die Brust legen), Hexenschuß, Rheuma, steifem Hals und Gallenkoliken. Bei Fastenkuren wird er auf die Leber gelegt, um die Entgiftungsarbeit zu unterstützen.

Für Mutters Wickel
sind ein paar Grundregeln einzuhalten:

WER HEILT, HAT RECHT

Ein Wickel besteht immer aus drei Tüchern; einem kleinen Leinen- oder Baumwolltuch, das naß gemacht wird und auf der Haut aufliegt; einem größeren luftdurchlässigen Zwischentuch aus Molino oder ähnlichem Material (keine Kunstfasern!) und schließlich einem Wolltuch.

Woll- und Zwischentuch schon vorher im Bett parat legen, dorthin, wo der Wickel zu liegen kommen soll. Das Zimmer muß warm sein und der Patient auch.

Am einfachsten und im Regelfall für alle verträglich ist der Wadenwickel. Das Leinen- oder Baumwolltuch in kaltes Wasser tauchen, ziemlich naß anlegen, die beiden anderen Tücher umschlagen. Sobald der Wickel warm geworden ist, wird er abgenommen. Den Vorgang eventuell mehrmals wiederholen. Im selben Verfahren werden Hals- und Brustwickel gemacht.

Anwendung: bei Fieber und allen Arten von Erkältungen.

Meine Großmutter aus dem Spreewald hat uns Kindern statt des Wickels

---

Eugen Roth hat den großen Pfarrer Kneipp mit einem Gedicht besungen:
»Kneipps Stärke, die einmalig große,
war seine klare Diagnose!
Manch einer kam, um ihm zu klagen,
am Herzen fehl es ihm, am Magen,
und man vermöge sein Gebrechen
mit keiner Heilkunst anzusprechen.
Doch Kneipp sah auf den ersten Blick:
Dir fehlt sonst nichts, du bist zu dick!
Und du hast ungesundes Blut,
und dir fehlt Lebenslust und Mut!
Manch einer hieß ihn darum Flegel,
doch bessre Einsicht war die Regel.
Kneipp band sie mit den festen Tauen
von Liebe, Hoffnung und Vertrauen,
denn die stärksten Rettungsanker
braucht oft ein eingebildet Kranker.«

WER HEILT, HAT RECHT

nasse dünne Kniestrümpfe angezogen und darüber wollene Strümpfe. Wir wachten morgens mit den getrockneten Strümpfen – meist gesundet – wieder auf. Diese Großmutter Eugenie, von der ich wohl mein slawisches »Schwergemüt« geerbt habe, schwor auch auf Quarkauflagen.

Für Oma Eugenies Quarkauflage
nehmen Sie schönen fetten Quark, in Österreich Topfen genannt, der etwa zentimeterdick aufgetragen wird. Bei Fieber, Erkältungs- und Entzündungsschmerzen auf Brust und Rücken, etwa 25 mal 25 Zentimeter im Quadrat. Mit einem Handtuch gut abdecken. Wenn der Quark warm und trocken geworden ist, mit warmem Wasser abwaschen. Der Quark zieht Entzündungen aus dem Körper.

Wäre ich reich an Zeit und Geld, ich würde mir jeden Abend eine Massage gönnen.

Kann es etwas Angenehmeres geben für den von Tagessorgen und -plagen genervten Körper, als von heilenden Händen zur Ruhe gebracht zu werden?
Die Art der Massagen ist vielfältig, nach einiger Zeit der Praxis entwickelt fast jeder Masseur noch seine Spezialmethode; kombiniert z. B. Bindegewebsmassage mit Griffen der Lymphdrainage oder eine Teil-Massage mit Fußreflexzonenbehandlung. Die Massage kann verspannte Muskeln lokkern, die Durchblutung und den Lymphfluß fördern, zur Vertiefung des Atmens beitragen und kranke Organe kräftigen.
Ich habe alle Massagetechniken ausprobiert. Als Faustregel meine ich, daß Bindegewebsmassage und Lymphdrainage müde machen (besonders nach der Lymphdrainage bin ich total erschöpft); vielleicht ein Zeichen, daß über die Lymphe viel Gestautes abtransportiert wird. Die klassische Massagemethode ist gut zum Lockern von allen möglichen Verspannungen und macht mich eher munter; über die Fußreflexzonenmassage können Sie die Durchblutung jedes Organs fördern, sei es eines kranken Zahnes oder einer schwachen Niere; am schmerzhaftesten ist das Rolfing, bringt aber denjenigen, die es aushalten, auch den größten Erfolg; äußerst angenehm die Shiatsu-Partnermassage (Zeichnung Seite 222). Sie sollte

WER HEILT, HAT RECHT

meiner Meinung nach schon den Kindern in der Schule beigebracht werden. (Du meine Güte, was würde das für zärtliche zukünftige Partner geben!) Die Shiatsu-Methode hat überdies den Vorteil, daß man sie auch an sich selbst durchführen kann.

Bei der Shiatsu-Selbstmassage (siehe auch das Stichwort *Akupressur*, Seite 168), die Sie am besten bei einem Lehrer in einem Wochenendseminar lernen, gilt als Faustregel: auf der Vorderseite des Körpers wird immer nach oben hin gedrückt, auf der Rückseite des Körpers nach unten.

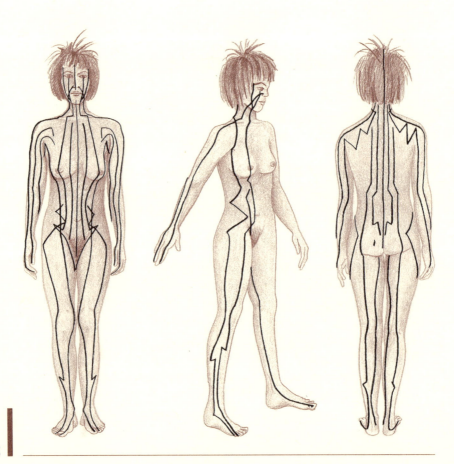

Einzelne Massagen und ihre Wirkungen

Die Bindegewebsmassage

hilft bei Frauenleiden, rheumatischen Erkrankungen, chronischen Maägen-Darm-Leiden, Herzschwäche, Gefäßleiden und neurologischen Störungen.

Kann vom Arzt verordnet werden und wird dann meines Wissens von den meisten Krankenkassen bezahlt.

Die klassische Massage

hilft bei Muskelkater, Schulter- und Nackenschmerzen, Hexenschuß und allen Verspannungen.

Auch sie kann ärztlich verordnet werden. Die Krankenkassen zahlen dann im allgemeinen zehn Massagen.

Die Lymphdrainage

hilft Wasseransammlungen im Gewebe zu beseitigen.

Bei ärztlicher Verordnung werden sie von den Krankenkassen bezahlt.

Die Fußreflexzonenmassage

beeinflußt die inneren Organe, die alle ihre Entsprechung am Fuß haben. Blut- und Lymphfluß werden angeregt, sogar Diagnosen sind anhand der schmerzenden Punkte über die Fußreflexzonenmassage möglich.

Die Behandlung wird von Krankenkassen nicht bezahlt.

Anhand der Zeichnung können Sie die Fußreflexzonenmassage auch sehr gut selbst durchführen. Sie wirkt abends im Bett wunderbar entspannend.

> »Wie lieblich sind auf den Bergen
> die Füße der Boten, die da
> Frieden verkündigen.«

Mit diesem Vers aus Jesaja, 52.7, beginnt Eunice D. Ingham ihr Buch »Geschichten, die die Füße erzählen können«.

Die Heilerfolge, die zunächst Frau Ingham und nach ihr viele andere Ausübende der Fußreflexzonen-Massage vorweisen können, sind enorm. Da kann durch Druck auf einen Punkt am Fuß eine träge Leber, die für

WER HEILT, HAT RECHT

Fußsohlenreflexzonen

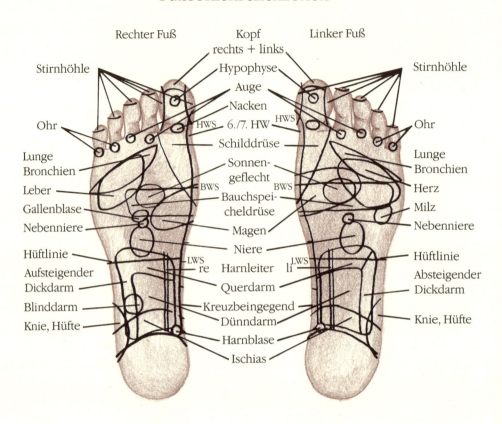

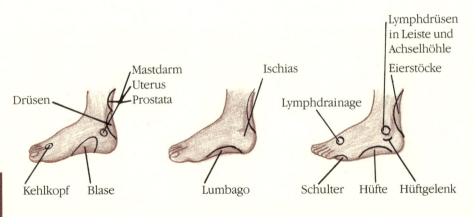

Verstopfung verantwortlich ist, in Schwung gebracht werden – eine Erfahrung, die ich bestätigen kann. Eine Bekannte litt an einer Verstopfung, die bereits über eine Woche andauerte und auch auf Abführpillen nicht mehr reagierte. Ich machte der völlig verzweifelten Frau eine Fußreflexzonen-Massage, wobei ich besonders die Punkte knetete, die für die Verdauung zuständig sind – nach ein paar Minuten bereits stellte sich die Wirkung ein. Ein überragender Erfolg und kein Einzelfall.

Wenn Sie zu ungeduldig sind, um jedesmal auf die Tafel zu schauen, kneten Sie einfach jeden Fuß gründlich durch. Wo es weh tut, liegen Sie richtig – da besonders lange und gründlich verweilen. Wenn eines Tages kein Punkt am Fuß mehr druckempfindlich ist, sind alle Blockaden behoben und Sie sind wahrscheinlich vollkommen gesund!

Das Rolfing

so genannt nach seiner Erfinderin, der Chemikerin Ida Rolf, hilft bei allen Verhärtungen und Versteifungen des Bewegungsapparates, vor allem, wenn sie auf langjährigen Haltungsfehlern beruhen. Der Rolfer geht mehr in die Tiefe als jeder andere Masseur, er bohrt eher, als daß er sanft knetet oder gar streichelt. Viele Menschen halten das nicht aus. Für meine Beschwerden, die auch immer emotionaler Art sind, ist diese Methode aber gerade das richtige: Der Rolfer versucht, den Patienten von falschen Körperhaltungen, anerzogenen Bewegungs- und Haltungsschemata und chronisch-emotionalen Verspannungen, die zur Verkürzung und Verdickung des Bindegewebes beitragen, zu befreien. Das Ganze erfolgt in partnerschaftlicher Zusammenarbeit.

Keine andere Technik hat mir so geholfen, meinen durch unzählige Stürze vom Pferd verbogenen Rücken wieder halbwegs gerade zu kriegen. Leider werden die nicht ganz billigen Behandlungen nicht von der Krankenkasse bezahlt.

Seelenfrieden durch Meditation und Mantra-Singen

*Wie das Öl im Samenkorn,
die Butter im Rahm,
das Wasser im Flußbett,
das Feuer im Zunder,
so wohnt das Selbst in dir.
Verwirkliche dieses Selbst durch Meditation.
(Svetashvatara-Upanishad)*

Die Upanishaden sagen, daß die Erde durch die Kraft ihrer Meditation ihre Bahn beigehält, daß der Wind durch die Kraft seiner Meditation weht, und daß das Feuer durch die Kraft seiner Meditation brennt. Und daß alles in der Natur sich in Meditation befindet, auch der am Himmel dahingleitende Vogel. Meditation ist eigentlich nichts anderes als Konzentration. Mit dem, auf das wir uns konzentrieren, über das wir meditieren, werden wir eins. Alle weisen Menschen haben meditiert, ob Christen, Moslems, Juden – Meditation war und ist unabhängig von Rasse und Nationalität.

Die beste Meditationshaltung ist der Lotussitz, auch der Halblotus, zur Not der Schneidersitz (siehe Yoga-Illustrationen Seite 246–258). Man kann aber auch auf dem Rücken liegend meditieren, ich finde nur, daß die Gedanken in dieser Stellung leichter abschweifen. Die Meditationshaltung sollte möglichst bequem und über längere Zeit durchzuhalten sein, dennoch wird es sich ergeben, daß Schmerzen auftreten. Ich habe eine Woche sehr strenger, sich über den ganzen Tag hinziehender Zen-Meditation manchmal nur mit zusammengebissenen Zähnen und heimlich vergossenen Tränen durchgestanden – teils weil mir alle Knochen wehtaten, teils weil meine Gedanken in alle Richtungen abirrten und nicht zu zügeln waren. Schafft man es aber endlich einmal, wenigstens vorübergehend den Gedankenfluß zu ordnen, sich vollkommen auf das Ein- und Ausatmen zu konzentrieren, so ist das Glücksgefühl tatsächlich groß. Kein Gedanke, ob angenehm oder unangenehm, sollte verdrängt, sondern wertfrei betrachtet werden – ob angenehm oder unangenehm, jeder Gedanke sollte vorüberziehen wie Treibgut auf einem Fluß.

Die Meditation reinigt die Seele – wie das Fasten den Körper. Durch regelmäßige Meditation werden die sieben Energiezentren entlang der

Wirbelsäule, Chakras genannt, aktiviert. Die am unteren Ende der Wirbelsäule schlafende Energie, die Kundalini, erwacht – wenn sie bis zum siebenten Chakra im Gehirn emporgestiegen ist, hat der Mensch die höchste Stufe erreicht, in der die Dualität des Lebens aufgehoben ist und tiefe Versenkung herrscht: das Samadhi.

Meine Zeit in Indien hat mich – nicht nur in bezug auf die Meditation – gelehrt: Übung macht den Meister! Möglichst jeden Tag meditieren, und möglichst zur selben Stunde. Von denen, die es wissen müssen, werden die frühen Morgenstunden zwischen 3 und 6 Uhr als besonders günstig vorgeschlagen.

Und das allerwichtigste: Die Meditation muß in alle täglichen Verrichtungen einfließen, ob wir Geschirr abwaschen, Gemüse putzen oder Autofahren – jede Tätigkeit muß mit größter Achtsamkeit und Hingabe und Liebe ausgeführt werden, sonst nützt alles Meditieren auf der Matte nichts.

Und – wieder einmal sei es erwähnt – nichts mit Gewalt erzwingen wollen! Es wird erzählt, daß Buddha, sich in äußerst strenger Askese übend, die Unterhaltung zweier vorübergehender Musiker mitanhörte. Der eine sagte zum anderen: »Spanne die Saiten deines Instrumentes nicht zu stark, sonst werden sie reißen. Halte sie aber auch nicht zu locker, sonst werden sie keinen einzigen Ton hervorbringen. Folge dem Mittelweg!« Buddha soll aufgrund dieser Unterhaltung erkannt haben, daß die von ihm praktizierte strenge Askese der falsche Weg war und daß leichtere spirituelle Übungen sehr viel eher zum Erfolg führen würden.

Besonders schön finde ich die Meditationen, bei denen man nicht nur sitzt, sondern auch geht und singt wie beim Siddha-Yoga. Am besten tasten Sie sich vor, bis Sie die Form finden, die für Sie am richtigsten ist.

Es empfiehlt sich, Meditation (ebenso wie Yoga), nicht auf eigene Faust, sondern bei einem geübten Lehrer zu erlernen. Zu leicht schleichen sich sonst Fehler ein, die sich festsetzen und schwer wieder wegzubringen sind.

Eine meiner liebsten Meditationsübungen ist »Liebende Güte«: Ich stelle mir vor, daß sich in meinem Herzen eine Lotosblüte langsam öffnet. Von dieser geöffneten Lotosblüte sende ich einen goldenen Lichtstrahl zu meinen liebsten Menschen, damit der Strahl sie umhülle, wärme und glücklich mache. Allmählich erweitere ich den Radius des goldenen Strahls, wärme und umhülle meine Freunde mit Liebe und wünsche ihnen

Glück, wärme und umhülle dann mit Liebe alle Menschen der Stadt, in der ich wohne, und so fort, bis ich mit dem goldenen wärmenden Lichtstrahl die ganze Welt liebend und wärmend umhülle.

Und dann denke ich auch an den oder an die Menschen, für die ich Abneigung oder gar Haß empfinde, versuche auch sie wärmend und liebend zu umhüllen. Schließlich nehme ich den goldenen Lichtstrahl in die Lotosblüte zurück und lasse sie sich in meinem Herzen langsam schließen.

Manchem mag das alles überspannt und theatralisch erscheinen. Probieren Sie es vielleicht dennoch. Besonders in einem größeren Kreis von Menschen geübt, ist die Wirkung unglaublich! Ebenso gewaltig und beeindruckend ist es, wenn 1500 Menschen aus voller Kehle den Urlaut »OM« oder das Mantra »Om namah shivaya« singen. Es entsteht dabei eine Kraft, die Mauern zu sprengen scheint, und die sehr oft seelische Verkrustungen bersten läßt, die jahrzehntelangen therapeutischen Behandlungen getrotzt haben.

Was ist ein Mantra? Eine Art Zauberformel, zum Laut gewordene kosmische Schwingungen. Die Upanishaden sagen, daß am Anfang der Klang war, der als »OM« widerhallte, und daß aus jenem Klang heraus alles entstanden ist.

»Sogar moderne Wissenschaftler fangen an zu erkennen«, schreibt der Guru Muktananda in »Der Weg und sein Ziel« (s. Literaturhinweise) »wie unsere Weisen der Vergangenheit, daß es eine Schwingung gibt, die unaufhörlich im gesamten Kosmos widerhallt. Diese Schwingung liegt allem Stofflichen zugrunde, so, wie sie in allen Objekten im Universum pulsiert, so pulsiert sie auch in uns. Dieses innere Pulsieren ist das wahre Mantra und in Wirklichkeit nichts anderes als die Kundalini, die göttliche Energie. Aus jener inneren Schwingung heraus steigen unzählige Buchstaben und Silben auf, die all die inneren und äußeren Welten entstehen lassen.«

So soll das Sanskrit-Alphabet, das älteste aller bestehenden Alphabete, durch Aufzeichnung solcher zu Buchstaben und Silben gewordenen kosmischen Schwingungen entstanden sein. Es soll 70 Millionen Mantras geben, die man in Büchern findet oder von Lehrern zugeteilt bekommen kann. Man nimmt an, daß ein von einem lebenden Lehrer, einem Guru, verliehenes Mantra mehr Kraft besitzt, als ein dem Buch entnommenes. In

WER HEILT, HAT RECHT

»meinem« indischen Ashram erhielten wir alle gemeinsam das Mantra »Om namah shivaya«. »Om« wird als der Ursprung aller Buchstaben betrachtet. Die Silbe »na« entspricht dem Element der Erde, die Silbe »ma« dem Element Wasser, die Silbe »shi« dem Element Feuer, die Silbe »va« dem Element Luft und die Silbe »ya« dem Element Äther. Während das Om namah shivaya gesungen wird, reinigt jede Silbe das ihr entsprechende Element im Körper. Viele der größten Weisen der Vergangenheit haben dieses Mantra »om namah shivaya« immer und immer wiederholt, es heißt, daß alle anderen Mantras in ihm enthalten sind. Das Mantrasingen kann unser inneres Wesen völlig verwandeln. Wir wissen ja, unsere Gedanken können uns krank oder gesund machen. Mantrasingen ist die beste aller Therapien, um negative Gefühle und Gedanken zu verbannen. Meine Erfahrungen bestätigen dies. Ich singe das »om namah shivaya« morgens beim Frühstückzubereiten und beim Zubettgehen. Es beruhigt auch meine Tiere. Ein Om namah shivaya »drübergestreut«, wenn nicht alles so läuft wie es sollte, meinte jemand im Ashram liebevoll-spöttisch, und alles ist wieder in Butter.

Es ist nicht Raum genug in diesem Buch, weitere Einzelheiten über die Kraft des Mantras und der Meditation zu schildern. Wer mehr wissen möchte, sollte Muktanandas oben erwähntes Buch lesen oder die Meditationen in einem Yoga-Zentrum mitmachen.

Durch die Wiederholung des Namens kann selbst das nicht Begreifbare verstanden werden.
Durch die Wiederholung des Namens kann selbst das Unsichtbare gesehen werden.

(Janeshwar)

Vom Ich zum Selbst beim Gemüseputzen

Lassen Sie mich noch etwas über meine Begegnung mit Gurumayi erzählen, der »Gurumutter«, die ich in einem Ashram kennengelernt habe und die für mein Leben so große Bedeutung bekommen sollte.

WER HEILT, HAT RECHT

Er oder sie geht den spirituellen Weg, hört man heute oft; er oder sie ist in dem oder dem Ashram, bei dem oder dem Guru – um sich selbst zu verwirklichen.

Denn Selbstverwirklichung, der Zustand vollkommener Freude und Freiheit, ist das Ziel aller spirituellen Übungen und letzten Endes ja wohl auch der Wunsch eines jeden Menschen. Wer möchte nicht glücklich sein, wer möchte nicht frei sein? Wie schwer ist es aber, alles unter einen Hut zu bringen. Ich möchte lieben und geliebt werden, aber frei sein; ich möchte in einer Gemeinschaft leben, aber frei sein. Schwer, schwer ...

Und wo finde ich einen Meister, der mich auf den richtigen Weg zur Selbstverwirklichung führt? Wer und wo ist der richtige Guru? Wozu eigentlich einen Guru, brauche ich den denn überhaupt?

Im Lexikon steht, daß das Wort Guru aus den beiden Silben Gu = Dunkelheit, und Ru = Licht zusammengesetzt, und ein wahrer Guru ein spiritueller Meister ist, der Einheit mit Gott erlangt hat, andere in den spirituellen Weg einweist und zur Befreiung führt.

Ein Guru scheint so eine Art Lebenshelfer zu sein, eine Art Katalysator, der – ohne sich selbst zu verändern – andere verändert und auf Menschen eine geradezu magische Anziehungskraft ausübt. Man spürt einfach, daß man da ein besonderes Wesen vor sich hat, dem man nacheifern möchte.

Im Leben eines jeden Menschen gibt es Zeiten, in denen er allein nicht zurecht kommt, in denen er Hilfe braucht. Merkwürdigerweise wird auf allen Gebieten ein Lehrer akzeptiert. Um gehen zu lernen, brauche ich einen Lehrer; um das Alphabet, einen Beruf, ein Instrument, eine Sprache zu lernen oder eine Sportart, brauche ich einen Lehrer, einen Trainer. Nur für die Erziehung des Geistes gibt es ihn nicht, den Lehrer oder Trainer, jedenfalls nicht bei uns in Europa. So ziehen denn auch die meisten gen Osten auf der Suche nach einem spirituellen Lehrer.

Auch ich zog aus – richtiger gesagt, ich wurde gezogen – in einen Ashram. Ein Ashram ist ein spirituelles Zentrum, das von einem Meister, einem Guru, geleitet wird. Alles sprach dagegen: Es war ein Tag vor Heiligabend, als ich mich zur Reise entschloß, die Flüge nach Bombay waren bis Mitte Januar ausgebucht. Ein Visum zu erhalten, würde allein 14 Tage dauern. Wie ein Wunder klappte es dennoch. Am 31. Dezember morgens wurde ich in Bombay am Flughafen von einer Freundin abgeholt. Sie hielt sich bereits 14 Tage in diesem Ashram, von dem wir beide nur gehört hatten, auf.

WER HEILT, HAT RECHT

»Also ich weiß nicht!« sagte sie, »es ist ein Mittelding zwischen Platos Idealstaat, Disneyland und – Gefängnis. Leg dich mal lieber nicht fest, wie lange du bleiben willst. Vielleicht fahren wir nach 4 Tagen wieder weg und schauen uns noch ein paar andere Ashrams an.«

Geleitet wird dieser Ashram von einer Frau, von Gurumayi – das war alles, was ich wußte. Und daß er in Ganeshpuri liegt, einem traditionellen heiligen Stück Erde. Ich war mehr als skeptisch. Hatte »mein« Yogalehrer doch spöttisch gemeint: »Ach du liebe Güte, diesen Ashram habe ich mir einmal angeschaut, die singen den ganzen Tag!«

Wie auch immer, Margret und ich rumpelten also mit dem Taxi durch staubige Straßen, die von etwa 20 totgefahrenen Wasserbüffeln gesäumt waren, durch Elendsviertel, und fragten uns wieder einmal, ob man überhaupt als Tourist in derartig arme Länder fahren darf. Natürlich darf man, muß man sogar, wie ich später auch in Ganeshpuri feststellte. Die Touristen bringen den Einwohnern Arbeit und Geld.

Trotz Übermüdung machte ich gleich das ganze Silvesterprogramm mit. Nachts um 4 Uhr zogen alle Ashramiten mit Taschenlampen, in Pullover und Decken gehüllt, denn es war nach der Tageshitze sehr kalt, auf den Topovan, den Meditationsberg, um dort das neue Jahr und den Sonnenaufgang zu feiern. Wie da 1500 Menschen mit dem aus voller Kehle gesungenen Urlaut »OM« die rot aufgehende Sonne begrüßten – ich werde diesen Augenblick nie vergessen.

Und für alle 1500 (aus 27 verschiedenen Ländern!) war plötzlich Tee da auf dem Berg Topovan, starker (mit Zucker!!!!) gesüßter Tee, von den dafür eingeteilten »Arbeitskolonnen« aufgebrüht und aus Teekesseln, so groß wie Gulaschkanonen, ausgeschenkt.

Gearbeitet wird ganz schön in so einem Ashram. Es geht zu wie in einem Kloster. Männlein und Weiblein schlafen in getrennten Schlafsälen. Der Tag ist genau eingeteilt, in körperliche Übungen wie Yoga, in Meditation und Arbeit für die Gemeinschaft, Seva genannt. Also entweder Saubermachen, in der Küche Gemüseputzen oder Kochen, Büroarbeit, Blumengießen oder -topfen etc. 5 Stunden täglich, je nach Kondition. Jede Arbeit, sei sie auch noch so gering, wird mit Liebe und äußerster Sorgfalt ausgeführt, als Meditation gesehen. Diese Einstellung verbreitet eine so unglaubliche Heiterkeit, daß ich sie in Worten nicht schildern kann. Da sieht man Manager (die zu Hause keinen Finger rühren), stundenlang hingebungs-

231

WER HEILT, HAT RECHT

voll die riesigen Kochtöpfe schrubben; Physikerinnen den Boden aufwischen, Ärztinnen und Hausfrauen Blumen eintopfen und Erbsen auspuhlen, und das alles mit einem so seligen Gesichtsausdruck, daß ich manchmal dachte: Hoppla, sind wir alle am Verblöden?

Um 3 Uhr nachts gellt bereits der erste Gong – die Mönche beginnen das Morgengebet.

Und so sieht das tägliche Programm im Ashram von Gurumayi aus:

3.30 Uhr:	(morgens, oder auch nachts, bitteschön!) Morgenglocke und individuelle Meditation .
4.20 bis 5 Uhr:	Aratai-Gesang im Tempel
5.00 Uhr:	Tee in der Eßhalle
5.30 Uhr:	Guru-Gita-Gesang
7.00 Uhr:	Frühstück
8.30 bis 10 Uhr:	Seva (Dienst für die Gemeinschaft)
9.00 Uhr:	Rudram-Gesang im Tempel
11.30 Uhr:	Om namah Shivaya und Arati-Gesang im Tempel
12.00 Uhr:	Mittagessen
13.00 bis 15.00 Uhr:	Mittagsruhe
14.15 Uhr:	Vishnu Sahasranam Gesang im Tempel
15.00 bis 17.00 Uhr:	Arati-Gesang im Tempel
18.45 Uhr:	Abendessen
19.45 Uhr:	Shiva-Mahimna-Gesang
20.45 Uhr:	Shiva-Arati-Gesang im Hof
21.15 Uhr:	Lichter aus!

Mamma mia, was für ein Pensum: Dazu kommen noch Gurumayis Vorträge und irgendwann will mensch ja auch einfach mal nach Luft schnappen.

Neuankömmlinge dürfen sich drei Tage ausruhen von Reise- und sonstiger Müdigkeit, dann haben sie sich am Seva-desk zu melden, wo sie für die Gemeinschaftsarbeit eingeteilt werden, von äußerst cleveren Psychologinnen, die genau erfühlen, was der oder die Einzelne für ihre/seine Entwicklung braucht. Kessel schrubben oder die zahmen Rehe füttern. Ich landete – wie konnte es anders sein – in der Küche, wurde zum Gemüse-

WER HEILT, HAT RECHT

putzen eingeteilt. Stellen Sie sich die Gemüseberge vor, wenn für 1500 Menschen 2mal täglich vegetarisch gekocht wird!

Ich habe mich trotz der strengen Sitten nicht eine Sekunde wie im Gefängnis gefühlt, im Gegenteil. Dienst für eine Gemeinschaft ist mir offensichtlich als ältester Tochter einer kinderreichen Familie in Fleisch und Blut übergegangen.

»With great love and respect I welcome you with all my heart.« Mit diesen Worten beginnt Gurumayi, wörtlich übersetzt die »Gurumutter«, jede ihrer Ansprachen. Diese von ihr ausgehende, starke fühlbare Liebe, dieser tatsächlich von ihr ausgehende fühlbare Respekt für jedes lebende Wesen sind wohl der Grund, warum immer mehr Menschen, Männer wie Frauen, auch und besonders Intellektuelle, »Kopf-Menschen«, zu dieser Frau pilgern, um sich am Schopf herauszuziehen aus dieser Ohnmacht der Resignation und Weltuntergangsstimmung, mit der wir alle mehr oder weniger zu kämpfen haben; um sich mit Liebe und Respekt vollzupumpen, aufzuladen; um zu lernen, auf eine ganz andere, neue Weise, nämlich liebe- und respektvoll, miteinander umzugehen. Diese insgesamt 14 Tage meines Aufenthaltes in Ganeshpuri zählen zu den schönsten meines Lebens. Die Meditation in der Meditationshütte inmitten der duftenden tropischen Pflanzen, in denen sich Hunderte von riesigen bunten Schmetterlingen tummelten, die vielen freundlichen, wie in Glück gebadeten Menschen; im Stall die Kühe haben Platz zum Schlafen, auf sauberem Boden liegend hören sie, das ist kein Witz, über den Lautsprecher indische oder klassische Musik, Kerzen brennen und Blumen schmücken den Stall; die Ziegen dürfen im Garten Eden rupfen, was sie wollen ...

Gurumayi, die »Gurumutter«, wie sie auch im Dorf Ganeshpuri liebevoll genannt wird, ist bereits als fünfjähriges Mädchen von ihren Eltern zu Muktananda, dem damaligen Guru, in den Ashram Siddha Peeth gebracht worden und hat dort eine strenge Ausbildung erhalten. War einem harten körperlichen Training genauso unterworfen wie gründlichen Studien der Philosophie, der alten Schriften, aller Religionen. Ein Guru muß, laut Muktananda, aber auch in allen weltlichen Künsten und Fertigkeiten bewandert sein. Ihm darf sozusagen nichts Menschliches fremd sein, obwohl er eigentlich ein Übermensch ist, ein höheres Wesen, und das fühlt man auch sehr stark in seiner Gegenwart.

Gurumayi singt wunderschön, spielt die Ektar, das Instrument mit den zwei Saiten, spricht hervorragend Englisch, hat alle Bücher Muktanandas übersetzt und ihn auf seinen Reisen begleitet. Kurz vor seinem Tod hat Muktananda sie als seine Nachfolgerin eingesetzt. Sie hat in nur wenigen Jahren eine mobile Klinik geschaffen. In dem rollenden Hospital-Bus sind die Ashram-Ärzte täglich unterwegs und behandeln pro Jahr etwa 36 000 Menschen umsonst, übrigens vorwiegend homöopathisch oder mit Ayurveda-Medizin.

Gurumayi hat regelmäßige Schulspeisungen organisiert und errichtet Häuser für die Ärmsten. Eine wunderbare Frau. Und erst um die 40.

Ist sie »mein« Guru? Wird sie mein Guru bleiben? Ist sie überhaupt ein Guru?

Ich weiß es nicht. Ich kann nur sagen, daß ich durch dieses außergewöhnliche Menschenwesen Impulse empfangen habe, die mein Leben – ich hoffe auf Dauer – unglaublich bereichern. Ich habe gerade erst die unterste Stufe der Leiter zur Selbstfindung bestiegen. Meine »Weisheit« steckt noch absolut in den Kinderschuhen. Aber ich muß sagen, selbst diese wenigen Erfahrungen haben mich liebevoller, geduldiger und achtsamer gemacht, und mir ein Maß an Unabhängigkeit geschenkt, das ich nicht zu erträumen gewagt habe!

Gesund mit Moor

Habe ich zu wenig Zeit für die Sauna, bereite ich mir in der Badewanne ein Moorbad. Einen Kanister für etwa 20 Bäder kann man in der Drogerie kaufen oder sich direkt von einem Moorbad schicken lassen.

10 000 bis 15 000 Jahre hat es gedauert, bis Pflanzen unter Wasser in einer biochemischen Umwandlung zu Moor werden konnten. 10% des Moors machen die Huminsäuren aus, die stark absorbierend, also aufsaugend wirken und Giftstoffe binden.

Die verjüngende Wirkung schreibt man den im Moor enthaltenen Stoffen zu, die den weiblichen Hormonen ähneln.

Moorbäder helfen deshalb besonders bei Frauenleiden – Menstruationsstörungen und Wechselbeschwerden, aber auch bei Akne und Pusteln, allen Problemen des Bewegungsapparates, bei Muskelschmerzen, Gelenks- und Wirbelsäulenbeschwerden, Rheuma, Ischias und Arthrosen.

Die Kraft des positiven Denkens

Es gibt Menschen, die es zu wahrer Meisterschaft in der Disziplin des negativen Denkens bringen. Schon morgens nach dem Aufwachen geht es los: »Heute wird mir bestimmt wieder nichts gelingen, das oder das wird bestimmt schiefgehen!« »Ich bin häßlich und dumm und tauge zu nichts.« Dieses negative Denken bewirkt eine ungeheure Schwächung des Energiepotentials. Umgekehrt können Sie sich jeden Morgen programmieren, erfolgreich, liebenswert und glücklich zu sein.

Prof. Niesel, Physiologe und durchaus nüchtern denkender Mediziner der Ruhr-Universität Bochum, kann die Energien, mit denen er in seinen Psychoenergetic-Seminaren arbeitet, nachweisen, obwohl er sie natürlich noch nie »gesehen« hat. Z. B. mit einer Muskel-Kraftprobe an einer einfachen Personenwaage. Probieren Sie das einmal mit Freunden aus, sie werden staunen:

Die Waage in beide Hände nehmen. Langsam und so kräftig wie möglich zwei Sekunden drücken. Als Anhaltspunkt merken, wieviel Kilo sie anzeigt. Die Zahl spielt jedoch objektiv keine Rolle.

1. Versuch: Nochmals die Waage drücken – dabei an etwas Ärgerliches denken. Sie werden feststellen: die Waage zeigt weniger an.

Fazit: Sie haben weniger Kraft! (Wie auch der Spruch illustriert: »Mach mich nicht schwach!«)

2. Versuch: Nochmals die Waage drücken – dabei an etwas Angenehmes, Glücklichmachendes denken. Die Waage zeigt jetzt mehr Kilo an – Sie haben mehr Kraft! Angenehme Gedanken schaffen einen Energiezuwachs. Sportler wissen das und pflegen zunehmend mentales Training.

Mit negativen Gedanken kann man nicht nur sich selbst, sondern auch die nächste Umgebung, Kinder in der Schule, Kollegen im Büro oder die Familie kleinkriegen, mit guten, positiven Gedanken dagegen stärken und aufbauen. Denn Gruppenexperimente zeigten: sowohl »Sender« wie »Empfänger« spüren die gleiche Auswirkung der jeweiligen Gedanken.

»Warum bist du immer so glücklich?« fragt ein Mönch den anderen. »Jeden Morgen, wenn ich aufstehe, kann ich mich entscheiden, ob ich glücklich oder unglücklich sein will«, antwortet der. »Und ich entscheide mich immer dafür, glücklich zu sein.«

Dieser kleine Dialog macht deutlich, daß man einen ganz ansehnlichen

WER HEILT, HAT RECHT

Teil seines Schicksals selbst in der Hand hat. Es liegt an uns selbst, unser Leben in andere, bessere Richtungen zu lenken.

Wie wichtig es ist, sich selbst anzunehmen, gern zu haben und sich morgens so zu stärken für die Aufgaben des Tages, dürfte, wenn nicht bekannt, so doch zumindest einleuchtend sein. Daß sich mit der Kraft des Geistes aber auch Krankheiten besiegen lassen, wird vielleicht doch erstaunen. Fast unglaublich, aber dennoch nachweislich wahr, sind die Erfolge, die positives Denken bei der Heilung physischer Leiden bewirken kann; sehr eindrucksvoll dargestellt in dem Buch »Heal Your Body« von Louise L. Hay.

Die Autorin, die als Heilerin in einem amerikanischen Institut arbeitet, ist als Kind geprügelt und im Alter von 5 Jahren vergewaltigt worden. Als erwachsene Frau erkrankte sie an Scheidenkrebs – und war sich sofort bewußt, daß diese Krebskrankheit ihr als Aufgabe geschickt war, die sie zu bewältigen hatte, in der festen Meinung, daß »everything I need, comes to me« – also auch ihr Krebs.

Eine Operation lehnte sie ab, wohl wissend, daß alles Operieren nichts nützen würde, so lange sie ihre geistige Einstellung nicht änderte – und daß Krebs dann entsteht, wenn der Mensch (wie sie) von tiefem »Resentment« erfüllt ist, was sich vielleicht am besten mit andauernder unbewältigter »Verstimmung«, »Empfindlichkeit«, »Groll« übersetzen läßt. Eine solche andauernde tiefe Verstimmung kann, nach Meinung von Louise L. Hay, den Körper regelrecht langsam auffressen.

Bei einer Operation ohne Änderung ihrer falschen Denkmuster könnten die Ärzte an ihr herumschneiden, »bis keine Louise mehr da wäre«, erkannte sie. Und auch, daß eine Operation nur bei veränderter Bewußtseinslage einen Sinn hätte; ferner, daß Krebs und jede andere Krankheit nicht deshalb wiederkommen, weil der Arzt »nicht alles weggekriegt hat«, sondern weil der Patient selbst keine geistige Wandlung durchgemacht hat und so die gleiche Krankheit von neuem »kreiert«.

Der Arzt gab Louise noch ganze 3 Monate. Sie begann, mit ihrem Lehrer die »Resentment«-Muster durchzuarbeiten. Gleichzeitig stellte sie ihre Ernährung um und bemühte sich, den Körper total zu entgiften. Nach 6 Monaten war der Krebs verschwunden. Ohne Operation.

Louise L. Hay ist der Meinung, daß so gut wie jede Krankheit zu heilen ist, wenn der Patient den festen Willen hat, loszulassen und zu verzeihen. Das

Wort »unheilbar«, das so viele Menschen schreckt, kann in ihren Augen nur bedeuten, daß das spezielle Krankheitsbild nicht durch »äußere« Methoden geheilt werden kann, sondern daß wir nach »innen« gehen müssen, um die Heilung zu erreichen.

Loslassen und vergeben – anderen, und vielleicht vor allem sogar vordringlich sich selbst –, Ströme von Freude durch die Adern und den ganzen Körper fließen lassen, sich selbst annehmen und genießen können – das sind dann auch überwiegend die Zauberformeln, die »Affirmationen«, die Louise ihre Patienten sprechen läßt, täglich mehrere Male. Ich habe über diese Methode von einer Freundin erfahren, die sich ebenfalls weigerte, eine mandarinengroße Zyste in der Gebärmutter operieren zu lassen – und die nach 5 Monaten täglicher »Affirmation«, was mit Bejahung, Behauptung übersetzt werden könnte, sich selbst geheilt hat.

Ich behalte hier das Wort »Affirmation« bei und bringe einige Beispiele aus diesem meiner Meinung nach ungeheuer wichtigen kleinen Buch, welche Affirmationen bei welcher Krankheit gesprochen werden sollten.

Die geistigen Ursachen körperlicher Krankheiten – und der metaphysische Weg, sie zu besiegen, bei:

Alkoholismus:
Ursache: Gefühl von »Was-soll-das-Alles«?, von Nutzlosigkeit, Schuld, Unzulänglichkeit. Selbstablehnung.
Affirmation: Ich lebe im Hier-und-Jetzt. Jeder Augenblick ist neu. Ich erkenne meinen Wert. Ich liebe und akzeptiere mich.

Allergien:
Ursache: Verleugnung der eigenen Kraft. (Wichtig: Herausfinden, gegen wen/was du allergisch bist.)
Affirmation: Die Welt ist sicher und freundlich. Ich bin sicher. Ich bin in Frieden mit dem Leben.

Hoher Blutdruck:
Ursache: Langandauernde, nicht gelöste emotionale Probleme.
Affirmation: Ich lasse freudig die Vergangenheit los. Ich bin mit allem in Frieden.

Niedriger Blutdruck:
Ursache: Zu wenig Liebe in der Kindheit. Defaitismus. Gefühl von »Was solls, es wird sowieso nicht klappen«.
Affirmation: Ich entschließe mich, im ewig freudigen JETZT zu leben. Mein Leben ist Freude.

Cellulitis:
Ursache: In frühkindlichen Schmerzerfahrungen steckengeblieben. Am Vergangenen kleben. Angst, den eigenen Weg zu gehen.
Affirmation: Ich vergebe jedem, ich vergebe auch mir selbst. Ich bin frei.

Falls Ihnen das alles zu einfach oder gar spanisch vorkommt: Wenn es nichts nützt, schaden kanns auf keinen Fall, wenn man die Zauberformeln Selbstannahme, Vergebung, Freude und Frieden so oft wie möglich wiederholt – wenn es geht, laut. Wichtig ist auch, daß der Patient annimmt, sich bereits im Zustand der Heilung zu befinden.
Louise L. Hays Bücher und Kassetten sind über die Adresse im Anhang zu beziehen. Dort finden auch ihre Seminare und Workshops statt.

Noch ein Wort zu guten Vorsätzen, speziell denen vom Silvesterabend: Sie auch wirklich in die Tat umzusetzen, ist leichter gesagt als getan, wie man weiß. Ich jedenfalls bin noch meilenweit von dem entfernt, was ich einmal zu sein hoffe.
Seit einigen Jahren praktiziere ich eine Methode, die sich sehr bewährt: Am Silvesterabend schreibe ich alles auf, was ich im nächsten Jahr besser machen will. Dieses Blatt Papier wird in einen Umschlag gesteckt und erst am nächsten Silvesterabend wieder angeschaut. Wie viele von meinen Vorsätzen habe ich im vergangenen Jahr verwirklicht? Und wie viele sind auf der Strecke geblieben? Offensichtlich arbeitet das Unbewußte weiter, während da irgendwo in der Schublade die zu Papier gebrachten Absichten scheinbar »ruhen«. Es gelingt mir seither tatsächlich besser als früher, sie einigermaßen durchzuführen. Vielleicht probieren Sie diese Methode auch einmal aus.

WER HEILT, HAT RECHT

Wer zur Sauna hingehen kann, kann auch hineingehen – sagen die Finnen

Ich finde, sie haben recht. Regelmäßiges Saunagehen härtet ab, entgiftet den Körper und beugt Erkältungen vor. (Hat einen die Erkältung bereits erwischt, ist es für die Sauna zu spät – dann verschlimmert sie das Übel.) Ich gehe mit Vorliebe abends in die Sauna, denn mich macht sie müde – andere wieder gehen tagsüber und fühlen sich danach erfrischt. Das ist je nach Konstitution ganz verschieden. Ich bemühe mich, an Sauna-Tagen ab mittags nichts mehr zu essen – auch nach der Sauna nicht! –, so wirkt sie gleichzeitig als Gewichtsregulativ. Getrunken wird vorher und nachher nur Wasser und Kräutertee (Melisse oder Hopfen). Alkohol – sowohl vorher oder auch nachher – beeinträchtigen die Wirkung der Sauna.

Ein paar Grundregeln:
– Bei Betreten der Sauna sollte man warm, trocken und natürlich sauber sein. Vorher duschen, eventuell ein heißes Fußbad nehmen.
– 2 Handtücher mitnehmen, eins zum Drauflegen, eins zum Abtrocknen.
– Nur so lange drinnen bleiben, wie es angenehm ist – im Normalfall etwa zwischen 10 und 20 Minuten.
– Nach dem 1. Saunagang zuerst an die frische Luft gehen und tief durchatmen, danach die Güsse folgen lassen, am besten mit dem Schlauch. Man beginnt am rechten Fuß und gießt in Richtung Herz – wie bei den Kneippgüssen. Wer's verträgt, taucht danach ins Becken.
– Es sollte eine Ruhepause von etwa 5 Minuten folgen. Man darf dabei weder frieren noch schwitzen. Ich nehme in dieser Zeit ein heißes Fußbad, das holt eine eventuelle Blutfülle aus dem Kopf zurück.
– Die Gänge in dieser Art und Weise zwei- oder dreimal wiederholen, jedesmal bildet bei mir ein heißes Fußbad den Abschluß. Zwischendurch und vor allem nachher das Trinken nicht vergessen!

Manche lieben es, sich in der Sauna zu unterhalten. Ich kann mich nur erholen, wenn vollkommene Ruhe herrscht. Dann schlafe ich danach wunderbar und wache äußerst erfrischt auf.
Ärzte raten bei schweren Herz- und Kreislauferkrankungen, Schilddrüsen- und Leberleiden vom Saunabesuch ab.

239

Warum Yoga?

Ohne Yoga wäre ich längst tot. Yoga ist *die* (Über-)lebenshilfe schlechthin – zumindest für mich. Ich mache meine Übungen seit 40 Jahren, Morgen für Morgen.

Mit siebzehn lebte ich als Fremdsprachenkorrespondentin in Kopenhagen und lernte Marussja Berg kennen, eine Russin und ehemalige Tänzerin, die nun Unterricht in Hatha-Yoga gab. Merussja war die erste Vegetarierin, die ich traf. Ich vergesse nie, wie sie auf die Frage einer Schülerin, ob denn der Duft einer gebratenen Gans zu Weihnachten nicht doch fleischliche Gelüste in ihr aufkommen ließe, mit einem entschiedenen guturalen »Njet!« antwortete. Falls Sie sich für Yoga interessieren und es lernen wollen, rate ich Ihnen, zunächst auch Unterricht bei einem autorisierten Lehrer zu nehmen. Später können Sie dann mit Hilfe eines Buches weiterarbeiten. Zu leicht schleichen sich gleich zu Anfang Fehler ein.

Hatha-Yoga, die im Westen wohl bekannteste Yoga-Praktik, beschäftigt sich mit den körperlichen Übungen (Asanas genannt). Sie machen den Körper biegsam, geschmeidig und widerstandsfähig, so daß die Lebensenergie, das Prana, ungehindert fließen und alle Organe und Nerven durchdringen kann. Ergänzend kommen Atemübungen und Meditationen hinzu. Yogaübungen, richtig durchgeführt, helfen das Gewicht zu normalisieren – Dicke nehmen ab, Dünne nehmen zu. Nicht zu unterschätzen ist auch die Stärkung der Wirbelsäule. Vor 20 Jahren war mein Rücken so gut wie »im Eimer«, lädiert durch Stürze vom Pferd und Fehlernährung. Ich schleppte mich von einem Chiropraktiker zum anderen. Mit den Yogaübungen trainiere ich täglich meine Wirbelsäule und kann häufig sogar einen verschobenen Wirbel selbst wieder einrenken.

Yoga ist aber viel mehr als ein bloßes Körpertraining. Das Wort Yoga leitet sich aus dem Sanskrit-Wort root Yui ab, was soviel bedeutet wie Vereinigung – oder auch Joch. Wer Yoga ausübt, versucht, sich zu vereinen.

Der Grundgedanke des Yoga ist, daß das gesamte Universum aus ein und derselben Energie besteht, die man Bewußtsein oder Gott nennen kann, und die sich nur unterschiedlich manifestiert – in einer Ameise, in einem Baum, in einem Menschen. Und daß diese kosmische Energie, dieses höchste Bewußtsein, den gesamten Kosmos aus seinem eigenen Wesen heraus erschaffen hat.

Das individuelle und das kosmische Bewußtsein wären also letzen Endes ein und dasselbe, nur durch Subjektivität scheinbar getrennt. Wenn das individuelle Bewußtsein aufhört und das »Selbst« gefunden ist, kann Vereinigung stattfinden.

Es gilt, einen Zustand der Einheit mit dem »Selbst« zu erreichen. Hatha-Yoga-Übungen sind Übungen, die zu diesem Zustand führen, Übungen, um die Funktionen des ruhelosen Geistes zu kontrollieren, Frieden zu erlangen und sich soweit wie möglich frei zu fühlen von Unglück und Leid. Wer Yoga regelmäßig ausübt, ist imstande, die geistigen Funktionen zu erhöhen – genauso stark ist aber der moralische Aspekt, denn die fünf Lebensregeln sind Gewaltlosigkeit, Wahrheit, Aufrichtigkeit, Enthaltsamkeit (Enthaltsamkeit bedeutet für einen Yogi totale sexuelle Enthaltsamkeit, für den Normalmenschen Konzentration auf einen Partner) und die Enthaltung von Gier und Habsucht.

Der Glaubenssatz des Yoga heißt:

> Sarve bhavantu sukhina
> sarve sant niramaya –
>
> Alle sollen glücklich sein,
> alle sollen in Frieden leben.

Yoga ist der Weg zur Versöhnung – auch mit sich selbst, mit dem eigenen Körper; ein Yogi ist jemand, der Yoga übt und das Ziel, die vollkommene Einheit mit dem Selbst, erreicht hat. Ein vollkommener Yogi ist ein Siddha. Was das berühmte »Selbst« eigentlich ist – auch für mich nicht einfach zu begreifen –, wird vielleicht annähernd sichtbar durch einen Satz des Guru Muktananda:

> Meditiere über dein Selbst
> Verehre dein Selbst.
> Knie nieder vor deinem Selbst.
> Verstehe dein Selbst.
> Gott wohnt in dir als du.

WER HEILT, HAT RECHT

Aber zurück zur Praxis des Hatha-Yoga

Ich habe mir im Laufe der Jahre ein ganz persönliches »Sammelsurium« Körperübungen zusammengestellt, aus denen ich optimalen Nutzen ziehe. Im Bett absolviere ich die »Preiml-Übungen«, dann mache ich einfache gymnastische sowie klassische Yoga-Übungen. Und zwar habe ich mir zwei Fassungen ausgetüftelt, eine für den Tag mit wenig, eine für den Tag mit etwas mehr Zeit. Nehmen Sie sich nicht zuviel vor, sonst halten Sie nicht durch und geben auf.
Im Yoga wird nichts mit Gewalt versucht.

Prof. Baldur Preiml, in Österreich ein Begriff, war es, der die österreichischen Skispringer mit Körndlfutter in den ganz großen Erfolg springen ließ, er war es auch, der die Therme Loipersdorf berühmt machte. Auf den Gesundheitskreuzfahrten des Salzburger Landesreisebüros erfreut sich sein morgendliches Fitneßtraining großer Beliebtheit. Viele Teilnehmer buchen sogar speziell seinetwegen. Er und seine drei Sportlehrer sind außerdem der leibhaftige Beweis dafür, was neben dem richtigen Strecken und Dehnen auch positives Denken bewirken kann. Ich stelle Ihnen hier gerne vor, wie Sie nach Baldur Preimls Methode schon morgens nach dem Aufwachen damit beginnen können, Ihren Tag zu einem Erfolg zu gestalten:

Noch im Bett Räkeln, Strecken, Dehnen und Gähnen. Dabei spannen Sie nacheinander bewußt alle Muskeln – an den Beinen, Gesäß, Rücken, Schultern, Armen und Bauch und lassen wieder los. Atmen Sie dabei tief – das bringt Sauerstoff und damit Lebenskraft in den Organismus, hebt den über Nacht abgesackten Blutdruck auf »Betriebshöhe«. Der Alltag kann beginnen!
Kräftige Rücken- und Bauchmuskeln entlasten die Wirbelsäule, deshalb sollten Sie diese kräftigenden und durchwärmenden Übungen ruhig noch ins Programm aufnehmen: Aufrichten des Oberkörpers bei aufgestellten (abgewinkelten) Beinen – das stärkt die Bauchmuskulatur; Hochdrücken des Beckens bei aufgestellten Beinen – die Rücken- und Gesäßmuskeln werden es Ihnen danken! Abschließend noch Radfahren im Liegen, wobei Sie die Knie möglichst fest anziehen sollten.

WER HEILT, HAT RECHT

Trockenbürsten: Mit einem groben Frottier-Handschuh oder einer kräftigen Bürste den ganzen Körper – immer zum Herzen hin – tüchtig abbürsten.

Zur Anregung der *Flüssigkeitsausscheidung* ein Glas lauwarmes Wasser trinken oder ein Glas Wasser mit einem Schuß Apfelessig und einem Teelöffel Honig.

Auf der Stelle laufen, z. B. auf einem groben Fußabstreifer oder – noch besser – auf einer speziellen Fußreflexzonen-Noppenmatte. Das ganze möglichst bei offenem Fenster!

Weiter geht's im »kleinen Programm« mit dem

Gruß an die Sonne

Wenn Sie sehr wenig Zeit haben, kann diese Übung sogar genügen – denn sie kräftigt den ganzen Körper, stärkt die Muskulatur, die Atmung und das Herz; gleichzeitig werden die Eingeweide massiert – damit Verstopfung entgegengewirkt –, die Schilddrüse angeregt, so daß es zu Fettabbau an Problemstellen kommt, und die Wirbelsäule gekräftigt. Der ganze Körper wird gelockert, gestärkt und bei regelmäßiger Übung besser proportioniert.

Mit dem Gruß an die Sonne (Zeichnungen ab Seite 246) beginnt der Yogi seinen Tag. Im Gegensatz zu den übrigen Asanas (Übungen) wird diese zügig durchgeführt, sobald Sie sie beherrschen. Am besten langsam vortasten. Wichtig ist, daß dabei richtig geatmet wird. Wer perfekt ist, braucht für die 12 Bewegungsabläufe etwa 20 Sekunden, und führt den Gruß an die Sonne bis zu 100mal durch. 5 Minuten morgens und 5 Minuten abends vor dem Schlafengehen tun aber auch ihre Wirkung.

Es folgen einige wichtige Übungen für die Wirbelsäule: die Katze, der Bogen, der Drehsitz, die Jathara-Übung, die Kuh und der Schulterstand (s. Abbildungen Seite 250–253).

Im Anschluß Kneten der Bauchdecke, und zwar in Uhrzeigerrichtung, bis alle Organe sich locker und weich anfühlen.

Wenn Sie sich nun noch einige Minuten entspannt hinsetzen, im Schneidersitz oder später im Lotussitz, und bei offenem Fenster tief atmen, sind Sie optimal für die Aufgaben des Tages gerüstet.

243

Da die meisten Menschen zu flach und hauptsächlich in den unteren Brustraum hinein atmen, empfiehlt es sich, bei einem guten Lehrer

die volle Yoga-Atmung

zu erlernen. Sie werden staunen, wie wenig Sie die Kapazität Ihrer Lungen bisher ausgenutzt haben, und wieviel Energie und Wohlbefinden Ihnen das richtige Atmen schenken wird. Durch die Yoga-Atmung werden die Lungen stärker mit Sauerstoff versorgt, ihre Fähigkeit, sich auszudehnen und zusammenzuziehen, dadurch gesteigert.

Die Yoga-Atmung besteht aus 3 Phasen, die zuerst getrennt voneinander geübt und erst dann zu einem Atemvorgang zusammengefügt werden sollten. Es wird immer durch die Nase geatmet, bei geschlossenem Mund. Am besten liegt man währenddessen auf dem Rücken.

1. Phase zum Üben der Bauchatmung
- vollständig ausatmen
- auf den Bauch konzentrieren
- einatmen, so daß der Bauch sich nach außen wölbt
  (zur Kontrolle die Hand auf den Bauchnabel legen)
- ausatmen, so daß der Bauch wieder nach innen gezogen wird.

2. Phase zum Üben der Brustatmung
- vollständig ausatmen
- einatmen, so daß sich der Brustraum nach außen wölbt
  (zur Kontrolle die Fingerspitzen an die Rippen legen)
- ausatmen, so daß sich der Brustraum wieder zusammenzieht.

3. Phase zum Üben der verstärkten Brustatmung
- vollständig ausatmen
- einatmen, bis hoch in die Schlüsselbeingegend
  (zur Kontrolle die Hand auf die Gegend unter den Schlüsselbeinen legen)
- ausatmen, so daß sich der ganze Brustbereich wieder senkt.

Wenn jede der 3 Phasen für sich gut eingeübt ist, werden sie zur vollen Yoga-Atmung zusammengesetzt.

WER HEILT, HAT RECHT

Auf dem Rücken liegend:
vollständig ausatmen,
langsam einatmen, zuerst wölbt sich der Bauch,
dann dehnt sich der Brustkorb im Rippenbereich, schließlich der obere
Brustkorb bis hinauf zu den Schlüsselbeinen (Sie werden die Luft jetzt
deutlich auch rückwärts bis in die Lungenspitzen fühlen).

Bei zunehmender Praxis vollziehen sich die 3 Phasen übergangslos
miteinander verbunden. Die Belohnung ist eine fühlbare Steigerung des
gesamten Wohlbefindens.

Das »große Programm« für mehr Zeit beinhaltet das gesamte »kleine
Programm«. Das Sonnengebet wird 10, 20 oder 30mal oder noch öfter
durchgeführt, dazu kommen die restlichen Übungen (Seite 254–258).
Ideal ist es, wenn Sie danach eine Shiatsu-Selbstmassage durchführen und
sich anschließend noch 10 Minuten oder auch länger im Lotussitz auf die
Matte setzen und meditieren.
Aber bitte, lassen Sie mich noch einmal die Warnung aussprechen:
nehmen Sie sich nicht zuviel auf einmal vor, sonst verlieren Sie womöglich den Mut und geben auf. Sie wissen: Der Weg ist das Ziel!

WER HEILT, HAT RECHT

Gruß an die Sonne

Wichtig ist das richtige Atmen!

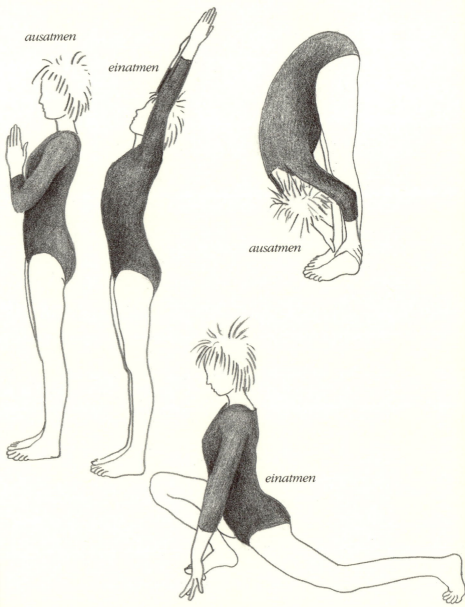

WER HEILT, HAT RECHT

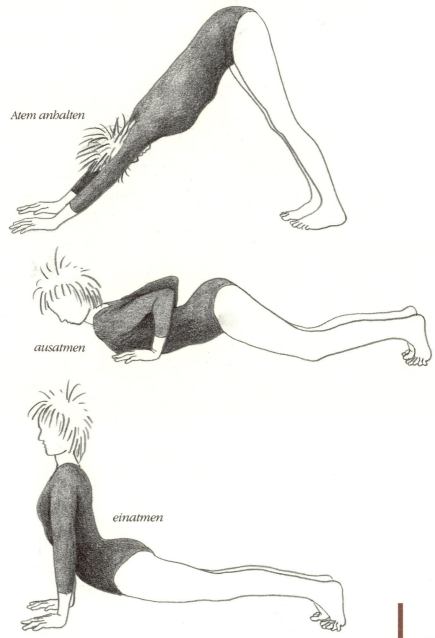

WER HEILT, HAT RECHT

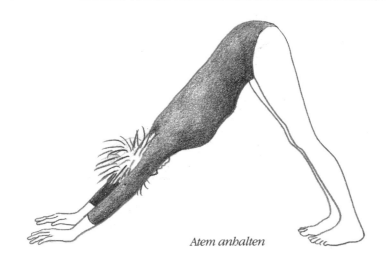

Atem anhalten

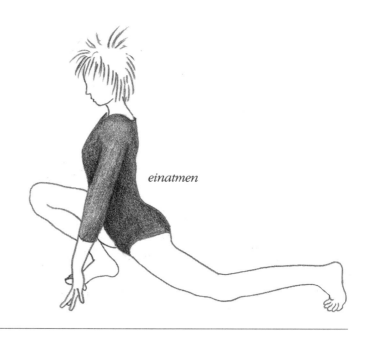

einatmen

WER HEILT, HAT RECHT

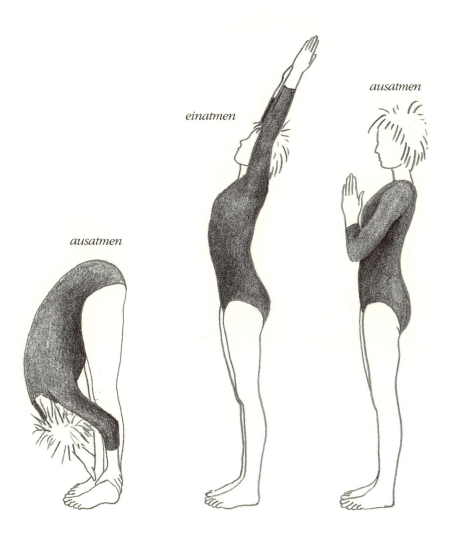

Wenn Sie alle 12 Bewegungsabläufe durchgeführt haben, folgt dieselbe Serie noch einmal – diesmal strecken Sie das andere Bein nach hinten.

WER HEILT, HAT RECHT

Die Katze

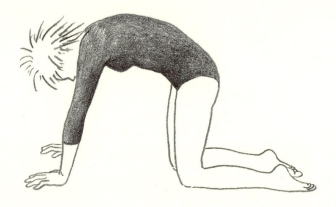

Abwechselnd wie eine Katze einen extremen Rundrücken machen und ein extremes Hohlkreuz.

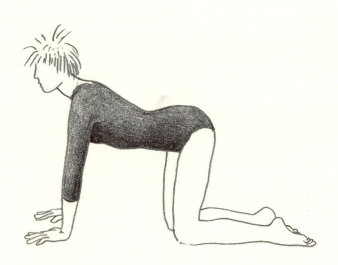

WER HEILT, HAT RECHT

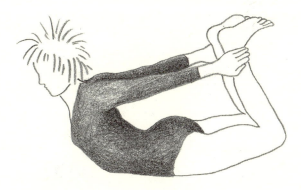

Der Bogen *kräftigt die Rückenmuskulatur und massiert die Eingeweide, besonders wenn Sie auch noch sanft »schaukeln« wie ein Schaukelpferd.*

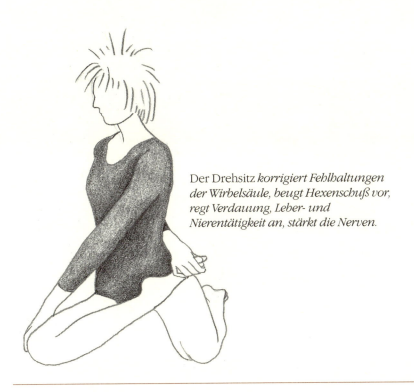

Der Drehsitz *korrigiert Fehlhaltungen der Wirbelsäule, beugt Hexenschuß vor, regt Verdauung, Leber- und Nierentätigkeit an, stärkt die Nerven.*

WER HEILT, HAT RECHT

Mit der Jathara-Übung *habe ich mir schon manchen verschobenen Wirbel wieder eingerenkt, führe sie deshalb morgens und abends aus.*
Auf dem Rücken liegend, beide Arme seitlich auf dem Boden ausstrecken. Die gestreckten Beine zunächst auf die eine Seite des Körpers schwenken, so daß die Füße auf den Boden zu liegen kommen, anschließend auf die andere Seite (s. Abb. 1). Schultern bleiben am Boden. Mehrmals wiederholen.

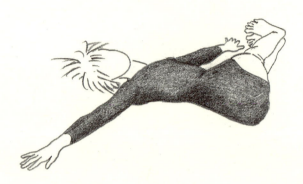

Eine Variante sehen Sie in Abb. b:
Das »Standbein« bleibt ausgestreckt am Boden, das andere Bein (auf der Abb. ist es das rechte) wird angewinkelt, die Fußsohle etwas oberhalb des linken Knies auf das gestreckte Bein aufgesetzt, das rechte Knie nach links auf den Boden gedrückt. Dabei können die Hände zu Hilfe genommen werden. Dasselbe mit dem anderen Bein wiederholen.
Wichtig ist, daß die Schultern bei beiden Übungen auf dem Boden bleiben.

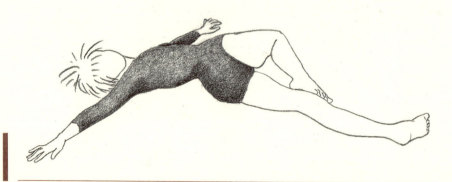

WER HEILT, HAT RECHT

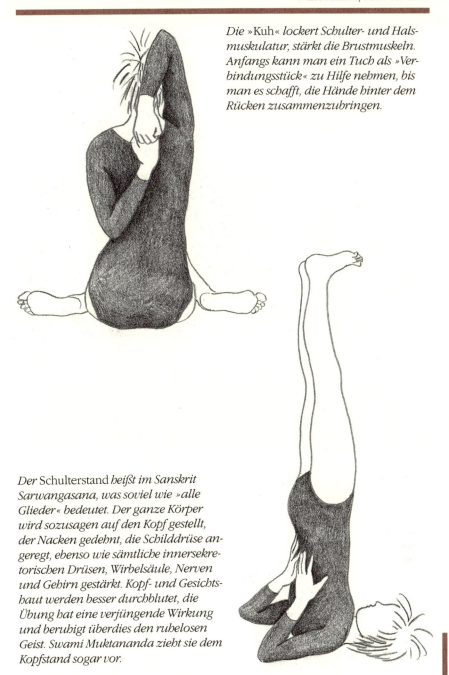

Die »Kuh« lockert Schulter- und Halsmuskulatur, stärkt die Brustmuskeln. Anfangs kann man ein Tuch als »Verbindungsstück« zu Hilfe nehmen, bis man es schafft, die Hände hinter dem Rücken zusammenzubringen.

Der Schulterstand heißt im Sanskrit Sarwangasana, was soviel wie »alle Glieder« bedeutet. Der ganze Körper wird sozusagen auf den Kopf gestellt, der Nacken gedehnt, die Schilddrüse angeregt, ebenso wie sämtliche innersekretorischen Drüsen, Wirbelsäule, Nerven und Gehirn gestärkt. Kopf- und Gesichtshaut werden besser durchblutet, die Übung hat eine verjüngende Wirkung und beruhigt überdies den ruhelosen Geist. Swami Muktananda zieht sie dem Kopfstand sogar vor.

WER HEILT, HAT RECHT

Diese Übung vertreibt Winde aus dem Körper. Sie massiert die Eingeweide, streckt den Rücken.

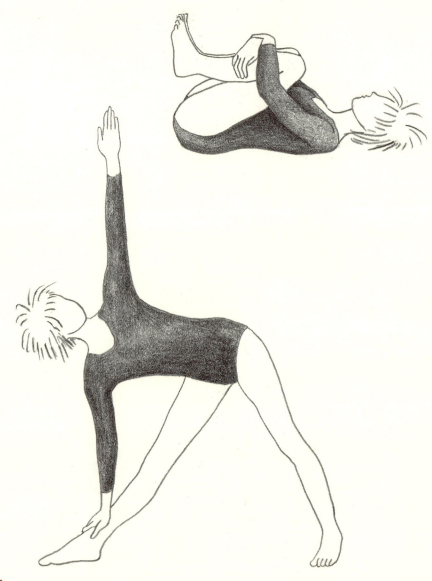

Die Triangel-Haltung *bewirkt eine Streckung des gesamten Körpers, ein Sichöffnen von Brustraum und Hüften und eine Kräftigung der Beinmuskulatur.*

WER HEILT, HAT RECHT

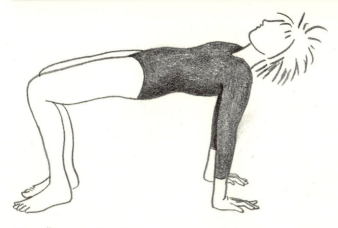

Diese Übung kräftigt Bein- und Armmuskulatur.

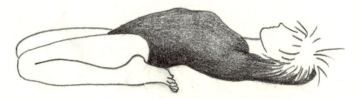

Eine hervorragende Entspannungsübung.

Der Pflug *wird den Menschen mit hohem Blutdruck statt des Schulterstandes empfohlen. Sonst übt der Pflug ähnliche Wirkungen aus wie der Schulterstand.*

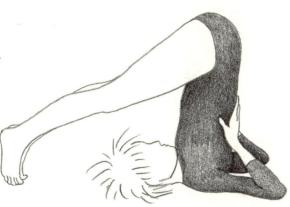

WER HEILT, HAT RECHT

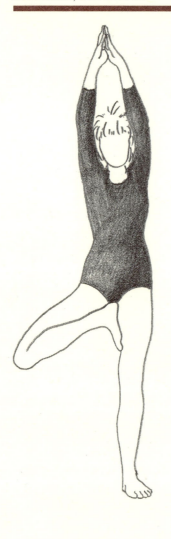

Der Baum *ist die Übung zur Stärkung der Willenskraft. Die Baumstellung kräftigt die Beinmuskeln, beruhigt den Geist und fördert die Konzentrationsfähigkeit.*

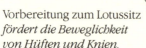

Vorbereitung zum Lotussitz *fördert die Beweglichkeit von Hüften und Knien.*

WER HEILT, HAT RECHT

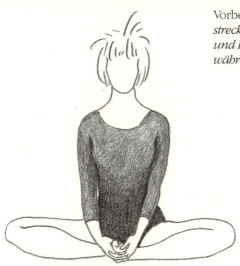

Vorbereitung zum Lotussitz *streckt die Oberschenkel, lockert Hüften und Knie. Hervorragende Übung während der Schwangerschaft.*

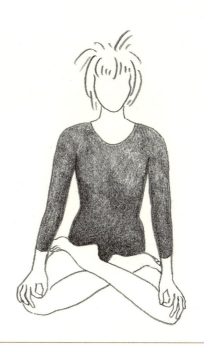

Der perfekte Lotussitz, die ideale Stellung zum Meditieren.

WER HEILT, HAT RECHT

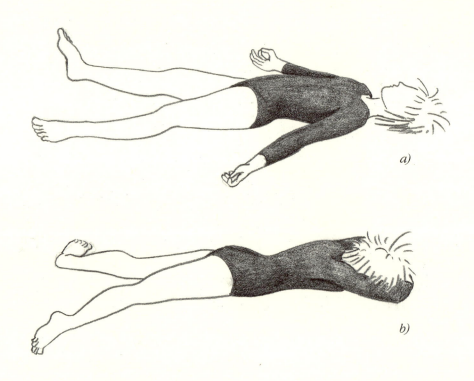

Zwei Übungen zum Entspannen:
die Totenstellung (Abb. a),
die Krokodilstellung (Abb. b).

Wer lieber auf dem Rücken liegt, wird die erste wählen, wer lieber auf dem Bauch liegt, die zweite.
Im Gegensatz zu den dynamischen Übungen wird hier die vollkommene Entspannung durch Bewußtmachen jedes einzelnen Körperteils angestrebt. Man löst jeden einzelnen Körperteil, indem man bei den Zehen beginnt, Füße, Beine folgen läßt bis zu den Hüften, dann kommen Finger, Hände, Arme und Schultern dran. Danach wird die Konzentration auf den Leib gerichtet, schließlich werden die Muskeln von Hals und Nacken, im ganzen Kopfbereich und im Gesicht entspannt. Diese Entspannungsübung bildet den Abschluß der »Asanas« (Körperhaltungen) und empfiehlt sich auch abends zum besseren Einschlafen.

Bleiben Sie
schön gesund

Bei einem alten Runzelweib hilft eben auch die beste Kosmetik nichts!«
schrieb triumphierend eine Frau, die sich geärgert hatte, daß ich mich
in einer Fernsehsendung als Mutlangen-Blockiererin bekannte.
Können Sie sich diesen Satz an einen Mann gerichtet vorstellen? Wohl
kaum. Immer noch herrscht das alte Vorurteil, eine Frau müsse ihr Leben
lang jung aussehen. Den Mann dagegen machen Falten und graue Schläfen
unwiderstehlich. Im »Spiegel« stieß ich vor Jahrzehnten auf zwei sehr
bezeichnende Formulierungen. Einmal war die Rede von der »alternden
Brigitte Bardot«, 33 Jahre, ein andermal von dem »jungen Pater Soundso«,
45 Jahre.
Der Herr Pater ist mit 45 jung, die Frau Bardot mit 33 eine Alternde! Oft
sind es gerade die Frauen, die boshaft konstatieren, wie alt die oder die
doch geworden sei. Bei Schauspielerinnen fällt das Urteil besonders
unbarmherzig aus, die haben jung und schön zu bleiben bis in alle
Ewigkeit. Und lassen sich deshalb besonders häufig liften – obwohl in
Amerika das Gesichtsliften auch bei Männern gang und gäbe ist.
Warum auch nicht! Ich hätte allerdings Angst vor der Prozedur, vor allem
vor Narben, die zusätzliche Störfelder bilden – dazu käme die Sorge,
nachher schiefer auszusehen als vorher, was an einigen Leinwandgrößen
ja deutlich erkennbar ist, wo plötzlich eine Backe unter dem Auge sitzt.
Und hört man nicht von manchen Heroinnen auch den Ausspruch: »Ich
habe ein Recht auf meine Falten, habe ich doch ein Leben gebraucht, um
sie zu kriegen? Wie das Leben mich herumgewirbelt hat, soll denn das
alles ausgewischt sein aus meinem Gesicht?«
Ich neige zu der Kategorie, die so denkt. Und wurde bereits mißtrauisch,

wenn ich, als ich mir noch die Haare dunkelbraun färbte, immer wieder hörte: »Sie verändern sich ja gar nicht!« Da konnte doch irgend etwas nicht stimmen mit mir. Und so war es denn auch. Altern und Falten kamen nicht still und heimlich auf leisen Sohlen, sondern schubweise, als ich das Leben mehr an mich heranließ. Und diese Spuren soll ich aus meinem Gesicht löschen? Ich denke nicht daran!

Was natürlich nicht ausschließt, daß ich mich bemühe, so gut wie möglich auszusehen, so gut wie möglich in Form, so schlank und geschmeidig wie möglich zu bleiben, ohne Selbstkasteiung.

In diesem Kapitel finden Sie einige Anregungen, die Sie schön gesund erhalten.

Sind Edelsteine nur ein Schmuck?

Ich bin eine Frau, die sich nicht sehr für Kleidung und Schmuck interessiert. Die wenigen Schmuckstücke, die ich in meiner Filmzeit kaufte, trage ich so gut wie nie, und da ich immer (zuviel) arbeite, neige ich dazu, mir morgens das nächstbeste Kleidungsstück überzustülpen und dann nicht weiter darüber nachzudenken. Es sei denn, ich muß mich aus beruflichen Gründen feinmachen.

Zu meinem 60. Geburtstag bekam ich einen wunderschönen großen Bergkristall geschenkt, dazu das Buch von Mellie Uyldert »Verborgene Kräfte der Edelsteine«. Ich habe mich festgelesen. Und mir vorgenommen, mich in Zukunft ein bißchen mehr zu schmücken. Schöne Stoffe, Farben und auch edle Steine haben ganz sicher eine größere Bedeutung, als nur das Äußere der Trägerin oder des Trägers zu verschönern. Sie wirken auch auf die Seele, wie jeder Farbpsychologe zu berichten weiß.

Wie arm sind wir Heutigen doch, die wir um die verborgenen Fähigkeiten der Natur so wenig wissen – wie reich waren die Menschen früher, denen die Kräfte und Heilwirkungen z. B. der Edelsteine vertraut waren.

Könige und Königinnen, Fürsten und Fürstinnen waren mit edlen Metallen und Steinen behängt nicht nur zur Zierde, sie wußten auch um die enorme Kraft, die von ihnen ausgeht. So ein juwelengeschmücktes Herrscherpaar soll eine regelrechte Kraftbatterie für das Volk gewesen sein. Von den Reichen wurden Edelsteine sogar pulverisiert und als Heilmittel

BLEIBEN SIE SCHÖN GESUND

eingenommen: Smaragde, Rubine, Bergkristall, Perlen. Vornehme ägyptische Damen hatten in ihren Schminkschatullen eine Schale mit feingestampftem und mit Fett vermischtem Malachit als Schönheitscreme. Sie färbten ihre Augenlider und sogar ihr Haar damit.

Genau wie alles in der Natur, so besteht auch der Stein aus Schwingungen. Kluge Menschen wußten diese Schwingungen seit jeher zu nutzen. So soll der Bergkristall Erdstrahlen unschädlich machen; eine Kette aus Blutkorallen mit Goldschloß, wie sie sich früher die Bäuerinnen und Fischersfrauen zur Hochzeit wünschten, gegen Blutarmut schützen; der schwarze Onyx im Menschen das abstrakte Denken, den Ernst und die Selbstbeherrschung stärken; gegen Depressionen schützt ein Granat und gegen Trunksucht der Amethyst, den man auf dem Nabel trägt – das Wort bedeutet sogar A-Methyl = Anti-Alkohol, wobei es wahrscheinlich von dem Wort Met, dem berauschenden Honiggetränk, herrührt. Bei Schlaflosigkeit streicht man mit dem Amethyst über die Schläfen. Er soll weiter gute Dienste leisten gegen Wut, Angst und Hysterie.

Alles gar nicht mehr so unwahrscheinlich, wenn man sich klarmacht, daß der Bergkristall aus Kieselsäure besteht, die bekanntlich zur Festigung von Rücken und Bandscheiben nötig ist; daß andere Steine Magnesium enthalten, das Herz und Leber stärkt, Seele und Körper entkrampft. Der entsprechende Stein wird auf die verspannte oder schmerzende Stelle gelegt oder gebunden und Tag und Nacht getragen.

Perlen wiederum sind der ideale Kalklieferant. Falls Sie eine solche besitzen, können Sie mittels Ihrer Perlenkette einen Kalkmangel ausgleichen. Wobei aber auch Perle nicht gleich Perle ist. Hildegard von Bingen schwört auf Flußperlen, rät dagegen von Perlen, die aus dem Meer kommen, ab. Sozusagen eine frühe Ganzheitsmedizinerin, hat Hildegard von Bingen in ihrer Edelsteinmedizin Steine immer im Ganzen verwendet – mit Ausnahme des Berylls, den sie pulverisiert als Gegengift einsetzte.

Sie verordnete z. B. den Bergkristall zur Stärkung der Augen: »Wem sich die Augen umfloren, der wärme einen Bergkristall in der Sonne und lege den warmgewordenen oft auf die Augen. Weil seine natürliche Art vom Wasser stammt, zieht er die Unsäfte aus den Augen, und so wird der Betroffene besser sehen.«

Gegen Melancholie empfiehlt sie das häufige Betrachten des Onyxsteins. »Wenn du von Traurigkeit bedrückt bist, schaue den Onyx aufmerksam an

261

BLEIBEN SIE SCHÖN GESUND

und lege ihn auch bald in deinen Mund, und deine Traurigkeit wird weichen.«

Für Kundige besteht ein Zusammenhang zwischen Tierkreiszeichen und Edelsteinen. Durch das Erkennen gleicher Schwingungen in einem Planeten, einem Menschen und einem Edelstein kann der Kenner feststellen, welcher Stein zu welchem Menschen paßt. Soll der Stein Glück bringen, dient er als Talismann – soll er Unheil abwenden, dient er als Amulett.

So wird dem Stier-Geborenen der blaue Saphir und der Lapislazuli zugeordnet, dem Fisch der Amethyst, Opal und Mondstein, dem Skorpion Granat, Blutstein und Beryll. Sie glauben nicht an solchen Hokuspokus wie Astrologie? Dann hören Sie mal, was der berühmte griechische Arzt Hippokrates gesagt hat:

»Ein Arzt, der nicht gleichzeitig auch Astrologe ist, ist kein Arzt!«

In dem schon erwähnten Buch »Verborgene Kräfte der Edelsteine« wird von Steinen berichtet, die sich für ihre kranke Trägerin regelrecht »aufgeopfert«, ihre Krankheit übernommen haben sollen: Sie sind verblaßt oder gesprungen.

Das Buch ist so spannend geschrieben, daß ich es in einem Zuge durchgelesen habe. Ich, die ich normalerweise zu ungeduldig bin, um mehr als 20 Seiten in einem Stück zu bewältigen! Sie werden erst recht ein Edelstein-Fan werden, wenn Sie sich dazu noch das Buch »Die Edelsteinmedizin der heiligen Hildegard« von Dr. Gottfried Hertzka und Dr. Wighard Strehlow (s. Literaturverzeichnis) zu Gemüte führen, dem ich die Passagen über Hildegard entnommen habe.

Farbe bekennen in der Kleidung

In »meinem« Ashram in Indien (siehe Meditation), beim täglichen fünfstündigen Gemüseputzen, drehte sich das Gespräch, wie sollte es anders sein, vor allem um die vielgepriesene Selbstfindung und die Fortschritte, die jeder von uns beim Meditieren machte. Eines Tages jedoch schnitt ich das Thema Schönheit an.

Wie kommt es, wunderte ich mich, daß alle Frauen hier so schön sind? Nicht nur die Inderinnen mit ihrer Samthaut, ihren farbenprächtigen

BLEIBEN SIE SCHÖN GESUND

Saris, ihren silber- oder goldreifgeschmückten Armen und Füßen, nein, auch die meist blassen, freudlos wirkenden Europäerinnen machten eine wundersame Metamorphose durch, je länger sie vom Zauber dieses Paradieses gefangen genommen wurden.

»Du hast dich auch schon verändert, seit du hier bist!«, behauptete Ursula, die Physikerin. »Je mehr du zu deinem Selbst findest, desto glücklicher wirst du – schließlich hörst du ganz auf zu suchen, ruhst total in dir selbst, brauchst keine Ergänzung von außen mehr. Um diesen Zustand zu erreichen, muß man meditieren – aber auch den Körper, den Tempel der Seele, pflegen und schmücken! Du hast da ein bißl ein Nachholbedürfnis, ich weiß. Tu dir mal was Gutes! Geh in den Schönheitssalon, laß dir eine Schönheitsbehandlung machen. Da gibt es eine tolle Amerikanerin, die stellt dir die Farben zusammen, die für deinen Typ richtig sind.«

Gehört, getan. Schnurstracks meldete ich mich an. Nach Jahren, in denen ich mir kaum Zeit für mich gegönnt hatte, ließ ich mir alles angedeihen, was es gab: Eine Pediküre, eine Maniküre und dann die entspannende, wohltuende Gesichtsmassage. Fühlte mich wichtig, geliebt und schön.

Als ein Mensch, der sein Leben lang Komplexe gehabt und sich immer häßlich gefühlt hat (was mir zwar selten jemand abnimmt, es ist aber so!), traue ich mich in westliche Etablissements dieser Art nur nach Überwindung hinein. Die elfenhaft erscheinenden Wesen, die dort wirken, signalisieren mir schon durch ihr Aussehen, daß bei mir Hopfen und Malz verloren ist.

Im Ashram-Salon dagegen fühlte ich mich behandelt, als sei ich eine Göttin, als sei noch alles möglich. Die Amerikanerin Lilian war mir schon aufgefallen ihres besonders aparten, sensiblen Aussehens wegen. Ich mußte lachen, sie geriet geradezu in Euphorie, so toll fand sie mich. Meine grauen Haare, meine tiefgründigen Augen – »was, der große Mund ist doch schön! Du mußt betonen, was du hast. Du brauchst klare, kühle Farben, starke Kontraste, aber keine scharfen Ecken oder geometrische Muster – huh, wie gräßlich!« Damit legte sie, das Gesicht zu einer schmerzhaften Grimasse verzogen, ein Farbmuster beiseite, das ihr nun überhaupt nicht für mich gefiel, mir übrigens auch nicht. Ungefähr hundert Stoffstücke hielt sie an mein Gesicht, rote, blaue, grüne, die ganze Farbskala. Die Hälfte wurde verworfen, die andere Hälfte für gut befunden. Das Erstaunliche war, alle für mich ausgesuchten Farben harmonier-

BLEIBEN SIE SCHÖN GESUND

ten auch untereinander, ob rot oder grün oder violett, ich konnte sie mir gut in meinem Kleiderschrank vorstellen. »Gib alles weg, was nicht in diese Skala paßt. Du hast die Sachen sowieso lange nicht getragen, hab ich recht?« fragte Lilian.

Sie hatte recht. Wenn ich schon, selten genug, losziehe, um mir etwas Neues zum Anziehen zu kaufen, habe ich zwar meistens eine genaue Vorstellung von Farbe und Form; die Verkäuferin redet mir aber so lange ein, die gewünschte Farbe sei gerade nicht »in« oder gerade »out«, daß ich schon ihr zuliebe abziehe mit etwas, das ich ungern oder nie trage. Mit Lilians Farbenkarte jedoch – sie hat mir von jedem ausgesuchten Stoff ein kleines Muster in eine Karte geklebt – marschiere ich ab jetzt zielstrebig ins Geschäft, weise sie vor, sage: nur diese Farben, nichts anderes kommt in Frage – und gehe wieder raus, wenn ich das nicht kriege.

Einfach – und auf die Dauer billiger. Ich kaufe nichts Falsches mehr.

»Raffiniert, sophisticated und elegant« will Lilian mich sehen – wenn Schmuck, dann ein einzelnes Stück, möglichst oval, Gürtel z. B. mit ovaler Schnalle, gute Stoffe, einfache Schnitte – »und vergiß nie«, hat sie dazu geschrieben: »The wardrobe is a facility, a vehicle for your own silent communication.« Was ich in etwa so interpretiere: Die Garderobe hat für mich doch nur ein Transportmittel zu sein.

Die Farbenberaterin, in Amerika schon gang und gäbe, findet auch in unseren Städten immer mehr Anklang. In Salzburg hat eine junge Frau einen Beruf daraus gemacht, Frauen mit wenig Zeit die Garderobe zusammenzustellen. Sie kommt ins Haus, auch abends, schaut sich den Kleiderschrank an, zieht dann durch die Geschäfte, die sie natürlich in- und auswendig kennt, und kehrt am nächsten Tag mit den Stücken zurück, die sie als Ergänzung für geeignet hält, so daß frau in Ruhe aussuchen und verwerfen kann.

Keine schlechte Idee (sofern man es sich leisten kann oder will), wenn ich daran denke, wieviel Rennerei und Nervenkraft und Zeit gerade die Berufstätige sparen kann – abgesehen von den Komplexen, die man unweigerlich kriegt, sieht man sich im Laden neben der todschicken Verkäuferin stehen.

In diesem Zusammenhang möchte ich auf ein neues Buch von Stephanie Faber hinweisen, es heißt »Mein Farbenbuch«, ein Ratgeber über den Zusammenhang zwischen Farbe und Mensch, über die Heilkraft der

BLEIBEN SIE SCHÖN GESUND

Farben, über Chemie- und Naturfarben – nicht zu vergessen die kritische Betrachtung dessen, was wir Menschen häufig mit Farben anrichten. Auch Stephanie führt Testfarben zur Identifizierung der Hautfarben an. Sie wissen endlich, ob Sie ein Frühlings-, Sommer-, Herbst oder Wintertyp sind, können nach den Gesetzen des Goldenen Schnittes sogar ausrechnen, wie weit Sie von den Idealmaßen abweichen, die der Grieche Pythagoras als ideale Proportionen des »schönen Menschen« aufgestellt hat:

»Der kleine Teil muß in demselben Verhältnis zum großen Teil stehen wie der große zum Ganzen.«

Bitte nun aber keine neuen Komplexe kriegen, wenn das bei Ihnen nicht der Fall ist! (Ich rechne gar nicht erst nach!)

Alternative Haarpflege

Um gleich die immer wieder gestellte Kernfrage zu beantworten: Es gibt sie nicht, die natürlichen Haarfärbemittel.

Der Figaro kann tönen und spülen mit Henna und Brennessel – aber zum Färben braucht es nach wie vor die Chemie. Sagt der Landesinnungsmeister der Friseure Österreich, Kammerrat der Handelskammer Salzburg, Erich Werfer, während er meine grauen Haare mit Heidelbeeren traktiert. Die getrockneten Heidelbeeren hat er einfach in Wasser eingeweicht, mit einem Wattebausch wird der blaue Saft aufgetragen, damit ein durch Sonneneinwirkung entstandener Gelbschimmer verschwindet. An den Wänden bunte Fotos von Kamille, Melisse und Valeriana, chemische Formeln.

Der Salon Werfer hat sich zum Ziel gesetzt, den schönsten Schmuck, das Haar, mit natürlichen Produkten wie Henna, Arnika, Brennessel und vielem mehr zu verwöhnen. Die Haardiagnose mit Bildschirm-Mikroskop und Haaranalysegerät gehört dazu. (Werfer war es auch, der die treibstofflosen Sprayflaschen in Österreich propagierte.) Aber die beste Behandlung von außen bleibt wirkungslos, wenn die richtige Ernährung von innen fehlt. Und so bekommt die Kundin zum Abschied ein Blatt in die Hand gedrückt über Vollwertkost! Tochter Claudia ist übrigens Gesundheitsberaterin.

265

BLEIBEN SIE SCHÖN GESUND

Können chemische Haarfarben nun Krebs verursachen oder nicht? Coiffeur Werfer kennt Frauen, die sich jahrzehntelang die Haare färben und kerngesund sind. Auch hier wird es wohl wieder die berühmte Dosis sein...

Bedenklich stimmt allerdings eine Warnung, die ausgerechnet – dankenswerterweise! – von einem der großen Hersteller von Präparaten für Haarfärbe- und Dauerwellmittel stammt.

Die Präparate würden unter normalen Bedingungen nur in äußerst geringen Mengen über die Haut resorbiert, berichtet die Herstellerfirma, vertritt aber dennoch die Ansicht, daß Frauen während der Schwangerschaft sowohl auf Färben der Haare wie Dauerwellen verzichten sollten, und zwar, weil »durch mögliche allergische Reaktionen im Bereich der Haut durch Allergen-Antikörper-Reaktionen Mittlersubstanzen von Histamincharakter freigesetzt werden können, die an einem in erhöhter Reaktionsbereitschaft befindlichen Uterus Blutungen, Wehen oder sogar einen Abort auslösen könnten.«

Aus der Phytotherapie wissen wir, daß über die Haut mehr resorbiert wird als durch die Atemluft. Eigentlich ein Grund, von Haarefärben und Dauerwelle überhaupt Abschied zu nehmen – auch ohne Schwangerschaft. Da ich aber weniger aus Gesundheits- als aus Tierschutzgründen aufgehört habe, mir die Haare im dunkelbraunen Naturton nachzufärben, weil nämlich für Haarfärbemittel immer noch Tierversuche gemacht werden, erübrigt sich sowieso die Spekulation, ob vielleicht ein sanftes Braun doch ein bißchen jünger, weicher, attraktiver machen würde...

Und so sieht meine Haarpflege heute aus: Zum Waschen benutze ich das nach dem Rezept von Stephanie Faber selbstfabrizierte Shampoo. Einmal im Monat gönne ich meinem Haar eine Kur, abwechselnd die Schlüsselblumen- und die Huflattich-Kur.

So wirds gemacht:

Haarshampoo
Schalen von 2 ungespritzten Zitronen
¾ Liter destilliertes Wasser
10 Gramm Pottasche
50 Gramm weiße Schmierseife (Silberseife)
50 Gramm Alkohol (70%)
2 Kaffeelöffel Zitronenöl

BLEIBEN SIE SCHÖN GESUND

Die beiden Zitronen unter heißem Wasser waschen und die Schalen hauchdünn abschälen. Das destillierte Wasser in einem hochrandigen Topf zum Kochen bringen. Mit einem Viertelliter des kochenden Wassers die Zitronenschale übergießen und 20 Minuten bei bedecktem Topf ganz schwach sieden lassen. Danach die goldgelbe Flüssigkeit durch ein Küchensieb abseihen. In das restliche kochende Wasser gibt man die Schmierseife, und sobald sie sich gelöst hat, fügt man die Pottasche hinzu. Alles 30 Minuten köcheln lassen, wodurch sich die Seifenlösung auf einen Viertelliter reduziert. Vom Feuer nehmen und mit der Zitronenabkochung vermischen. Abkühlen lassen. Das Zitronenöl im Alkohol lösen und dem abgekühlten Shampoo beifügen. Füllen Sie das Zitronenshampoo in eine Flasche und schütteln Sie nochmals tüchtig durch. Da das Shampoo relativ flüssig ist, eignet sich auch eine Flasche mit Spritzverschluß.

Anwendung und Wirkung: Das mandarinenfarbige Shampoo verbreitet einen erfrischenden Duft, und das Kopfwaschen damit ist eine wahre Freude. Erwarten Sie keine Schaumberge wie bei den auf Detergentienbasis aufgebauten käuflichen Shampoos, welche das Haar viel zu stark auslaugen.

Nachdem das Haar nach der zweiten Wäsche gründlich mit Wasser gespült wurde, muß der Haarwäsche eine saure Spülung folgen. Diese Spülung ist Bestandteil der Haarwäsche mit seifenbasiertem Haarshampoo, um alle Kalk- und Seifenschleier aus dem Haar zu lösen. Spülen Sie das Haar nach der Wäsche mit in Wasser verdünntem Obstessig oder Zitronensaft. So bekommt es duftende Frische und schönen Glanz. Wieviel Obstessig oder Zitronensaft Sie in die letzte Spülung geben, hängt vom Kalkgehalt des Wassers Ihrer Gegend ab. Je kalkhaltiger das Wasser, desto konzentrierter muß die Spülung sein.

Eine Leserin aus dem Schwarzwald hat mir die Rezepte für die Schlüsselblumen- und die Huflattich-Kur zugeschickt. Hier sind sie:

Schlüsselblumen-Kur
20 Gramm getrocknete Schlüsselblumen (aus der Apotheke)
½ Liter Wasser
2 Eigelb

BLEIBEN SIE SCHÖN GESUND

Die Schlüsselblumen mit dem kochenden Wasser überbrühen, 20 Minuten ziehen lassen. Abseihen. 4 Eßlöffel dieses Tees mit 2 Eigelb verrühren. Mit den Fingern auf Haar und Kopfhaut auftragen. Ca. 1 Stunde einwirken lassen. Dann mit Wasser aufschäumen, auswaschen und mit dem restlichen Schlüsselblumensud nachspülen.

Huflattich-Honigkur
10 Gramm Huflattich (aus der Apotheke)
½ Liter Wasser
2 Eigelb
1 Teelöffel Honig

Huflattich mit dem kochenden Wasser überbrühen. 30 Minuten ziehen lassen, abseihen. 4 Eßlöffel dieses Tees mit 1 Eigelb und dem Honig gut verrühren. Mit den Fingern auf Haar und Kopfhaut auftragen und etwa 1 Stunde wirken lassen. Mit dem zweiten Eigelb und Wasser aufschäumen und gründlich spülen.
Beide Kuren wirken hervorragend, vor allem bei regelmäßiger Anwendung. Haben Sie nicht genügend Zeit, hilft, besonders bei spröden Spitzen, auch die

Schnellkur
1 Eigelb
2 Eßlöffel kaltgepreßtes Pflanzenöl

Das Öl langsam unter das Eigelb rühren, so daß eine Mayonnaise entsteht. Die Mayonnaise vor der Haarwäsche in die trockenen Spitzen einmassieren. Einziehen lassen, solange Sie Zeit haben, dann das Haar normal waschen.
Und wie ist es mit einem natürlichen Festiger? Die haarfestigende Wirkung von Bier ist bekannt, nach der letzten Spülung wird eine Handvoll Bier gleichmäßig auf das Haar verteilt. Weniger bekannt, aber angenehmer, wen der Bierduft stört, ist die Honigmethode.

BLEIBEN SIE SCHÖN GESUND

Honigfestiger
1 Kaffeelöffel reiner Bienenhonig
¼ Liter warmes Wasser
1 Spritzer Obstessig

Den Honig im warmen Wasser auflösen, den Obstessig zugeben. In Kopfhaut und Haar einmassieren. Die Menge ist für halblanges Haar berechnet, bei kurzem nehmen Sie entsprechend weniger. In warmem Wasser gelöst, verliert Honig seine Klebrigkeit – aber Vorsicht, beim erstenmal nahm ich zuviel und mußte mit der Haarwäsche von vorn beginnen!
Mit natürlichem Shampoo waschen, mit dem Honigfestiger festigen und ab und zu eine Kurpackung – das ist alles, was ich für meine Haare tue, um sie gesund, kräftig und glänzend zu erhalten.
Und eins kann man sich gar nicht oft genug klarmachen: Alle Pflege von außen nützt nichts, wenn die Pflege von innen fehlt, nämlich die richtige Versorgung mit Vitaminen und Mineralstoffen. Das heißt, vor allem im Frühling Brennesseln essen und nochmals Brennesseln essen, am besten roh, als Salat. Sind sie einmal zerhackt, brennen die feinen Härchen nicht mehr.

Hätten Sie das gewußt?
100 Gramm Orangen enthalten 12 mg Vitamin C
100 Gramm Kopfsalat enthalten 13 mg Vitamin C
100 Gramm Brennesseln enthalten 200 – 300 mg Vitamin C!

Für jeden Haartyp ist ein Kraut gewachsen!
Meister Werfer empfiehlt Brennessel für fettes Haar, Arnika für trockenes Haar, Rosmarin gegen Schuppen, Henna für feines angegriffenes Haar.
Und als wahre Wohltat für die Kopfhaut zum Beruhigen und Pflegen ein

Klettenwurzel-Haarwasser
10 g Klettenwurzel
100 Gramm Alkohol (70%), beides aus der Apotheke

BLEIBEN SIE SCHÖN GESUND

Die getrockneten Klettenwurzelteilchen in ein Glas mit breiter Öffnung geben und mit dem Alkohol übergießen. Etwa 2 Wochen an einem warmen Platz stehen lassen, öfter durchschütteln. Dann die Tinktur abseihen und durch ein Mulltuch klarfiltern. In einer dunklen Flasche aufbewahren.

Übrigens: Neigen Sie – wie ich – dazu, selbst mit der Schere an Ihre Haare zu gehen und einen Kahlschlag anzurichten?
Als mir das vor kurzem wieder passierte, erklärte mir eine Psychologin diese Vorgehensweise als nicht nach außen ausgelebte, sondern nach innen gerichtete Aggressionen. Sie hatte recht. Ich hatte, wieder einmal der Harmonie wegen, tagelangen Unmut über Verhaltensweisen lieber, naher Menschen hinuntergeschluckt.
Tip: Wer zur Schere greifen will, sollte vorher lieber die womöglich längst fällige Aussprache herbeiführen – dann bleiben die Haare vielleicht sogar dran!

Innen gesund – auch außen schön

In meiner Film- und Theaterzeit habe ich mich an die Schönheitstiegel der großen Kosmetikfirmen gehalten – bis ich von den Tierversuchen erfuhr, die die meisten Hersteller oder zumindest die Lieferanten der Rohstoffe und Konservierungsmittel nach wie vor vornehmen. Mein Entsetzen über diese Greuel war so stark, daß ich zunächst beschloß, meine Haare nicht mehr zu färben, und nach anderen Kosmetika suchte.
Da war nun guter Rat teuer – denn die meisten der großen bekannten Firmen führen entweder selbst Tierversuche durch oder ihre Lieferanten von Rohstoffen und Konservierungsmitteln tun das. Der deutsche Tierschutzbund hat inzwischen eine Liste erstellt, aus der klar hervorgeht, in welche Rubrik die Firmen gehören. Bitte fordern Sie diese Liste an, boykottieren Sie die Firmen, die immer noch Tierversuche durchführen oder durchführen lassen, und kaufen Sie nur Produkte der Firmen, die seit mindestens 5 Jahren tierversuchsfrei arbeiten. Da selbst für Kamille oder

BLEIBEN SIE SCHÖN GESUND

Sesamöl irgendwann einmal Tierversuche gemacht worden sind, und das Wort »tierversuchsfrei« streng genommen falsch ist, hat man sich auf den Wortlaut »Tierversuchsfrei nach den Richtlinien des Deutschen Tierschutzbundes« geeinigt.

Es dauerte nicht lange, bis ich mir meine Kosmetik selbst zubereitete – nach den wunderbaren Büchern von Stephanie Faber (siehe Literaturverzeichnis). Die Cremes werden frisch angerührt, ohne Konservierungsmittel, größere Mengen im Kühlschrank aufbewahrt – eine Creme mit Mandelöl für den Winter, eine mit Sesamöl für den Sommer, damit kam ich jahrelang gut über die Runden.

Neugierig wurde ich dann aber doch, als ich von einer Kosmetikrichtung mit dem Namen Phyto-Bio-Dermie hörte. Man lernt doch nie aus! Phyto klingt nach Pflanzen, Bio nach lebendig und Derm . . . hat mit Haut zu tun. Renate Weinsberger, selbst das beste Aushängeschild für ihre Produkte, fragte zunächst nach meinem genauen Geburtsdatum. Am Anfang einer Behandlung steht, erfuhr ich staunend, ein Computer-Gutachten über meinen energetischen Bio-Rhythmus, zusammengestellt nach der chinesischen Yin-Yang-Lehre. Aus dieser geht hervor, welche Schwachstellen mein Organismus tendenziell aufzuweisen hat und welche Funktionen gestärkt werden müssen, damit die Organe untereinander harmonisch arbeiten. An der Rötung unter den Wangenknochen, die mich seit eh und je ärgert, sind Magen und Milz schuld, weiß ich nun. Keine Bange, niemand muß resignieren. Die Energieströme im Körper lassen sich harmonisieren, da gibt es Yin- und Yang-Cremes. Ebenso wie in Handfläche und Fußsohle, haben die wichtigsten Organe auch im Gesicht verteilt ihre Reflexzonen. Auch im Gesicht malt sich ab, wie die Energie im Körper fließt, wo sie gestört ist.

Ebenso wie bei ganzheitlicher Medizin geht es auch bei ganzheitlicher Kosmetik nicht darum, frischen Putz auf die Symptome, also Falten, Rötungen etc. zu kleistern, sondern einen Anstoß zur inneren Heilung zu geben.

»Nur ein Drittel unserer Gesundheit beruht auf Ererbtem, aber je ein Drittel auf der Nahrung und dem, was und wie wir einatmen«, macht Renate klar. Und daß die Haut schön ist, die einen durch und durch gesunden Organismus bedeckt. Die Haut ist die Leinwand, auf die die Organe, mehr oder weniger gesund, ihre »Bilder« werfen. »Kein Pickel

271

ohne Ursache innen!« sagt Renate. »Vor allem ist es wichtig zu wissen, wo
die Störungen sitzen, um sie dann von innen und außen angehen zu
können.«

Von innen z. B. mit Verzicht auf Fleisch, Zucker und (zu viele) Eier: Diese
drei führen zu den stärksten Verschlackungen, die sich dann als Unreinheiten – Pickeln, Schuppen, Cellulitis und anderen Unschönheiten –
äußern.

Oder auch Nikotin: Das drosselt über die Lunge die Sauerstoffzufuhr
natürlich auch zur Haut. Die Zellregeneration leidet – das Ergebnis ist die
schlecht durchblutete graue Nikotiniker-Haut.

Damit die Kur von innen durch die Kur von außen unterstützt wird, enthält
Renates Serie lauter Pflanzenpräparate, außer Kräutern aller Art auch
Algen aus dem Meer. Weil die Zusammensetzung des Meerwassers quali-
tativ fast »baugleich« unserem Blut ist, sind Algenpräparate besonders
effizient.

Alle »Körperpartien« in meinem Gesicht können mit den geeigneten
Präparaten nach dem Yin-Yang-Prinzip entsprechend den Meridianen
energetisch harmonisiert werden, und das nicht nur zur Sommerzeit –
denn auch die Jahreszeiten spielen für die Hautpflege eine Rolle. Klar, im
Winter tragen wir keinen Bikini, im Sommer keinen Wollmantel. Genauso
braucht auch die Haut für jede Jahreszeit etwas anderes zum Anziehen,
eine andere Pflege. Es gilt, Haut-Biochemie zu lernen... Im Frühling
beispielsweise führt die neue starke Energie der Natur, wenns draußen
sprießt, auch bei vielen Hauttypen zum Sprießen: Mitesser und Pickel
beruhen auf verstärkter Talgabsonderung, ein Zeichen, daß Leber und
Gallenblase in ihrer Arbeit überfordert sind. »Was der Körper nicht
über sein Entgiftungsorgan Leber bewältigen kann, scheidet er über
die Haut aus«, sagt Renate unerbittlich. Nach der Yin-Yang-Lehre ist
für diese Jahreszeit der Weizen das ausgleichende Getreide (als Frischkornbrei, als gekeimte Sprossen oder gekocht [siehe auch Kapitel Ernäh-
rung]).

Das Sommergetreide dagegen ist der Mais, weil er mit seinen Yin-
Eigenschaften besonders kühlend wirkt. Denn im Sommer, das weiß
jede(r), der oder die mit Herz und Kreislauf zu tun hat, gibt es oft mehr
hitzebedingte Blutzirkulationsprobleme. Die Sonne, so gut sie unserem
Organismus bei vernünftiger Dosierung tut, zerstört bei übermäßiger

BLEIBEN SIE SCHÖN GESUND

Einstrahlung den natürlichen Säureschutz der Haut (Normalwert 5,6–6,5 pH). Dadurch entstehen leicht Sonnenbrand oder Sonnenallergien. Hier empfehlen sich besondere Cremes, die den pH-Wert wieder herstellen, außerdem entsprechende Lotionen und Seifen sowie kühlende Kräuterextrakte, z. B. von Thymian und Ylang-Ylang. Beim Schwitzen gehen im übrigen viele Mineralsalze verloren, die Haut wird leicht trocken, während die Haare dann besonders fein und weniger voluminös sein können.

Die Transpirationsprobleme, ob sichtbar oder unsichtbar, sind aber mit dem Sommer nicht zu Ende. Gerade der Herbst – klimatisch mit hoher Luftfeuchtigkeit, organisch mit verstärkten Ausscheidungsaufgaben – bewirkt bei weitaus mehr Menschen, als das ahnen, verstärkte Transpiration. So sind z. B. ca. 80% aller »Fetthaar«-Probleme nicht etwa in erhöhter Talgproduktion zu finden, sondern in verstärkter Tätigkeit der Schweißdrüsen. Ein untrügliches Zeichen: Das vermeintliche »Nachfetten« beginnt in der Schläfengegend, wo ein spezieller hitzeregulierender Meridian bei Überwärmung »Wasser« zur Kühlung heranzieht und also Schwitzen bewirkt.

Ebenso wie über die Transpiration geht die Ausscheidung (durch Ausatmen) auch über die Lungen sowie (durch die Verdauung) auch über den Dickdarm vonstatten. Das energetisch ausgleichende Getreide für Lunge und Dickdarm ist der ungeschälte, ungebleichte Naturreis.

Höchste Yang-Anteile vereinigt in sich der Buchweizen, der ja eigentlich gar kein Getreide, sondern eine Knöterichfrucht ist. Er wird energetisch verstärkt dem Winter zugeordnet, weil nun die Körperenergie mehr in der Tiefe läuft und Erwärmung braucht. Sonst kann der winterbedingte Energiemangel Müdigkeitstendenzen begünstigen, die dann als Falten und Gewebserschlaffung sichtbar werden. Jetzt hilft Beleben mit hautstraffenden Kräuterpräparaten wie Minze und erwärmenden Substanzen wie Zimt.

Am Rande:
Jede(r) von uns verfügt über 100 000 km Kapillargefäße – eine Äderchen-Strecke, die 2½mal um die Erde reicht!

BLEIBEN SIE SCHÖN GESUND

Renate hat für mich – nach dem Horoskop! – eine spezielle Pflegeserie zusammengestellt, die tatsächlich super ist – allerdings auch nicht billig (Bezugsadressen im Anhang).

Für den Fall, daß Sie sich aber erst langsam vortasten und zunächst einmal Ihre Cremes selbst rühren wollen, hier meine Winter- und Sommercreme von Stephanie Faber, ferner einige Masken, Badezusätze etc., die ich im Laufe der Jahre erfolgreich ausprobiert habe.

Es gibt kaum ein Kräutlein oder Gemüse, das nicht in irgendeiner Form zu Creme, Gesichtswasser, Packung oder Badesalz verarbeitet, durch seine Fette, Vitamine oder Mineralstoffe eine wohltuende, wenn auch unterschiedliche Wirkung auf Gesichts- und Körperhaut auszuüben vermag. Ich erinnere mich noch genau an einen spöttisch-liebevollen Kommentar zu Stephanie Fabers erstem Buch über selbstgemachte Kosmetik, dessen Unterschrift lautete: Legt Bohnen auf den Busen...

Warum aber nicht wirklich die wunderbaren Schönheitsmittel wiederentdecken, die – einfach hergestellt und noch dazu billig – schon unsere Oma schätzte? Ob Sie nun Gurkenscheiben aufs Gesicht legen oder geriebene Karotten oder feingehackte Petersilie mit süßem Mandelöl vermischt auftragen oder eine Tinktur aus Rosenblüten bereiten – was bereits Frau Pharao verschönte, tut auch und erst recht uns Kindern des 20. Jahrhunderts gut.

Für jede Neuheit in der Kosmetik müssen Tausende von Versuchstieren sterben, nachdem sie vorher täglich, wochenlang, monatelang gequält wurden. Verlangen Sie daher bitte beim Einkauf tierversuchsfreie Kosmetik. Wo es diese Produkte gibt und wer sie herstellt, ist aus der Kosmetikliste ersichtlich, die Sie kostenlos beim Deutschen Tierschutzbund anfordern können (Adresse im Anhang).

Hier einige Anregungen. Ich möchte mich bei allen Einsendern und Einsenderinnen bedanken, die mir in den letzten Jahrzehnten ihre Lieblingsrezepte zugeschickt haben!

BLEIBEN SIE SCHÖN GESUND

Meine Hautcreme
10 g Lanolin anhydrid
5 g Bienenwachs
5 g Kakaobutter
40 g süßes Mandelöl
40 g Rosenwasser (oder destilliertes Wasser)

Die ersten 3 Zutaten werden im Wasserbad unter Rühren erwärmt, bis sie sich gut vermischt haben. Nun das Mandelöl zugeben und alles auf etwa 60 Grad erhitzen. Das Rosenwasser oder destillierte Wasser in einem extra Töpfchen, möglichst aus Porzellan, ebenso erhitzen. Beides vom Feuer nehmen und unter stetigem Rühren mit dem Handrührgerät das Rosenwasser bzw. destillierte Wasser hinzufügen. Auf kleinster Stufe so lange rühren, bis die Creme zu erkalten beginnt. In Töpfchen abfüllen. Ich bereite meist die vierfache Menge zu und stelle die einzelnen Töpfchen bis zum Gebrauch im Kühlschrank kalt.

Im Sommer verwende ich statt des Mandelöls Sesamöl; habe so gleichzeitig eine ausgezeichnete Sonnencreme, mit der ich auch Urlaube in heißer Sonne schadlos überstand, da Sesamöl einen hervorragenden Sonnenschutz bietet.

Masken machen müde Haut munter!

Sie werden, gut verrührt, mit Pinsel oder Spachtel auf die gereinigte Haut aufgetragen, 20–30 Minuten draufgelassen und dann mit lauwarmem Wasser abgewaschen. Sie straffen, glätten und nähren, sind leicht herzustellen und billig. Und enthalten keine Konservierungsstoffe!

Die Eigelb-Olivenöl-Zitronensaft-Maske
zur Ernährung und Straffung der Haut habe ich von Olga Tschechowa. Diese große alte Dame der Filmzeit, die eine eigene Kosmetikserie kreierte und auch ein Buch über Schönheitspflege schrieb, verfügte über einen unglaublich warmherzigen Humor. »Werde nie zu dünn, Kind!« sagte sie einmal zu mir. Ganz im Gegensatz zu Barbara Hutton, die bekanntlich geäußert haben soll, eine Frau könne nie dünn und reich

BLEIBEN SIE SCHÖN GESUND

genug sein... Olga Tschechowa verriet mir einmal im Gespräch ihr Lieblingsrezept für eine Nachspeise und sagte dazu: »...und dann rasple ich leider auch noch Schokolade darüber...«
Und so wird die Maske gemacht:

Olga Tschechowas Schönheitsmaske
1 Eigelb mit einigen Eßlöffeln Olivenöl verrühren und ein paar Tropfen Zitronensaft zugeben. Verfahren wie oben angegeben.

Die Gänseblümchen-Maske für fette, unreine Haut
Eine Handvoll gut gewaschene Blüten und Blätter fein hacken und mit 2 Eßlöffeln Joghurt verrühren. Anwenden wie oben beschrieben. Auch beruhigend für vom Rasieren strapazierte Männerhaut.

Die Apfel-Maske zur Straffung und Durchblutung
Einen halben Apfel fein reiben und mit 3 Eßlöffeln Joghurt mischen. Verfahren wie oben.

Die Avocado-Maske für trockene Haut
Eine Avocado entkernen und das Fleisch mit einer Gabel zerdrücken. Mit einem Eigelb und ein paar Tropfen Zitronensaft verrühren. Verfahren wie oben.

Die Heilerde-Maske zur Straffung
3–4 Eßlöffel Heilerde (für äußerlichen Gebrauch) mit Wasser zu einem dicken Brei verrühren. Verfahren wie oben (oder bis die Heilerde getrocknet ist).

Kartoffelsaft-Maske zur Straffung
Eine Kartoffel durchschneiden und damit Gesichtshaut und Hals einreiben. Verfahren wie oben.

Bananen-Maske gegen trockene Haut
Eine reife Banane zerdrücken, mit einem Eigelb verrühren und mit soviel süßem Mandelöl, daß eine dickliche Masse entsteht. Verfahren wie oben.

BLEIBEN SIE SCHÖN GESUND

Duftende Badezusätze für Penelope, Circe und Kalypso

Wonnen in der Wanne

gefallen (nicht nur) dem Manne!

Für Odysseus war das warme Bad ein herzerfreuender Anblick, schreibt Homer, »denn keiner Pflege genoß er, seit er die Wohnung verließ der schöngelockten Kalypso, wo beständig seiner wie eines Gottes gepflegt ward. Nun aber badeten ihn die Mägde und salbten mit Öl ihn, legten ihm an die schönen Gewänder, Mantel und Leibrock, und so verließ er das Bad und ging zu den trinkenden Männern.«
Und wer salbte Penelope? –

Rosenblütenbad
Eine Handvoll duftende Rosenblüten in ein Badesäckchen tun und dieses ins Badewasser legen.

Obstessig-Bad
1–2 Tassen Obstessig ins Badewasser geben – strafft die Haut.

Ringelblumenbad
1 Eßlöffel (selbstgemachtes?) Ringelblumenöl dem Wasser zugeben – glättet trockene Haut.

Milch-und-Honig-Bad
1 Tasse Honig im Wasserbad erwärmen, mit 1 Liter aufgewärmter Milch mischen und ins Badewasser gießen – macht die Haut geschmeidig.

Hopfenblüten-Bad
Zwei Händevoll Hopfenblüten in ein Badesäckchen tun und ins Badewasser legen – hilft beim Einschlafen!
Sie können auch einen Tee aufbrühen und diesen ins Badewasser gießen. Ebenso wirkt Zitronenmelisse.

BLEIBEN SIE SCHÖN GESUND

Rosmarin-Bad

Eine Handvoll Rosmarin mit 1 Liter kochendem Wasser übergießen, ziehen lassen, abseihen, ins Badewasser gießen. Nur morgens! Regt den Kreislauf an!

Thymian-Bad

1 Handvoll Thymian mit 1 Liter kochendem Wasser übergießen, ziehen lassen, abseihen und ins Badewasser gießen. Gegen drohende Erkältung!

Wohltuend für die Haut: Gesichtswässer

Und hier noch ein paar duftende Gesichtswässer – aus Milch und Honig – und Rosenblüten, die Sie im Garten sammeln und trocknen können. Die Rosenblüten sind übrigens eines der ältesten Schönheitsmittel und waren speziell bei den Damen des alten Ägypten beliebt.

Rosenblütenblätter enthalten besonders viele hautglättende ätherische Öle, Säuren und Gerbstoffe. Sie lassen sich zu Gesichtswasser, Gesichtsöl oder Badesalz verarbeiten.

Die Blüten sollten natürlich nicht gespritzt, sondern möglichst natürlich gedüngt sein! (Gegen Läuse auf Blättern hilft übrigens Brennesseljauche . . .)

Gesichtswasser für empfindliche Haut

Etwas Honig in warmer Milch auflösen. Einen Wattebausch damit anfeuchten und das Gesicht damit betupfen.

Rosen-Gesichtswasser

150 Gramm frische oder getrocknete Rosenblüten mit 1 Liter 96prozentigem Alkohol (aus der Apotheke) vermischen. In ein gut zu verschließendes Glasgefäß geben, 14 Tage in die Sonne stellen. Täglich schütteln, schließlich abseihen.

Den Rückstand mit 1¼ Liter destilliertem Wasser 3 Stunden stehen lassen, abfiltern und mit dem Rosenblütenalkohol mischen.

In hübsche Flaschen füllen, dunkel und kühl lagern (bis zum Gebrauch im Kühlschrank).

BLEIBEN SIE SCHÖN GESUND

Variante: Vor Gebrauch mit etwas im Wasserbad angewärmtem Honig und ein paar Tropfen Zitronensaft vermischen.

Anwendung: Einen Wattebausch mit dem Gesichtswasser tränken und Gesicht und Hals morgens und abends nach der Reinigung damit abreiben.

Rosenblüten-Öl
Wird ähnlich hergestellt, nur nimmt man süßes Mandelöl statt des Alkohols. Das Öl eignet sich hervorragend für die Fältchen um Augen und Mund.

1 Handvoll frische oder getrocknete Rosenblüten in ein gut zu verschließendes Glasgefäß geben, mit einem Viertelliter Mandelöl übergießen und ziehen lassen. Dann abseihen – fertig ist das Öl.

Zum Abschluß noch ein Rosenblüten-Badesalz

20 Gramm 70prozentigen Alkohol mit 4 Eßlöffeln Rosenöl (beides aus der Apotheke) gut vermischen. Ein halbes Kilo Meersalz zugeben und das Ganze so lange offen stehen lassen, bis der Alkohol verdunstet ist (etwa eine halbe Stunde). Dann in eine gut verschließbare hübsche Glasflasche füllen und dem Badewasser jeweils eine Handvoll Rosenblütensalz zugeben.

Altersflecken

die hauptsächlich auf der Handoberfläche auftreten, haben streng genommen nichts mit dem Alter zu tun. Sie sind lediglich Anzeichen einer sich im Alter nach jahrzehntelanger Fehlernährung bemerkbar machenden Stoffwechselstörung, also vermeidbar. Jedes Bleichen, z. B. mit Zitrone, hilft nur vorübergehend, wenn überhaupt.

Trägt die Frau mit Herz immer noch Nerz?
Der »Lebensraum« der Nerze in den Pelztierfabriken besteht aus einem

BLEIBEN SIE SCHÖN GESUND

Drahtkäfig mit einer durchschnittlichen Größe von 90 mal 30 mal 45 Zentimetern (Länge-Breite-Höhe). Auch der Boden ist aus Draht! Ein Nerz kann eine Länge von über 50 Zentimetern erreichen, muß sich aber dennoch häufig den Käfig mit mehreren Artgenossen teilen. Die Tiere sind außerordentlich bewegungshungrig und rennen in dem begrenzten Raum an den Käfigwänden entlang.

In der Schweiz sind diese Pelztierkäfige verboten, die Tiere müssen in Gehegen gehalten werden – ähnlich wie im Zoo.

Besser, aber auch noch nicht optimal. Die Lösung heißt: Verzicht auf Pelzmäntel überhaupt!

Unabhängig voneinander erzählten mir zwei Pelzhändler, sie hätten Schluß gemacht mit dem Verkauf von Pelzmänteln, der eine total, der andere war auf Webpelze umgestiegen. »Na, sind Sie zufrieden mit Ihrem Erfolg, Sie Tierschützerin?« sprach er mich in einem Münchner Hotel an. Er war auf seinen Seehundfellen sitzen geblieben (ein Erfolg der Aufklärungsarbeit der Tierschützer!), hatte zunächst eine finanzielle Einbuße erlitten, machte aber jetzt mit den Webpelzen die gleichen Geschäfte wie früher. Na also!

Webpelze sind warm, leicht, billig – und kein Tier hat dafür leiden oder sterben müssen.

Tun wir den ersten Schritt...

Offener Brief

»Ich schreibe auf einen Brief – Empfänger unbekannt –
ich schreibe auf den Umschlag ›Mutter im Feindesland‹.
Es ist ein Liebesbrief, doch nicht an einen Mann:
Ein Brief gegen den Haß. Ich hoffe, er kommt an.
Er muß, um – fremde Mutter – Dich zu finden,
so viele Kilometer überwinden,
so viele Grenzen, Gräber und Granaten,
Angst, Vorurteil, Erinnerung an Soldaten.
Ich denke noch an Euer fremdes Land,
als sei es voll von Panzern und Kanonen.
Ein Land, in dem nur Funktionäre wohnen
und Generäle, Panzerfäuste in der Hand.
Ich brauche, fremde Frau, viel Phantasie,
um mir bei Euch Gärtner vorzustellen
und Bauern, die das Feindesland bestellen,
und Kirschenbäume blühen dort wohl nie?
Ob dort bei Euch auch Feindesveilchen blühn
und Feindeskinder sie so gerne pflücken?
Ob Feindesfrauen auch Radieschen ziehn,
und sich mit müden Knien danach bücken?
Sagt, liebt Ihr Euch, anstatt nur uns zu hassen?
Und liebt Ihr Euch genau so wie wir hier?
Sind wir wirklich so verschiedene Rassen?

TUN WIR DEN ERSTEN SCHRITT...

Kriegt Ihr die Kinder nicht genau wie wir?
Bekommen Eure Kinder manchmal Fieber?
Bangt Ihr dann auch, ob's nur die Zähne sind?
Dreht sich die Welt nicht um ein krankes Kind?
Beugst Du Dich dann atemlos darüber?
Liegst Du auch nachts oft wach aus Angst vor Kriegen?
Die unsre Kinder und auch uns bedrohn?
Scherst Du Dich auch den Teufel um das Siegen?
Schätzt Du das Leben mehr als Ruhm und Lohn?
Willst Du auch keine Völker überfallen –
auch nicht Dein Mann und später nicht Dein Kind?
Willst Du nicht, daß sie im Kampfe fallen?
Fragst Du auch, warum wir noch Feinde sind?
Warum wir uns nicht längst als Frauen verbünden,
und nehmen alle Waffen aus der Hand.
Statt Vaterland und Feindesländer gründen
wir quer zu Grenzen dann das Mutterland.
Wenn die, die unter Kriegen immer leiden,
sich als Verbündete zusammentun
und selber als Betroffene entscheiden –
dann wird im Massengrab die Rüstung ruhn.
Es heißt, wir sollen unsere Feinde lieben?
So fangen wir doch selber damit an.
Tun wir den ersten Schritt – sogar nach drüben
und was oft schwerer ist – nach nebenan.«

Diesen Brief hat Birgit Berg von der Wortwerkstatt in Mutlangen an eine
Mutter in der Sowjetunion geschickt, die wegen ihrer Friedensarbeit im
Gefängnis sitzt.
»Natürlich habt ihr mit der Friedensbewegung etwas in Bewegung ge-
bracht, habt ihr zu den heutigen Entspannungstendenzen beigetragen!«
sagte mir auf der Frankfurter Buchmesse ein Minister aus der DDR.
Natürlich. Die Menschen drüben in der DDR haben es ja gesehen, übers
Fernsehen mitbekommen, wie die Menschen hier auf dieser Seite immer
wieder vor den Todeszäunen saßen, mit offenen Armen, ohne Waffen,
friedlich, immer wieder weggetragen wurden; das hat sie natürlich ange-

TUN WIR DEN ERSTEN SCHRITT ...

steckt, ihnen Mut gemacht, sich etwas Ähnliches zu trauen. Die Friedensbewegung ist nichts weniger als tot. Und sie ist vor allem nicht allein daran
zu messen, wie viele Demonstranten mal wieder auf der und der Demo
gezählt wurden. Die wirkliche Arbeit findet im grauen Alltag statt.

Friedensarbeit leisten täglich all die Hausfrauen und Mütter, die ihre
Freizeit opfern, um in Behindertenorganisationen oder in Selbsthilfegruppen mitzuarbeiten; die Lehrerin Johanna, die mit ihrer Schul-
klasse einen Malwettbewerb nach dem anderen zum Thema »Umweltschutz« gewinnt; leistet Halo, grüne Abgeordnete im Bundestag, die sich
für die Holzschutzmittelopfer einsetzt; die Lehrer und Lehrerinnen, die
mit ihren Kindern Alufolie sammeln und Ausstellungen zur Müllverwer-
tung veranstalten; die Geschäftsinhaber und Restaurantchefs, die auf
Käfighühnereier und Schildkrötensuppe verzichten und Gänseleberpastete von der Speisekarte streichen; all die Menschen, die in Amnesty
International und den vielen neu entstandenen Selbsthilfegruppen, den
Kinderdörfern und den Entwicklungsländern – Karl Heinz Böhm in Afrika,
Dietmar Schönherr in Nicaragua – arbeiten; die Pfarrerin Christa wie die
Journalistin Ursel, die nicht müde wird, in Trauerkutten vermummt und
Fässer bollernd mit ihren Friedensfrauen gegen Atomkraft durch die Stadt
zu ziehen – genauso wie Birgit, die vor dem Todeszaun in Mutlangen einen
weißgedeckten, blumengeschmückten Tisch aufbaute, mit Freunden bei
Musik dort tafelte und den wachhabenden Soldaten auf der anderen Seite
des Zaunes ihren »Brief an die Mutter im Feindesland« vorlas.

Unser Mut WIRD langen!

In Gesprächen und Briefen bekam ich in den letzten Jahren oft zu hören –
einerseits: »Ich habe Sie immer bewundert, weil Sie sich so für die Tiere
einsetzen, aber seit Sie nun auch in Mutlangen gegen die Pershings
demonstrieren und auch noch in Wackersdorf gegen die Wiederaufbereitungsanlage, sind Sie für mich nicht mehr glaubwürdig.« Und andererseits: »Toll, daß Sie sich so in Mutlangen für den Frieden einsetzen; aber
was soll denn das sentimentale Gefasel um die Tiere und die Tierversuche
– immer noch besser Versuche am Tier als am Menschen.« Unterzeichnet:
die Mutter zweier Kinder.

Aber all dies hängt doch zusammen, ist – wie es inzwischen anschaulich
heißt, vernetzt! Süßen und Kuchen heißen die Orte, die ich passieren
muß, wenn ich nach Mutlangen fahre. Denk an Süßen-Kuchen-Essen, riet

TUN WIR DEN ERSTEN SCHRITT ...

mir jemand, der mir den Weg beschrieb. Einmal brauchte ich zwölf Stunden im Schneematsch, und Süßen-Kuchen-Essen war so eine Art Wegweiser, um wieder hinzufinden. Denn oft sagte ich mir: Das ist nun wirklich das aller, allerletzte Mal. Warum eigentlich immer wieder dieselben? Wo sind alle die anderen, sind die alle Skilaufen, genießen die alle ihr Wochenende, lassen die es sich alle gutgehen, kapieren die denn alle nichts? Die haben doch auch Kinder oder kriegen vielleicht welche, die müssen sich doch auch dafür einsetzen, daß ihre Kinder nicht in der Nähe von Atomkraftwerken mit Leukämie oder nur einem Auge zur Welt kommen!

Inzwischen arbeiten 70% aller Wissenschaftler der ganzen Welt quasi an der Vernichtung eben dieser Welt, liest man. Vor Jahren, als ich keine Ahnung hatte, daß es so etwas wie Tierversuche überhaupt gibt, erzählte mir ein »Wissenschaftler«, nämlich ein Tierexperimentator, sinngemäß, Atombombenversuche an Schafen auf einem Atoll hätten gezeigt, daß es durchaus Überlebenschancen nach einem Atomkrieg gäbe. So könne man z. B. immer noch, wenn alles Trinkwasser verseucht sei, das geschlossene System der Zentralheizung anzapfen und dieses Wasser trinken.

Dieser Zynismus, dieser Tiere wie Menschen gleichermaßen verachtende Zynismus, machte mir damals blitzartig klar: Tierschutz und Menschenschutz sind untrennbar, und die Indianer haben recht mit ihrem Sprichwort: Was immer den Tieren geschieht, geschieht bald auch den Menschen. Auch jede Waffe, jede atomare, biologische oder chemische Waffe, wird zuerst am Tier ausprobiert, zur späteren Vernichtung von Menschen. In Versuchen – alle nach Hiroshima! – wurden Tausende von Beagle-Hunden und andere Versuchstiere radioaktiver Strahlung ausgesetzt. Kein Radionukleid blieb den Tieren erspart, alles ist minutiös in Tausenden von Veröffentlichungen festgehalten, weltweit. Überall die gleichen grauenvollen Symptome – bis zum erlösenden Tod –, die gleichen entsetzlichen Krankheitsbilder wie dann wieder bei den Opfern von Tschernobyl. Und dennoch werden immer mehr Atomreaktoren gebaut, werden weiterhin Atomtests durchgeführt.

Ein anderer »Wissenschaftler«, nämlich Herr Cohen, Vater der Neutronenbombe, antwortete auf die Frage, ob es ihm Spaß mache, (immerhin todbringende) Waffen zu erfinden, wörtlich – ich zitiere: »Ehrlich gesagt – ja. Es ist eine Herausforderung, eine sehr faszinierende Beschäftigung«,

TUN WIR DEN ERSTEN SCHRITT...

und die Bombe zerstöre ja nicht Menschen, sondern feindliche Militärs, das gehöre nun leider mal zum Krieg, so war es immer. Und auf die Frage, was denn seine Frau zur Neutronenbombe sage, antwortete Herr Cohen: »Meine Frau beschäftigt sich absolut nicht mit der Bombe. Sie spielt Tennis und kümmert sich um den Haushalt.«

Ich erinnere mich genau an den Moment, als ich im Fernsehen hörte, da habe jemand eine Waffe erfunden, die nur die Menschen töte – aber die Häuser verschone. Ich hielt das wirklich für einen schlechten Witz.

Wir haben zwar sicher nicht alle nur Tennis gespielt oder im Haushalt gearbeitet, aber wir haben uns auf alle Fälle zu viel gefallen lassen. Sagen Sie nicht, »da kann man doch nichts machen, die da oben tun doch, was sie wollen«. Nur indem jeder einzelne etwas tut, ist der ganze Wahnsinn noch zu stoppen. Wenn wir doch endlich begreifen würden, wie mächtig WIR sind – WIR, nicht die sogenannten Mächtigen da oben!

»Wo Unrecht Recht ist, wird Widerstand zur Pflicht!« – Weil sie so nicht nur denken, sondern dieses Denken auch in die Tat umsetzen, lassen sich immer wieder Menschen festnehmen, in Mutlangen und in Wackersdorf und in Brokdorf, Ärzte, Richter, Hausfrauen und Theologen; sitzen sie im Gefängnis, Volker und Hinrich und Holger, hat sich Hinrichs alte Mutter bei der Seniorenblockade vor das Pershing-Depot gesetzt.

An einem der schwärzesten Tage der Friedensbewegung, am Tag, als die Stationierung der Pershings beschlossen wurde, sangen die christlichen Parteien im Bundestag, im Fernsehen wars zu sehen und zu hören: So ein Tag, so wunderschön wie heute... Ob sie sich daran wohl heute gern erinnern, die christlichen Damen und Herren?

Wir wurden wie Verbrecher in die grünen Gefängniswagen hineingestoßen, in die Eifel gekarrt, dort ausgeladen und in einen Schuppen gesperrt, bewacht von schwerbewaffneten Polizisten mit Schäferhunden. Es war dann schon sehr komisch, daß eine Tür des Schuppens übersehen worden war, Volker sie nach außen öffnete und seelenruhig mit einem dort stehenden Besen den Staub nach draußen kehrte! Fast hätte es Katastrophenalarm gegeben oder wie so etwas Wichtiges heißt.

Durch meine vergitterten Sehschlitze sah ich die Wahlplakate der Politiker vorbeihuschen in den schwäbischen Dörfles. Wenn auch der Polizist, der mich zu bewachen hatte, meinte: Und so etwas wie Sie habe ich mal verehrt – ich wußte: Ich bin auf der richtigen Seite, auch wenn ich eingesperrt bin, und die da auf ihren Wahlplakaten sind im Unrecht; wo es rechtens ist, daß Menschen im Gefängnis sitzen, nur weil sie sich gegen die Aufstellung von Massenvernichtungsmitteln zur Wehr setzen oder weil sie sich nicht zum Töten anderer Menschen ausbilden lassen wollen, IST Widerstand Pflicht.

Um nicht kaputtzugehen an dem ständigen Gegen-etwas-Demonstrieren – und viele sind daran kaputtgegangen –, versuche ich, meine Kräfte zu dritteln. Versuche nur noch mit einem Drittel GEGEN etwas zu sein, mit den restlichen zwei Dritteln FÜR etwas gemäß dem indischen Sprichwort: »Man beseitigt das Böse nicht, indem man es bekämpft, sondern indem man das Gute fördert.«

In Diskussionen über Tierversuche wird in bezug auf die Experimentatoren gern der Satz »Herr, vergib ihnen, denn sie wissen nicht, was sie tun« umgewandelt in »Herr, vergib ihnen nicht, denn sie wissen, was sie tun«. Großes allgemeines Murren im Saal, als ich eine dritte Variante vorschlug, nämlich: »Herr, vergib ihnen, obwohl sie wissen, was sie tun...«

Solange wir hassen, vergiften wir uns selbst und werden wir auch nichts ändern. Die Aufgabe für uns heute Lebende lautet ganz sicher Versöhnung. Versöhnung zwischen Ost und West – zwischen kommunistischen und kapitalistischen Systemen, zwischen östlich-buddhistischem und westlich-christlichem Denken, Versöhnung zwischen Wissenschaft und Natur, Versöhnung zwischen Mensch und Tier, Industrie und Umwelt; zwischen Schul- und Ganzheitsmedizin, Versöhnung zwischen Mann und Frau, Versöhnung mit dem eigenen Körper.

Tun wir den ersten Schritt.

Anhang

GRUPPEN UND VEREINIGUNGEN

Wo einzelne sich hilflos fühlen, können viele was bewirken

Gruppen und Vereinigungen für die Umsetzung lebensfreundlicher Ideen. Einige Beispiele, stellvertretend für viele:

»David gegen Goliath«
So heißt eine Gruppe in München. Sie entstand nach der Reaktorkatastrophe von Tschernobyl 1986. Ihr Ziel ist es, »phantasievoll, gewaltfrei, konsequent« (so ihr Untertitel) den Ausstieg aus der Atomenergie zu bewirken und den verantwortungsvollen Umgang mit der Umwelt zu praktizieren und zu fördern. Zum Beispiel mit einer Aktion, bei der es um Einsparung von Energie im Haushalt, um die Nutzung alternativer Energie und letzten Endes die Abschaltung der Atomkraftwerke geht.

Aktionsgruppe Babynahrung
Sie erinnern sich – und vielleicht haben Sie auch vor einigen Jahren beim weltweiten Boykott von Nestlé-Produkten mitgemacht? Tausende von Kindern sind in den Entwicklungsländern gestorben, weil sie statt Muttermilch künstliche Babynahrung erhielten, die oft mit schmutzigem Wasser angerührt wurde. 1977 begann der Boykott, erst 1981 entschloß sich die WHO (Weltgesundheits-Organisation), die Werbung für diese Produkte zu verbieten, erst 1984 erkannte Nestlé den WHO-Kodex endlich an. Aber die Werbung wirkt nach: noch immer glauben viele Mütter, das Kunstprodukt Babynahrung sei besser für ihr Kind als die selbstproduzierte Milch. Terre des Hommes und die Aktionsgruppe Babynahrung fördern daher Projekte, die Frauen im Stillen ermutigen.

Robin Wood, eine Aktionsgruppe, die es sich zur Aufgabe gemacht hat, den Zusammenhängen zwischen Umweltschäden (Waldsterben) und der Zunahme gravierender Gesundheitsschäden, insbesondere Atemwegsleiden bei Erwachsenen und Kindern (Pseudokrupp), Herz-Kreislauf-Erkrankungen und dem sogenannten »Plötzlichen Kindstod« (SIDS) auf die Spur zu kommen. Ihre Forderungen: ein neues Energiestruktur-Gesetz, das das Energiewirtschaftsgesetz von 1935 ablösen soll, dezentrale Ener-

ANHANG

gieversorgung, Förderung alternativer Energiequellen, Verschärfung der Abgasnormen, etc.

»Tausend Ärzte gegen Tierversuche«
lautet der Titel eines Buches von Hans Ruesch, CIVIS-Verlag, Schweiz. Immer mehr Ärzte erkennen die Tierversuche (s. Stichwort »Medikamente«) als das, was sie sind, nämlich sinnlos und lebensgefährlich – lebensgefährlich nicht nur für die Tiere, auch für die Menschen.
Chirurgen und Epilepsieforscher, Gynäkologen und Naturheilkundler und Augenärzte haben sich zu einer »Internationalen Liga von Ärzten für die Abschaffung der Tierversuche« zusammengeschlossen. Präsident ist der Chirurg Dr. Werner Hartinger, der Tierversuche nicht nur für sinnlos, sondern auch für unvereinbar mit dem Eid des Hippokrates hält.

Anti-Fastfood-Aktionsgruppen
weisen mit Infoständen auf die »gefährlichen Machenschaften gewisser Hackepeterindustrieller« hin.
Das Wegwerfgeschirr dieser »etwas anderen Restaurants« hat überdies großen Anteil an der Umweltbelastung, da zur Herstellung Fluor-Kohlenwasserstoffe verwendet werden, die von Wissenschaftlern für die Verdünnung der Ozonschicht und die damit verbundenen katastrophalen Folgen verantwortlich gemacht werden. Nicht zuletzt der eigenen Gesundheit wegen sollte auf diese ethisch verwerflichen Hackfleischklopse in den lummeligen Auszugsmehlbrötchen verzichtet werden (»Mensch, beachte den Zusammenhang zwischen denaturierter Industrienahrung und der Entstehung sogenannter Zivilisationskrankheiten!«).
An der Augsburger Anti-Fast-Food-Aktionsgruppe sind Vertreter mehrerer, verschieden spezialisierter Organisationen beteiligt: Initiative gegen Tierversuche und Ausbeutung der Tiere, Aktionsgemeinschaft Lebensraum Lechleite e.V., Dritte-Welt-Laden e.V., Jugendorganisation Bund Naturschutz, DIE GRÜNEN.

Informationszentrum für natürliches und gesundes Leben
In Salzburg existiert ein Beispiel dafür, das andere Städte zur Nachahmung anregen könnte.
Vom Bürgermeister höchstpersönlich mit dem Durchschneiden eines

GRUPPEN UND VEREINIGUNGEN

riesigen Vollkornbrotes eröffnet, bietet das Informationszentrum kostenlos Vorträge, Kurse und Sprechstunden an, in denen Experten zu allen Themen ganzheitlicher Lebensweise Stellung nehmen. Ob ökologisches Bauen, Vollwerternährung, Homöopathie, die Kraft der Edelsteine, oder »Wie ich sparsam und gesund heizen kann« – alle diese Fragenkomplexe locken regelmäßig eine große Schar interessierter, meist weiblicher Zuhörer und Frager an. In einer Lehrküche wird anschließend demonstriert, wie die naturgesunden Köstlichkeiten zubereitet werden.

Eine auf Umweltpapier gedruckte Zeitung informiert in losen Abständen über alles, was im Salzburger Gebiet in Sachen Gesundheit so läuft. Ein Modell, das zur Nachahmung empfohlen werden kann!

Karl Heinz Böhm und seine Mitarbeiter des Vereins »Menschen für Menschen« schaffen durch ihre Selbsthilfe eine neue Hoffnung, Lebenswillen und die Existenzgrundlage für ein menschenwürdiges Dasein in Äthiopien. Gleichgültigkeit und Resignation darf es nicht länger geben. Worte helfen nicht – nur Taten zählen!

Was kostet helfen:

1 Lehmhaus öS 21 000,–, 1 Stier öS 8500,–, 1 Kamel öS 7300,–, 1 Kuh öS 4200,–, 1 Schaf öS 630,–, 1 Huhn öS 63,–, 1 Wolldecke öS 63,–.

Jede Spende wird dankend entgegengenommen. Ein Sonderkonto »MfM – K. H. BÖHM SCHWARZACH« ist eingerichtet (Raika, Kto.-Nr. 250 001, Sparkasse, Kto.-Nr. 324 004). Im voraus danke für Ihr Mittun.

Verbraucherinitiative e. V.

Wenn irgend möglich, treten Sie der Verbraucherinitiative e. V. bei. (Adresse: Breite Straße 51, D-5300 Bonn 1). Sie erhalten über das »Verbraucher-Telegramm« die brandneuen Informationen über alles, was mit gesundem Leben zu tun bzw. nicht zu tun hat – von Prozessen holzschutzgeschädigter Familien über die Zulassung von gentechnisch hergestelltem Wachstumshormon oder Tips, wie man die Wäsche auch mit Seifenflocken sauber kriegt.

So startet die Verbraucherinitiative eine Aktion »Gesünder Essen«. Ziele der Verbraucherinitiative sind:

– Schaffung eines größeren Angebotes schadstoffarmer Lebensmittel für Verbraucher

ANHANG

- Verbesserung der Qualität der Lebensmittel durch eine drastische Reduzierung des Pestizid- und Arzneimitteleinsatzes bei der Erzeugung
- ein Verbot überflüssiger Lebensmittelzusatzstoffe
- eine klare Kennzeichnung für ökologisch erzeugte Lebensmittel
- die Unterstützung von klein- und mittelbäuerlichen Betrieben durch Direktvermarktung
- Förderung des ökologischen Landbaues
- eine bessere Lebensmittelkontrolle
- Qualitätsverbesserungen in der Gemeinschaftsverpflegung.

Aus der Zeitschrift »Gesundheitsberater« (II/88):

- Die Verbraucherzentrale Hamburg fördert die Entstehung von Einkaufsgemeinschaften, also den direkten Zusammenschluß von Erzeugern und Verbrauchern, »vom Hof direkt ins Haus«.
- Vollwertkost für gesundheitsbewußte Autofahrer bietet u. a. die Autobahnraststätte Siegburg-West an. Ausprobieren, ob und wie die Erwartungen dann auch tatsächlich erfüllt werden!
- Gesünder leben macht Schule: 21 Lehrerinnen aus Rheinland-Pfalz nahmen kürzlich an einem Einführungsseminar der Gesellschaft für Gesundheitsberatung in Lahnstein teil – ein guter Start für echte Aufklärung bei Jungen und Mädchen, die ja später Verbraucher(innen) sind.

Alternatives Branchenbuch

Es ist gespickt mit allen Informationen, die man sich über ganzheitliche Lebensweise nur wünschen kann, erscheint jährlich neu in der Bundesrepublik, in der Schweiz und in Österreich; zu beziehen in Bio-Läden und Reformhäusern. Ob Sie etwas wissen wollen über alternative Heilweisen oder gesunde Matratzen, biologische Baustoffe und Lacke, Bio-Höfe oder umweltfreundliche Waschpulver, Kosmetik ohne Tierversuche oder Meditationszentren. – Im alternativen Branchenbuch finden Sie, was Sie suchen, nach Postleitzahlen geordnet, sowohl die Adressen von Radiästhesisten (Rutengängern) als auch die von Geschäften, in denen Sie Werkzeuge für Linkshänder kaufen können. Ich habe mir z. B. nach dem alternativen Branchenbuch sogar biologisch angebauten Wein bestellt. Wichtig auch das Register über Pensionen, Restaurants und Gasthöfe, in denen Sie auf Reisen vollwertig speisen können.

ADRESSEN – KONTAKTE

Adressen – Kontakte

Aidskranke Freunde der Naturheilkunde (AIFN), Schneebergstraße 60, D-1000 Berlin 46

»1000 Ärzte gegen Tierversuche«, Internationale Liga von Ärzten für die Abschaffung der Tierversuche, Kontakt: Dr. med. Werner Hartinger, Im Klingnauer 30, D-7090 Waldshut/Tiengen

Anti-PET-Arbeitsgemeinschaft (gegen Einweg-Kunststoff-Flaschen), Landhausstraße 13, D-1000 Berlin 31, Tel. (030) 8 61-70 82

Bach-Blüten-Seminare: Dr. Edward-Bach-Centre, German Office, Mechthild Scheffer, Eppendorfer Landstraße 32, D-2000 Hamburg 20, Tel. (0 40) 46 10 41

Bio-Quelle, Waren und Geräte für die Gesundheit, Klaus Lösch, A-4400 Steyr (u. a. Öl etc.)

BBU – Bundesverband Bürgerinitiativen Umweltschutz e. V., Friedrich-Ebert-Allee 120, D-5300 Bonn 1

BUND – Bund Umwelt und Naturschutz Deutschland

»David gegen Goliath« (DaGG) – Anti-Atom-Gruppe, Königinstraße 47, D-8000 München 22

Deutscher Tierschutzbund, Baumschulallee 15, D-5300 Bonn 1

Deutscher Verbraucher-Schutzbund (wurde leider aufgegeben; die Verbraucher-Initiative setzt die Aufklärungsarbeit fort): Verbraucher-Initiative e. V., Breite Straße 51, D-5300 Bonn 1

Friedens- und Begegnungsstätte e. V. Mutlangen, Tel. (0 71 71) 7 56 61

Gegen-Fastfood-Aktionsgruppen, Kontakt: Christine Wörmann, Prinzstraße 6, D-8900 Augsburg

GGB – Gesellschaft für Gesundheitsberatung e. V., Klinik Lahnhöhe, D-5420 Lahnstein (Ausbildung von GGB-Gesundheisberaterinnen)

293

ANHANG

Gesellschaft für Homöopathie, Mariahilfer Straße 110, A-1070 Wien, Tel. (02 22) 93 83 41

Internationale Gesellschaft für Ganzheitliche Zahnmedizin e. V., Durlacher Straße 81, D-6800 Mannheim 81

Internationaler Bund der Tierversuchsgegner e. V., Menschen für Tierrechte, Farnbachweg 4, D-8500 Nürnberg 60/Adresse in Österreich; Kellinggasse 3/1/1, A-1150 Wien

Dr. Dieter Kaempgen, Heilpraktiker, Brühl 67, D-3440 Eschwege

Naturkosmetik – Phytobiodermie, Interena-Institut, Renate Weinsberger, Gumpendorfer Stadtbahnbogen 8–10, A-1060 Wien, Tel. (02 22) 85 61 83

Öko-Zentrum für gesundes Wohnen, Störzonen-Meßdienst, Hinterstadt 21, A-4840 Vöcklabruck

PERMA-Kultur, Declan u. Margrit Kennedy, Steyerberg b. Hannover

Pro Animale, Haus am Hügel, D-8623 Uetzing

Rayonex-Strahlentechnik, Literatur und Geräte zur Radiästhesie, Postfach 40 60, D-5940 Lennestadt

Robin Wood e. V., Postfach 10 21 22, D-2800 Bremen 1

Standortvermessung/Gesundheitsberatung, Helmut Ritter, Oberdorfstraße 6, D-8229 Ringham, Tel. (0 86 86) 80 49 (Netzfreischalt-Automaten)

Stimmgabel-Versand (Die kosmische Oktave): Aquarius-Vertrieb, Crailsheimer Straße 1, D-7184 Kirchberg/Jagst, Tel. (0 79 54) 2 22

Südtiroler Tierschutzring, Dalmatienstr. 23, I-39100 Bozen

Tierversuchsgegner Nordrhein-Westfalen e. V., Kempener Straße 205, D-5060 Bergisch-Gladbach 2

Tierversuchsgegner München, Elisabethstraße 11, D-8000 München 40

Tierversuchsgegner Stuttgart c/o Magda Bubetz, Paracelsusstraße 77, D-7000 Stuttgart-Hohenheim, Tel. (07 11) 45 39 09

ADRESSEN – KONTAKTE

Tierversuchsgegner, Initiative gegen Tierversuche, Pezoltgasse 24,
A-5020 Salzburg, Tel. (06 62) 22 73 55

Weltersbach, C. u. F., Tierpraxis und Kleintierklinik, Hauptstraße 40,
D-5480 Insul/Ahr

Werfer, Frisiersalon für natürliche Haarpflege, Mirabellplatz 4,
A-5020 Salzburg, Tel. (06 62) 74 92 44

ANHANG

Literaturverzeichnis

Das alternative Branchenbuch – im Bioladen/Buchhandel

Asbeck, Friedrich: *Naturmedizin in Lebensbildern*, Verlag Grundlagen und Praxis, Leer (Ostfriesland)

Aussaattage, M. Thun-Verlag, Postfach 14 46, D-3560 Biedenkopf – erscheint jährlich neu!

Bachler, Käthe: *Erfahrungen einer Rutengängerin*, Veritas Verlag, D-8390 Passau

Bachmann, Christian: *Die Krebsmafia. Intrigen und Millionengeschäfte mit einer Krankheit*, Edition Tomek M. C. und Fischer TB, Frankfurt

Bahr, Dr. med. Frank R.: *Akupressur*, Mosaik Verlag. *Massage – Anleitungen zu westlichen und östlichen Techniken*, Mosaik Verlag, München

Breuß, Rudolf: *Krebs, Leukämie*, erhältlich über: »Besser leben«, Josefsgasse 7, A-2340 Mödling

Bruker, Dr. med. M. O.: *Ärztlicher Rat aus ganzheitlicher Sicht.*
Diabetes und seine biologische Behandlung.
Faltblatt *Vorsicht, Flour!*
Faltblatt *Vom Kaffee und seinen Wirkungen.*
Faltblatt *Vitamin B 12 – lebensnotwendig für Gemischtköstler und Vegetarier.*
Krank durch Streß.
Sich schützen vor dem Herzinfarkt.
Unsere Nahrung, unser Schicksal, alle EMU-Verlag, Lahnstein

Bruker, Dr. med. M. O. und Gutjahr, Ilse: *Biologischer Ratgeber für Mutter und Kind*, EMU-Verlag, Lahnstein

Buchinger, Dr. med. Otto: *Das Heilfasten und seine Hilfsmethoden als biologischer Weg*, Hippokrates Verlag, Stuttgart

Buchwald, Gerhard: *Impfungen und ihre Schäden*, Medizinalpolitischer Verlag, Hilchenbach

Cölle, Eberhard: *Handbuch für den gesunden Urlaub*, Verlag »Natürlich und Gesund«, Stuttgart. *Handbuch der Haushalts-Getreidemühlen*, Verlag »Natürlich und Gesund«

LITERATURVERZEICHNIS

Croce, Prof. Pietro: *»Liste von Medikamenten«*, zu beziehen über Hirthammer Verlag, Balanstraße 17, D-8000 München 80

Derbolowsky, Dr. med. Udo: *Kränkung, Krankheit und Heilung in leiblicher, seelischer und geistiger Hinsicht*, Haug-Verlag, Heidelberg

Engler, I. (Hrsg.): *Die ionisierte Sauerstoff-Inhalations-Instillations-Insufflations-Therapie. Radikale, Regulation und Praxis*, ML-Verlag, Uelzen 1988. Anschrift des Verfassers: Dr. med. univ. Ivan Engler, FA f. Ch., FA f. UCh. Leiter der Ärzteforschung für Naturheilverfahren, Eschenbachgasse 3, A-5020 Salzburg

Faber, Stefanie: *Mein Farbenbuch*, Goldmann Verlag. *Naturkosmetik*, Goldmann Verlag, München

GGB – Gesellschaft für Gesundheitsberatung e. V., Klinik Lahnhöhe, D-5240 Lahnstein: Video-Kassetten *Süß und gefährlich*, Dr. med. Bruker / ZDF Zeichentrickfilm *Vollkorn, ein Baustein unserer Ernährung*

Graves, Tom: *Radiästhesie. Pendel und Wünschelrute*, Hermann Bauer Verlag, Freiburg

Gutjahr, Ilse: *Ernährung von Säugling und Kleinkind. Tierisch eiweißfreie Vollwertkost*, EMU-Verlag, Lahnstein

Haich, Elisabeth: *Sexuelle Kraft und Yoga*, Drei-Eichen-Verlag, München

Haller, Albert von: *Gefährdete Menschheit*, Hippokrates Verlag, Stuttgart

Hay, Louise L.: *Heal your body – The mental causes for physical illnes and the metaphysical way to overcome them* (englisch) (Heilen Sie Ihren Körper – die seelischen Gründe für körperliche Krankheiten und metaphysische Wege, sie zu überwinden) zu beziehen über: Hay House, 3029 Wilshire Boulevard, Santa Monica, CA 90 404, USA

Hertzka, Gottfried / Strenlow, Wighard: *Die Edelsteinmedizin der heiligen Hildegard*, Hermann Bauer Verlag, Freiburg

Höppl, Karl Albrecht: *Nichts vom Tier – alles spricht für Vegan*, Käthe Schüder Verlag, Falzenstraße 6, D-7841 Bad Bellingen

Ingham, Eunice D.: *Geschichten, die die Füße erzählt haben*, Drei-Eichen-Verlag, München

Jaquinot, Claude und Delaye, Jacques: *Handel mit ungeborenem Leben*, Panorama Verlag

Kalmar, Jacques M.: *Endlösung Nr. II*, Hirthammer Verlag, München

Koch, Egmont, R.: *Krebswelt. Krankheit als Industrieprodukt*, Verlag Kiepenheuer & Witsch, Köln

ANHANG

Koch, Dr. med. dent. Wolfgang H.: *Amalgam – Gift oder Arzneimittel*,
Aufsatz im GGB-Gesundheitsberater Januar 1988. Klinik Lahnhöhe,
D-5240 Lahnstein oder: Dr. W. H. Koch, Bahnhofstraße 38,
D-4960 Herne (Freiumschlag)

Langerhorst, Jakobus: *Mischkulturen im Gemüsebau – mit Pflanzen guten
Boden schaffen*, NOI-Verlag

Langerhorst, Margarete: *Praktizierte Vegan- (vegetarische) Lebensweise
mit ethischem Hintergrund*, M. Langerhorst, Gugerling 5,
A-4730 Waizenkirchen

Lehmann, Joh. P.: *Die Kleidung, unsere zweite Haut – Quer durch Textil-
kunde und Biologie*, NLG, Halblech-Trauchgau

Maury, Dr. E. A.: *Homöopathie von A – Z für die Familie*, Hippokrates
Verlag, Stuttgart

Muktananda, Swami: *Kundalini, Der Weg und sein Ziel*, Knaur Verlag,
München

Neudorff's Bio-Fibel, W. Neudorff GmbH KG, Postfach 12 09,
D-3254 Emmertahl 1 (Biologischer Gartenbau, Pilzkulturen)

Palm, Dr. med.: *Das gesunde Haus*, ORDO-Verlag, D-7750 Konstanz

PERMA-Kultur, Informationen zum Thema »Permakultur« über Professor
Declan und Dr. Margrit Kennedy, Ginsterweg 4 – 5, D-3074 Steyerberg.
Empfohlene Literatur: *Permakultur – Leben und arbeiten im Einklang
mit der Natur* von David Holmgren und Bill Mollison, PALA-Verlag,
D-6117 Schaafheim

Pohl, Gustav: *Erdstrahlen als Krankheits- und Krebserreger*, Lebenskunde
Verlag, D-4000 Düsseldorf

*Proklamation der Welt – CHARTA der Studenten für eine gewaltlose
Wissenschaft und Biologie*, anzufordern bei CIVIS – Schweiz, Postfach 3 23, CH-8030 Zürich, PCC 80-18876

Reckeweg, Dr. med. Hans-Heinrich: *Schweinefleisch und Gesundheit*,
Aurelia-Verlag, D-7570 Baden-Baden

Renzenbrink, Dr. Udo: *Ernährung in der zweiten Lebenshälfte*, Verlag
Freies Geistesleben, Stuttgart

Rösler, Roland: *Rohstoff-Mensch – Embryonenhandel und Genmanipu-
lation*, Christiana Verlag, CH-8260 Stein am Rhein

Ruesch, Hans: *Nackte Herrscherin*, CIVIS Verlag, Postfach 80 40,
CH-8000 Zürich

LITERATURVERZEICHNIS

Rütting, Barbara: *Mein neues Kochbuch*, Mosaik Verlag, München

Sandler, Dr. med. B.: *Vollwerternährung schützt vor Kinderlähmung und anderen Viruserkrankungen*, EMU-Verlag, Lahnstein

Scheffer, Dr. Mechthild: *Bach-Blütentherapie. Theorie und Praxis*, Hugendubel Verlag, München

Schüder, Käthe: *Vegan-Ernährung – Reine Pflanzenkost*, Falzenstraße 6, D-7841 Bad Bellingen

Tierversuche, alle Informationen zum Thema »Tierversuche« etc. bei: Hirthammer Verlag, Balanstraße 17, 8000 München 80

Waschmitteltest, erschienen in »Der Konsument«, österreichische Verbraucherzeitschrift

Wendt, Prof. Dr. med. Lothar: *Gesund werden durch Abbau von Eiweißüberschüssen. Wissenschaftliche Einführung in neueste Forschungsergebnisse der Eiweißspeicherkrankheiten*, Schnitzer Verlag, D-7742 St. Georgen

Wolf, Dr. Hans Günther: *Unsere Hunde gesund durch Homöopathie. Unsere Katze gesund durch Homöopathie*, beide J. Sonntag Verlag, D-8400 Regensburg

Wo speisen wir auf Reisen – Vegetarische Gaststätten im In- und Ausland, erschienen in »Der Vegetarier«, Sonderdruck 87/88, Waltraud Sieburg, St.-Lambertin-Straße 21, D-3414 Hardegsen

Liebe Leserinnen und Leser
Bitte richten Sie eventuelle Fragen zu diesem Buch an den Mosaik Verlag GmbH, Postfach, 8000 München 80

Register

Abmagerungskur siehe Diät
Abrotanum 188
Abwehrkräfte 91–93, 95
Abwehrkräfte, körpereigene 216
Aconitum 188
Aderlaß 164
Aflatoxine 182
Ahornsirup 52, 53
AIDS 91, 93, 94
Ajmalin 197
Akne 234
Akupressur 168–172
Akupressurstab 168
Akupunktur 164–167
Algenpräparate 272
Alkohol 112, 113
Alkoholismus 237
Allergien 55, 94, 95, 237
Allergische Reaktionen 166
Allopathie 209
Alternatives Branchenbuch 69, 292
Altersflecken 279
Amalgam-Plomben 150, 151
Ameisensäure 55
Amethyst 113, 261
Amylnitrat 124
Andorn 208
Angina pectoris 179
Ängste 97–100
Angstzustände 170
Anorexia nervosa 120–123
Ansata-Niespulver 186
Ansteigendes Arm-, Fußbad 218, 219
Anthroposophische Ernährung 26
Antibiotikum natürliches 110
Apfelmaske 276
Apis mellifica 188
Armbad 217
Arnika 188, 269
Arnikasalbe 189
Aromastoffe 55–57
Arthrose 179, 234
Asanas 240
Asbeste 161

Asbestose 161
Asbestzement 161
Aspirin 124
Asthma 172
Atmen 221
Atmung 243
Aufbaumittel 186
Aufheller, optische 155
Augenschmerzen 161
Augenübungen 173
Aujeskysche Krankheit 80
Außenseitermethoden 93
Aussaattage 73, 74
Avocado-Maske 276

Babynahrung, Aktionsgruppe 289
Bach-Blüten-Essenzen 174
Bachsche Blütentherapie 174
Badezusätze 277, 278
Bahr, Frank R. 168
Bakterien 91
Baldriantee 207
Bananen-Maske 276
Bandscheibenschäden 134
Bauchatmung 244
Bauen 160–162
Bauerngärten 72
Baum (Yoga) 256
Baunscheidt-Öl 175
Baunscheidt-Verfahren 175
Becker, Waltraud 43, 44
Begeman, Herbert 91
Beifuß 208
Beinwell 198
Beinwelltee 206
Belladonna 188
Benzonsäure 55
Berg, Birgit 281, 282
Bergkristall 261
Beschwerden, allergische 94, 95
Bestrahlung von Lebensmitteln 54, 55
Beton 161
Bett 139
Bettnässen 188

Bewegungsapparates, Erkrankungen des 132, 133
Bewegungstherapie 216
Beziehungssucht 127–129
Bienengift 188
Bienenwachs 189
Bindegewebsmassage 221, 222
Bindegewebsschwäche 46, 186
Bio 77, 78
Bio-Rhythmus 271
Biodyn 69
Biogarten 72–74
Biologisch-dynamische Anbauweise 26
Biologisch-dynamischer Landbau 68–70
Biologisch-organischer Landbau 68, 69
Bircher, Ralph 42
Birkenblätter 199
Blähungen 187
Blauer Eisenhut 188
Blausäure 57, 124
Bleichmittel 155
Blinddarm 172
Blitzmittel 187
Blutarmut 261
Blutdruck 96, 97
Blutdruck, hoher 237
Blutdruck, niedriger 238
Blutdruck-Regulierung 195
Blütentherapie, Bachsche 174
Blutkorallen 261
Blutreiniger 186
Blutzirkulation 218
Bodentest, mikrobiologischer 69
Bogen 251
Böhm, Karl Heinz 291
Bohnenkraut 199
Branchenbuch, Alternatives 69, 292
Brechnuß 214
Brechreiz 161
Brennessel 197, 199, 269
Brennesseljauche 72
Brennesselpulver 72

300

REGISTER

Brennesseltee 205, 206
Bronchitis 188
Broteinheit (BE) 102
Bruker, M. O. 20, 32, 89, 97, 153
Brunnenkresse 199
Brustatmung 244
Brustatmung, verstärkte 244
Brustwickel 220
Buchinger, Otto 192
Butter 44–46

Carbo vegetalis 188
Cellulitis 238, 272
Chemiegipsplatten 161
Chemisch Reinigen 159
Chiropraktik 175, 176
Chlorierte Kohlenwasserstoffe
  (FCB, PCP, HCH) 161
Cholesterin 46, 194
Cholesterinspiegel 30, 44
Clioquinol 124
Cocculus 186
Coffea 214
Coffein 113
Contergan 125
Cousto, Hans 138
Croce, Pietro 123

Darmkrebsrisiko 29
Dauerwelle 266
David gegen Goliath 289
Demeter 26, 69
Demeterbund 69
Denaturierung 36
Depression 171, 97–100
Derbolowsky-Griff 175
Deutsches Krebsforschungszen-
  trum 28
Diabetes mellitus 100–104
Diät 26, 176–182
Dinkel 46–48
Dosisproblem 210, 211
Dost 208
Drahtwürmer 73
Drehsitz 251
Dritte-Welt-Läden 49–51, 115, 116
Duftstoffe 154, 155
Duogynon 125
Durchblutung 221
Durchblutungsstörungen 166
Durchfall 188

E-Nummern 55–57
E-Nummern-Liste 55
Echinacea 186
Edelsteine 260, 261
Edelsteinmedizin 261
Eibischtee 208
Eibischwurzel 199
Eigelb-Olivenöl-Zitronensaft-
  Maske 275, 276
Einlauf 183, 184
Eisen 67
Eisenhut 214
Eiweiß 41, 42
Eiweiß, natives 41, 42

Eiweiß-Abbau-Diät 178, 179
Eiweißbedarf 41
Eiweißgehalt 42
Eiweißlieferanten 42
Eiweißmast 178, 179
Eiweißqualität 41, 42
Eiweißspeicherkrankheiten 179
Elektrische Störfelder 140–142
Elektroakupunktur 166
Energiebahnen 165, 166
Energieeinheiten 75
Energiefluß 165, 166
Enthärter 155
Entschlackungsmittel 187
Entspannen 258
Entspannungsübung 255
Entstörungsgerät 107, 108
Entwässern 194
Entwicklungsstörungen 188
Entwurmung 188
Entzündungen 190, 191
Entzündungsschmerzen 221
Enzian 208
Enzymblockaden 152
Erdstrahlen 105–107, 139, 261
Erkältung 110, 111, 186, 220, 221
Erkältungskrankheiten 184
Ernährung 25–85
Ernährung aus anthroposophi-
  scher Sicht 26
Ernährung, makrobiotische 29
Ernährungsformen, moderne 25
Ernährungsformen, vegetarische
  27
Eß-Sucht 123
Essentielle Fettsäuren 57
Essig 156
Estragon 199
Excelsior-Trank 182, 183

Faber, Stephanie 264, 271
Falten 259, 260, 273
Farbe 262–265
Farbpsychologie 260
Farbstoffe 55–57
Fasten 191–194
Fastenbrechen 193
Fastfood-Aktionsgruppen, Anti-
  290
FDH-Diät 178
Federbett 139, 140
Fehlbelastung 134
Fehlernährung 89
Felldecken 139
Fenchel 200
Fernsehröntgenstrahlung 141
Fertigfutter 79
Fertigprodukte 57
Festiger, natürlicher 268, 269
Fett 44, 45
Fette, gesättigte 45, 46
Fette, mehrfach ungesättigte 45,
  46
Fette, naturbelassene 45
Fette, ungesättigte 45, 46
Feuerschutzmatten 161

Fieber 220, 221
Fieberbläschen 195
Fiebermittel 186
Filtertüten 157, 158
Flohhalsband 196
Fluor 47, 151, 152
Fluor-Emissionen 152
Fluorvergiftung, chronische
  (Fluorose) 152
Flüssigkeit 182
Flüssigkeitsausscheidung 243
Formaldehyd 161
Frauenleiden 223, 224, 234
Frauenmantel 200
Frentzel-Beyme, Rainer 29
Friedensbewegung 281–286
Frischkornbrei 38, 39
Frischkornmilch 39, 40
Frischkost 35–40, 178
Frischkost für das Kleinkind 39, 40
Frostbeulen 186
Frösteln 186
Fruchtzucker 65, 67
Fußbad, ansteigendes 218, 219
Fußbodenbelag 161
Fußreflexzonenmassage 221, 222

Gallenkolik 172
Gallseife 156
Gänseblümchen-Maske 276
Gänsefingerkraut 208
Gefäßleiden 223
Gefäßmittel 186
Gelbsucht 178
Genmutation 161
Genußmittel 112–116
Geopathische Zonen 108, 109
Gerste 46
Gesättigte Fette 45, 46
Geschmacksverstärker 56
Geschwüre 190
Gesichtsmasken 275, 276
Gesichtswässer 278, 279
Gesichtswasser für empfindliche
  Haut 278
Gesundheitskasse 163
Gesundheitsstuhl 134
Getreide 46–51
Getreide, gekeimtes 50, 51
Getreide, Schadstoffe im 48
Gicht 179
Giftstoffe in der Wohnung 161
Glutamat 56
Granat 261
Grippe 187
Grippevirus 63
Grünkern 47
Gruß an die Sonne (Yoga) 243,
  246–249
Gürtelrose 214
Guru 230
Gurumayi 20, 229–233
Güsse 217

Haar, fettes 269
Haar, trockenes 269

301

REGISTER

Haar-Schnellkur 268, 269
Haarfärben 266
Haarfärbemittel, natürliche 265
Haarfarben, chemische 266
Haarpflege, alternative 265–270
Haarshampoo 266, 267
Haartyp 269
Hafer 47
Hagebutte 200
Hahn, Sigmund 215
Hahnemann, Samuel 210
Haich, Elisabeth 148
Halswickel 220
Handakupressur-Punkte 170, 171
Harnsäure 116, 117
Harte-Eier-Diät 177, 178
Hatha-Yoga 240
Hausapotheke 184
Haushaltstips, umweltbewußte 157, 158
Haustiere, Ernährung 78–82
Haut-Biochemie 272
Hautausschläge 187
Hautcreme 275
Hautkrankheit 131
Hautstoffwechsel 140
Hautwiderstand 166, 167
Hay, Louise L. 119, 235, 236
Haysche Trenn-Kost 27
Heidelbeeren 200
Heilerde 186, 187, 190, 191
Heilerde-Maske 276
Heilfasten 178
Heilfasten-Kur 178
Heilkräuter sammeln 204, 205
Heilkräuter-Tee-Kur 205–208
Heilmethoden 163–259
Heilpflanzen 185, 196, 206
Heizöl 161
Henna 269
Herz 243
Herzbeschwerden 117
Herzflattern 174
Herzinfarkt 179
Herzkräftigung 170
Herzmuskelschwäche 214
Herzschmerzen 172
Herzschwäche 223
Heublumensack 195, 219
Hexenschuß 118, 175, 223
Hildegard von Bingen 261
Hirse 47, 187
Hirtentäschelkraut 200
Hollywood-Diät 178
Holunderblüten 200
Holzasche 157
Holzkohle 188
Holzschutzmittel 161
Homöopathie 184, 209–215
Homöopathie für Tiere 215
Homöopathische Arzneien, Anwendung 213–214
Honig 51, 52, 103
Hopfenblüten 201
Hopfenblüten-Bad 277
Huflattich-Honigkur 268

Huflattichblätter 201
Huminsäuren 224
Hund 79–83
Hungerproblem 49–51
Husten 186
Hydrotherapie 215–221
Hypericin 201

Immunsystem 91–95
Internationale Vegetarier-Union 27
Inulin 104
Ischias 175, 214, 234
Isländisches Moos 201
Isolierschaum 161

Jathara-Übung 252
Johanniskraut 201
Johanniskrautöl 189, 190
Johanniskrautsalbe 189, 190
Juckreiz 131
Jungk, Robert 20

Kaffee 14, 116
Kalium 67
Kalkgehalt 73
Kalmar, Jacques M. 125, 126
Kaltgepreßte Pflanzenöle 45, 67
Kamillenblüten 201, 202
Karies 149–152
Karotin 67
Kartoffel-Diät 181
Kartoffelsaft-Maske 276
Katze 79–83
Katze (Yoga) 250
Kegelblume, schmalblättrige 186
Kennedy, Declan 74–76
Kieselsäure 261
Kleidung 262–265
Klettenwurzel 270
Kneipp 215–221
Kneipp-Therapie 215
Kneippsche Grundregeln 217
Knoblauch 53, 54
Knoblauchgeruch 54
Kockelskörner 186, 214
Kohlendioxyd 161
Kohlenmonoxyd 161
Kohlsaft, roher 67
Kollath 31, 36, 163
Kollath-Tabelle 36, 37
Konservierungsmittel 55–57
Kontaktfreudigkeit 168
Konzentration 226
Konzentrationsfähigkeit 206
Kopfhaut 269
Kopfschmerzen 119, 120, 161, 170, 187
Koriander 202
Körperflüssigkeit 187
Körpertraining 133
Kosmetik 259–281
Krampfadern 46
Krampfbeschwerden 187
Krankheiten, ernährungsbedingte 89

Krankheitsursachen 85–163
Krebs 161
Kreislaufbeschwerden 174
Kreislauferkrankungen 166
Krokodilstellung 258
Küchenkräuter von A bis Z 198–204
Kuh (Yoga) 253
Kuhlsche-Diät 182
Kühlschrank 157
Kümmel 202
Kunststoff-Flaschen 158
Kunststoffe 161
Kürbissamen 202

Lack 161
Lacto-Vegetarier 27
Landbau, biologisch-dynamischer 68–70
Landbau, biologisch-organischer 68, 69
Langer, Christel 205–208
Langerhorst, Margarete und Jakobus 31
Leim 161
Leinsamen 57, 202
Lenoton 125
Leukämie 142, 161
Leukozyten 36
Liebe 130
Liebende Güte (Meditationsübung) 227, 228
Linamarin 57
Lindenblüten 202
Linksdrehende Milchsäure 58, 59
Lorbeerblätter siehe Majoran
Lösungsmittel 161
Lotussitz 243, 256, 257
Löwenzahnblätter 202
Löwenzahntee 206, 207
Luftfeuchtigkeit 161
Lymphdrainage 221, 222

Magen- und Darmstörungen 190
Magen-Darm-Leiden 223
Magenverstimmung 187
Magersucht 120–123
Magnesium 187, 261
Magnetfelder 105
Magnetstörfelder 141
Mais 47
Majoran 203
Makrobiotik 208
Makrobiotische Ernährung 29
Mandelentzündung 188
Mantra-Singen 226–234
Margarine 44
Massage 221–225
Massage, klassische 223
Mayer, F. X. 180
Medikamente 123–127
Meditation 226–234
Mehrfach ungesättigte Fette 45, 46
Menschenversuche 125–127
Menstruationsbeschwerden 148, 234

REGISTER

Meridiane 165
Migräne 119, 220, 166, 170
Mikrowellengeräte 158
Milch 57, 58, 180
Milch-Semmel-Kur 180, 182
Milch-und-Honig-Bad 277
Milchsäure, linksdrehende 58, 59
Milchsäure, rechtsdrehende 58, 59
Milchsäuregärung 59
Mineralsalze 186
Moor 234
Moorbad 224
Mücken 195
Mulchen 72
Müller, Hans 68
Muskelkater 223
Muskelschmerzen 234
Muskulatur 243
Mutlangen 283, 284
Muttermilchersatz 39, 40

Nackenschmerzen 223
Nasenbluten 161
Natrium muriaticum 214
Natriumfluorid 151
Negatives Denken 235
Nervenmittel 187
Nervosität 171
Nerz 279, 280
Netzfreischalter 141
Neudorffs Bio-Fibel 70
Neuralgie 139, 166
Neurologische Störungen 223
Neutralisationsmittel 187
Nierenkolik 172
Nikotin 272
Nitrat 71
Nitratsalze 56
Nitrit 56
Nitrosamine 56
Norwood, Robin 127
Notfallakupressur 172
Notfalltropfen 174, 186
Novalgin 124

Obstessig-Bad 277
Odermennig 208
Oettinger Tabelle 211
Ohrakupressur-Punkte 170, 171
Ökosystem 74, 75
Öle 185
Olga Tschechowas Schönheits-
maske 276
Onyx, schwarzer 261
Ordnungstherapie 216
Organpaare 34
Organuhr 34
Organzyklus 34
Ovo-Lacto-Vegetarier 27

Partnerschaft 127–130
Pelzmäntel 279, 280
Pendeln 106–110
Penicillin 124
Penicillin-Allergie 64

Perchlorethylen (PER) 159
Perlen 261
Perma-Kultur 74–78
Petroleum 156
Pettenkofer, Max von 91
Pfefferminze 203
Pfefferminztee 206
Pflanzenkost, reine 41
Pflug (Yoga) 255
Phyto-Bio-Dermie 271
Phytotherapie 185, 196–209
Pickel 186, 187, 272
Pilze 60
Plastikverpackungen 157
Plutonium 144
Pohl, Gustav 107
Pökelsalze 56
PolarItätsprinzip siehe auch Yin-
Yang-Theorie 29
Polytetrafluoräthylen 158
Positives Denken 235–238
Potenzieren 210
Prana 240
Preiml, Baldur 135–137, 242
Procain 164, 166
Psoriasis 131, 132
Psoriasis-Diät 131, 132
Psychosomatik 92
Pudding-Vegetarier 28
Punkte-Diät 177
Pusteln 234
Putzen 154–156
Putzmittel 154–156
Pyrethrum 73
Pythagoras 28

Quarkauflage 221
Quetschungen 188

Radon 161
Rechtsdrehende Milchsäure 58, 59
Reckeweg, Hans-Heinrich 61–63
Reiniger 187
Reinigung, chemische 159
Reinigungsbenzin 156
Reis 47
Reis-Diät 180
Reisekrankheit 214
Reserpin 197
Rheuma 89, 90, 132, 133, 139, 166, 179, 195, 223, 234
Rheumatismus 214
Ringelblume 208
Ringelblumenbad 277
Ringelblumenblüten 203
Ringelblumenöl 189, 190
Ringelblumensalbe 189, 190
Robin Wood 289
Roggen 47
Rohkost siehe auch Frischkost 35
Rolfing 221, 225
Rosen-Gesichtswasser 278
Rosenblüten 278
Rosenblütenbad 277
Rosenblüten-Badesalz 279
Rosenblüten-Öl 279

Rosmarin 203, 269
Rosmarin-Bad 278
Rote-Bete-Saft 71
Rückenschmerzen 133, 134, 188
Rudolf-Breuß-Kur 194
Rusch, Hans Peter 69
Rutengehen 106–110

Salbei 203
Salben 185
Salicin 197
Salmiakgeist 156
Salz 65
Salze von Dr. Schüßler 186
Sambioflor-Humusferment 69
Sauerdorn 208
Sauna 239
Sauna, Grundregeln 239
Schachtelhalm 204
Schachtelhalmjauche 73
Schadstoffe im Getreide 48
Schafgarbe 203
Schafgarbentee 207
Scheffer, Mechthild 174
Schilddrüse 243
Schimmelmüsli, Kuhlsches 182
Schlaflosigkeit 214
Schlafplatz 141, 142
Schlafstörungen 138–142, 166, 171
Schlüsselblumen-Haarkur 267, 268
Schmerzen 187
Schmierseife 156
Schmuck 260–262
Schnecken 73
Schnupfen 187, 218
Schönheit 259–281
Schönheitsmasken 275, 276
Schulterschmerzen 223
Schulterstand 253
Schuppen 269, 272
Schuppenflechte 131, 132
Schüßler, Wilhelm H. 186
Schwächezustände 174, 187
Schwedenbitter 185
Schwefel 187
Schwefeldioxid 56
Schwefeln 56
Schwefeloxyd 161
Schweinefleisch 61–64
Schwellungen 190
Schwitzen 273
Seidelbast 213
Seifenflocken 154–156
Seitz, Klaus 49
Selbstakupressur 168, 169
Selbstheilungskräfte 209
Sellafield 142, 143
Shiatsu-Partnermassage 221
Siddha 241
Silica 187
Soda 155
Sodbrennen 187
Sölle, Dorothee 145, 146
Sonnenallergie 273

303

REGISTER

Sonnenbrand 273
Spanplatten 161
Spitzwegerich 203
Spraydosen 157
Spülmittel 155
Stärkungsmittel 195
Stärkungsmittel, biologische 72, 73
Steiner, Rudolf 26, 69
Sterberisiko 28, 29
Stickstoffoxyd 161
Stilbolstrol 125
Stimmgabel 138
Stoffwechsel 45
Stoffwechselmittel 187
Störfelder, elektrische 140–142
Störzonen 108, 109
Stottern 188
Strahlen, lebensbedrohende 142–146
Strahlendosis 143
Streß 187
Succanat 65
Süßstoff 65
Sympathikotoniker 96
Symptombekämpfung 209
Synthetik 140

Taubnessel 208
Tausend Ärzte gegen Tierversuche 290
Tausendgüldenkraut 204
Tausendgüldenkrauttee 207
Tee, schwarzer 114, 115
Teflon 158
Tenside 156
Terre des Hommes 40
Testosteron 125
Thun, Maria und Matthias 73, 74
Thymian 204
Thymian-Bad 278
Tierisch eiweißfreie Vollwertkost 43, 44
Tierschutz-Vegetarier 28
Tierversuche 123–127, 270, 274
Tollkirsche 188
Topinambur 68, 103, 104
Totenstellung 258
Transpiration 273
Traubenzucker 65

Träume 98, 99
Treibhausgemüse 71
Trenn-Kost, Haysche 27
Triangel-Haltung 254
Trinkwasserfluoridierung 152
Trockenbürsten 242
Tschernobyl 144, 284

Übelkeit 187
Übermüdung 214
Übersäurung 178, 179, 183
Ungesättigte Fette 45, 46
Upanishaden 226, 228
Urgesteinsmehl 72

Vagotoniker 96
Varroa-Milbe 52
Varroatose 52
Veganer 27, 30, 31
Vegetarier 30, 31
Vegetarische Ernährungsformen 27
Vegetarischer Ernährungsfahrplan für Hund und Katze 82
Vegetarismus, Ursprünge 28
Verbraucherinitiative 291, 292
Verdauung 195
Verdauungs-Leukozythose 36
Verdauungsschwäche 186
Verdauungsstörungen 166
Verhärtungen 225
Verschlackung 272
Verspannung 221
Versteifungen 225
Vestrahlte Lebensmittel 54, 55
Viren 91
Vitalstoffreiche Vollwerternährung 31–33
Vitamin B 12 30
Vitaminräuber 65, 66
Volksheilkunde 194–196
Volkskrankheiten 88
Vollwerternährung 101
Vollwerternährung, vitalstoffreiche 31–33
Vollwertkost, tierisch eiweißfreie 43, 44

Wacholderbeeren 204
Wadenwickel 220

Waerland, Are 182
Waldsterben 178, 179
Waschaktive Substanzen 155
Waschen 154–156
Waschmittel 154–156
Waschmittel, flüssige 156
Wasseransammlungen 223
Wasserheilkunst 215
Wassertreten 216
Wechselfußbad 218
Wechseljahre 146–148, 164
Weichspüler 154
Weißdorn 117, 204
Weizen 47
Weizsäcker, Viktor von 92
Wendt, Lothar 164, 178
Wickel 219, 220
Wildkräuter 185, 197, 198
Wildkräuter von A bis Z 198–204
Wirbelsäulenübungen 222–224
Wohnklima 161, 162

Yang-Zeit 34
Yin und Yang 29
Yin-Yang-Lehre 271
Yin-Yang-Meridiane 217
Yin-Yang-Theorie 34, 35
Yin-Zeit 34
Yoga 240–242
Yoga-Atmung 244
Yogi 241

Zähne 148–153
Zahnen 186
Zahnschmelz 149, 186
Zahnschmerzen 172, 195
Zigarretten 113, 114
Zink, Jörg 85–87
Zinnkraut 204
Zitronenmelisse 204
Zivilisationskrankheit 153, 160
Zöliakie 153, 154
Zucker 64–66, 101, 102
Zucker, brauner 65
Zuckercouleur 55
Zuckerkonzentrat 65
Zuckerkrankheit 100–104
Zuckerverbrauch pro Kopf 101, 102
Zusatzstoffe 55–57